DIE PRAXIS DER HYPERTONIEBEHANDLUNG

DIE PRAXIS DER HYPERTONIE-BEHANDLUNG

herausgegeben von

Willem H. Birkenhäger

Professor an der Medizinischen Facultät der Erasmus-Universität, Rotterdam, Die Niederlände

Übersetzung:
Prof.Dr. H. Jahrmärker

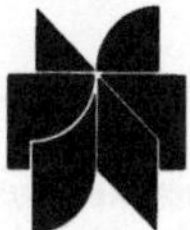

SPRINGER SCIENCE+BUSINESS MEDIA, B.V.

Übersetzung:
Prof.Dr. H. Jahrmärker/Wordswop Ltd., Macclesfield, GB.

British Library Cataloguing in Publication Data

Die Praxis der Hypertoniebehandlung.
I. Birkenhäger, W.H. (Willem H.) II. [Practical management of hypertension. *German*]
616.132

ISBN 978-0-7923-8969-9

Library of Congress Cataloging in Publication Data

Practical management of hypertension. German.
Die Praxis der Hypertoniebehandlung / herausgegeben von Willem H. Birkenhäger ; Übersetzung, H. Jahrmärker. – 1. deutsche Aufl.
p. cm.
Translation of: Practical management of hypertension.
Includes bibliographical references and index.
ISBN 978-0-7923-8969-9 ISBN 978-94-011-3904-5 (eBook)
DOI 10.1007/978-94-011-3904-5
1. Hypertension–Treatment. I. Birkenhäger, W.H. II. Title.
RC685.H8P7315 1991
616.1'32–dc20 91-31075
CIP

Erste englische Auflage 1990

Erste deutsche Auflage 1992

Inhalt

Liste der Erstautoren

Dr Gaston E. Bauer
Department of Cardiology
Royal North Shore Hospital
ST LEONARDS NSW 2065
Australien

Professor Lawrence J. Beilin
University of Western Australia
35 Victory Square
PERTH WA 6000
Australia

Professor Willem H. Birkenhäger
Erasmus-Universität
ROTTERDAM
Die Niederländen

Dr Frans Boomsma
Abteilung für Innere Medizin I
Universitäts-Krankenhaus Dijkzigt
Dr. Molewaterplein 40
3015 GD ROTTERDAM
Die Niederländen

Professor Reinhard G. Bretzel
Medizinische Klinik u. Poliklinik III
Justus-Liebig-Universität
D-6300 GIESSEN
Deutschland

Professor Armin Distler
Abteilung für Innere Medizin
Klinikum Steglitz
Freie Universität
D-1000 BERLIN 45
Deutschland

Professor Lennart Hansson
Medizin-Abteilung
Universität Göteborg
Krankenhaus Östra
S-41685 GÖTEBORG
Schweden

Professor Gastone Leonetti
Physiologie-Zentrum
Hypertonieklinik
Hospital Maggiore
Via F. Storza 35
I-20122 MILAN
Italien

Dr W. Motz
Medizinische Klinik und Poliklinik
B der Heinrich-Heine-Universität
Düsseldorf
Abteilung für Kardiologie,
Pneumologie und Angiologie
Moorenstraße 5
D-4000 DÜSSELDORF
Deutschland

Dr Eoin O'Brien
The Blood Pressure Unit
Beaumont Hospital
DUBLIN 9
Irland

Dr E. Ritz
Krehl-Klinik
Bergheimer Str. 58
D-6900 HEIDELBERG
Deutschland

Dr Roger A. Shinton
University of Birmingham
Department of Medicine
Dudley Road Hospital
BIRMINGHAM
B18 7QH
GB

Dr Jan Staessen
Klinisches Laboratorium für
Hypertonie
Innere Medizin – Kardiologie
Universitäts-Krankenhaus
Gasthuisberg
Herestraat 49
B-3000 LEUVEN
Belgien

Einführung

WILLEM H. BIRKENHÄGER

Ziel dieses kurzen Führers ist es darzustellen, wie heute bei der Therapie der Hypertonie in der Praxis vorgegangen wird. Im Brennpunkt steht dabei der individuelle Patient, den der Arzt auf der anderen Seite seines Schreibtisches vor sich hat.

In der Bevölkerung sind die Blutdruckwerte entsprechend einer Gauss'schen Kurve verteilt, die jedoch eine Schwanzbildung zu den hohen Werten hin aufweist.

Ein systolischer Blutdruck von 160 mmHg ist allgemein als Obergrenze des Normalbereichs akzeptiert. Beim diastolischen Druck wird wesentlich genauer unterschieden zwischen Grenzwerthypertonie (90–94 mmHg), milder Hypertonie (95–104 mmHg), mittelschwerer (105–114 mmHg) und schwerer Hypertonie (115 mmHg und darüber). Trotz der Rechts-Schiefe besagt die Glockenform der Verteilungskurve, daß die leichten Blutdrucksteigerungen die häufigsten sind. Solche Druckwerte werden bei zufälliger Messung in 15–20% der Bevölkerung gefunden. Bei Nachkontrolle – die obligatorisch ist – geht die Häufigkeit der Hypertonie auf etwa 5% zurück aufgrund psychologischer und statistischer Faktoren. Aber auch diese bescheidene Segment der Bevölkerung repräsentiert einen wichtigen Anteil im Hinblick auf das zukünftige kardiovaskuläre Risiko. Es ist ein essenzieller Teil der präventiven und kurativen Gesundheitsfürsorge, diese Menschen zu identifizieren; dies umso mehr, als bereits nachgewiesen wurde, daß das zusätzliche Risiko unter konventioneller antihypertensiver Therapie zu etwa 40 % reversibel ist.

Der Gewinn, der im Einzelfall durch die Behandlung erzielt werden kann, nimmt logischerweise mit dem Grad des initialen Risikos zu, welches sich aus Blutdruckklasse, Lebensalter, (männlichem) Geschlecht, positiver Familienvorgeschichte von Hochdruckkomplikationen, Hypercholesterinämie, Rauchen usw. zusammensetzt. Obwohl der Blutdruck selbst, offensichtlich, nur einen Teil des Risikoprofils darstellt, dient er als der beste Zugang zur weiteren Bewertung des gesamten prognostischen kardiovaskulären Profils. Der Hausarzt befindet sich hier in einer einzigartig günstigen Position, indem er die Möglichkeit hat, durch sanftes aber überzeugendes Vorgehen eine große therapeutische Aufgabe zu lösen, oder um mit Theodore Roosevelt zu sprechen: den Stab der Therapie voranzutragen.

Ich bin den Autoren zu großem Dank verpflichtet, die mit viel Hingabe und Enthusiasmus zu diesem Werk beigetragen haben. Sie alle verbinden eine große Erfahrung in der Erforschung des Zwischenbereichs zwischen klinischer Wissenschaft und praktischer Anwendung. Ohne Ausnahme spiegeln ihre Kapitel das Ziel dieses knappen und pragmatischen Vademekums wider. Einige Überschneidungen und Widersprüche zwischen einzelnen Kapiteln erwiesen sich auch im nüchternen Rahmen dieses Buches als unvermeidlich. Ich habe mich bemüht, die Überschneidungen so gering wie möglich zu halten, indem Wiederholungen eliminiert und stattdessen entsprechende Hinweise eingefügt wurden. Kontroverse Ansichten sind belassen, um die Neugier zu stimulieren und zu weiterführender Lektüre anzuregen. Zum letzteren Zweck wurden die Autoren gebeten, ihr Literaturverzeichnis - anstelle vollständiger Referenzen - auf Schlüsselarbeiten zu beschränken.

Die Autoren hoffen, daß der praktizierende Arzt seine eigenen Arbeitsbedingungen und ständigen Probleme wiederfindet, wenn er den Inhalt dieses Buches durchsieht; es würde ein befriedigender Gedanke sein, wenn er sich in der Betreuung seiner hypertensiven Patienten in der einen oder anderen Weise unterstützt fühlt.

Willem H. Birkenhäger, MD, PhD
Professor an der Medizinischen Facultät
der Erasmus-Universität
Rotterdam
Die Niederlande

KAPITEL 1

Blutdruckmessung. Technik und Interpretation

EOIN O'BRIEN und KEVIN O'MALLEY

EINFÜHRUNG

Es gibt viele Methoden der Blutdruckmessung. Am meisten in der klinischen Praxis verwendet wird die Auskultation der Korotkov'schen Töne während der Deflation einer okkludierenden Blutdruck-Manschette, die mit einem Quecksilbermanometer verbunden ist. In dieser Übersicht richtet sich die Aufmerksamkeit daher hauptsächlich auf diese wohletablierte, aber oft fehlerhaft angewandte Technik. Andere Methoden wie die Oszillometrie werden zunehmend populär; diese werden in kürzerer Form berücksichtigt. In Entwicklung begriffene Verfahren wie die Plethysmographie werden erwähnt, jedoch ohne Details. Die Betonung liegt auf der klinischen Messung des Blutdrucks, während der Mechanismus des Drucknachweises nicht berücksichtigt wird.

DIE KONVENTIONELLE TECHNIK DER BLUTDRUCKMESSUNG

Die Messung des Blutdrucks in der klinischen Praxis hängt ab von der zuverlässigen Übertragung und Interpretation eines Signals (Korotkov-Ton oder Pulswelle) vom *Subjekt* mit Hilfe eines Geräts (dem *Sphygmomanometer*) zum *Beobachter.* Das zuverlässige Ergebnis dieser komplexen Interaktion setzt die Kompetenz des Untersuchers in der *Technik* der Blutdruckmessung voraus. Das Verfahren ist mit möglichen Fehlerquellen behaftet, die im Beobachter, im Patienten, im Sphygmomanometer oder in der Anwendung der Technik insgesamt liegen können.

Der Beobachter

Es ist logisch, die Diskussion mit dem Beobachter zu beginnen, der ein Arzt, eine Krankenschwester, ein paramedizinischer Helfer oder auch der Patient selbst sein kann. Während es uneingeschränkt akzeptiert ist, daß Patienten, paramedizinisches Personal und – vielleicht in geringerem Maße – Pflegekräfte eine sehr detaillierte Instruktion in der Blutdruckmessung erhalten müssen, erwartet man, daß der Medizinstudent, nach entsprechender theoretischer Vorbildung, das nötige Können und Geschick zur Blutdruckmessung während seiner Ausbildung 'erwirbt'. Wir haben daher zwei Probleme: *erstens* festzulegen, was ein angemessenes Training ist, und *zweitens* eine Methode vorzusehen, um den Erfolg der Ausbildung zu überprüfen.

Beobachterfehler

Geoffrey Rose und seine Mitarbeiter klassifizierten 1964 den Beobachterfehler in drei Kategorien: systematische Fehler, terminale Zahlenpräferenz und Voreingenommenheit des Untersuchers.

- Ein *systematischer Fehler* kann bedingt sein durch mangelnde Konzentration, nachlassende Schärfe des Hörvermögens, Verwechselung auditorischer und visueller Signale usw. Der wichtigste Faktor besteht aber darin, daß die Korotkov-Töne nicht genau interpretiert werden, insbesondere hinsichtlich des diastolischen Drucks.
- *Zahlenpräferenz* bezieht sich auf das Phänomen, daß der Beobachter den Meßwert auf eine Zahl nach seiner Wahl abrundet, am häufigsten auf eine Zahl, die mit 0 endet.
- *Voreingenommenheit des Beobachters* ist die Praxis, daß der Untersucher den Druckwert einfach anpaßt an seine Vorstellung davon, wie hoch er sein solle.

Übungsmethoden

Man hat verschiedene Methoden und Techniken angewendet, um die Zuverlässigkeit der Blutdruckmessung zu verbessern. Dazu gehören direkter Unterricht, Manuale und Bücher, Audiokasetten und Videofilme. Von diesen Verfahren ist der Unterricht mit Verwendung eines Videofilms die effektivste Kombination. Videofilme verwenden allgemein die von Rilcox angegebene Methode, die darin besteht, daß eine Serie von Blutdruckmessungen gezeigt wird, bei denen die fallende Quecksilbersäule gleichzeitig mit den Korotkov-Tönen zu sehen bzw. zu hören ist. Der Beobachter hat dabei festzulegen, welcher Spiegel der Quecksilbersäule dem systolischen und dem diastolischen Blutdruck entspricht. Eine Anzahl von Messungen erfolgt wiederholt, ohne daß der Beobachter das weiß, sodaß auch die *intra-observer* Zuverlässigkeit getestet werden kann. Als Referenz dient der Mittelwert von Expertenmessungen.

Kürzlich hat die Arbeitsgruppe Blutdruckmessung der British Hypertension Society (BHS) einen Film produziert, der die soeben beschriebene Methode einschließt, während der erste Teil des Filmes, zusätzlich, der optischen Darstellung der BHS-Empfehlungen zur Blutdruckmessung gewidmet ist. Unter Verwendung des BHS-Films in Verbindung mit direktem Unterricht konnten wir für gepaarte Messungen durch Krankenschwestern eine Übereinstimmung erzielen, die innerhalb 5 mmHg sowohl für den systolischen als auch für den diastolischen Blutdruck lag.

Das Sphygmomanometer

Das Sphygmomanometer gehört zur notwendigen medizinischen Ausrüstung. Als Quecksilbermanometer hat es gute Dienste geleistet, seit die Blutdruckmessung in die klinische Praxis eingeführt wurde, jedoch wird allzuoft seine immerwährende Zuverlässigkeit als selbstverständlich unterstellt. Ein Aneroidmanometer kann die Quecksilbersäule ersetzen, ist aber im allgemeinen weniger zuverlässig. Beide Geräte dienen der Blutdruckmessung mittels Auskultation und erfordern also ein Stethoskop.

Es gibt viele halbautomatische und automatische Geräte auf dem Markt, aber nur wenige davon wurden hinsichtlich Genauigkeit und Zuverlässigkeit getestet, und diejenigen, die geprüft wurden, haben sich im allgemeinen als zu ungenau für die klinische Praxis erwiesen.

Das Gerät

Quecksilbermanometer

Das Quecksilbermanometer ist das einfachste, genaueste und kostengünstigste Gerät für die indirekte Blutdruckmessung und stellt, zur Zeit dieser Drucklegung, das empfohlene Verfahren für die klinische Blutdruckmessung dar. Es kann leicht gewartet werden, ohne daß man es an den Hersteller einzuschicken braucht. Jedoch sollte der Benutzer wachsam sein hinsichtlich der Risiken, die mit der Verwendung von Quecksilber verbunden sind. Die nebenstehenden Kriterien müssen eingehalten werden, damit ein möglichst genaues Meßergebnis erzielt wird (siehe Textkasten).

TIPS ZUR ÜBERPRÜFUNG DES QUECKSILBERMANOMETERS

* Wenn kein Druck angelegt ist, muß sich der höchste Punkt des Quecksilbermeniskus genau auf 0 einstellen; ist er niedriger, muß Quecksilber in das Vorratsgefäß nachgefüllt werden.

* Die Skala soll in 2mm-Teilung kalibriert sein von 0 bis 300 mmHg, und soll exakt die Differenz zwischen dem Quecksilberspiegel im Meßtubus und im Reservoir anzeigen.

* Der Durchmesser des Vorratsgefäßes muß mindestens zehnmal so groß sein wie der des Meßtubus, andernfalls muß die Skala korrigiert werden für den Abfall des Quecksilberspiegels im Vorratsgefäß bei steigender Quecksilbersäule im Meßtubus.

* Ein erheblicher Fehler kann auftreten, wenn das Manometer während der Messung nicht in vertikaler Lage gehalten wird. Bodenmodelle sind speziell für die Neigung des Meßgeräts adjustiert. Solche Standmodelle werden für den Krankenhausgebrauch empfohlen. Der Untersucher kann bei ihnen den Manometerspiegel auf seine Augenhöhe adjustieren, und er braucht das Gerät nicht auf dem Bett zu balanzieren bei der Messung.

* Das Luftventil an der Spitze des Manometers muß offen sein. Wenn es verstopft ist, reagiert die Quecksilbersäule nur träge und der Druck wird überschätzt.

* Das Kontrollventil ist beim Sphygmomanometer eine der häufigsten Fehlerquellen. Wenn es defekt ist, muß es ersetzt werden. Ersatzventile sollten im Krankenhaus verfügbar sein, und ein Ersatzventil sollte auch mit dem Gerät mitgeliefert werden.

Aneroidmanometer (Federmanometer)

Beim Aneroid-Sphygmomanometer wird der Druck mittels Gebläse- und Hebelsystem registriert, was mechanisch komplizierter ist als Quecksilberreservoir und -säule. Die Genauigkeit des Aneroidmanometers wird durch die unvermeidlichen Stöße und Erschütterungen des täglichen Gebrauchs beeinträchtigt. Mit der Zeit läßt die Genauigkeit nach und es kommt gewöhnlich zu falsch niedrigen Meßwerten und einer entsprechenden Unterschätzung des Blutdrucks. Aneroidmanometer sind daher weniger zuverlässig als Quecksilbermanometer.

Aneroid-Sphygmomanometer müssen alle 6 Monate mit Hilfe eines zuverlässigen Quecksilbermanometers über den gesamten Meßbereich hin überprüft werden. Dies kann so geschehen, daß das Aneroidmanometer durch ein Y-Stück mit dem Quecksilbermanometer verbunden und die Manschette um eine Flasche oder einen Zylinder aufgeblasen wird. Wenn Ungenauigkeiten oder andere Mängel festgestellt werden, muß das Gerät zur Reparatur zurückgegeben werden.

Halbautomatische und automatische Geräte

Als Konsequenz des gesteigerten Interesses an der Blutdruckmessung hat sich ein großer Markt für Blutdruckmeßgeräte entwickelt. Eine Reihe halbautomatischer Geräte steht zur Verfügung, die mit der Detektion der Korotkov-Töne arbeiten. Ein elektronisches Mikrophon, in die Druckmanschette integriert und abgeschirmt gegen Fremdgeräusche, dient zur Detektion der Korotkov-Töne. Der Blutdruck kann registriert oder digital angezeigt werden. Die Mikrophone sind jedoch empfindlich gegenüber Bewegung und Reibung, und es kann schwierig sein, sie richtig zu plazieren. Manuelle oder automatische Inflation und Deflation, oder beides, ist möglich. Die Zahl der kommerziell angebotenen Geräte hat in den letzten Jahren rapide zugenommen; wenn auch einige befriedigend befunden wurden, so hat sich die Mehrzahl der Geräte doch als ungenau erwiesen, im Vergleich mit dem Quecksilbermanometer. Die meisten halbautomatischen Geräte arbeiten mit einem von drei Prinzipien: Detektion der Korotkov-Töne durch ein Mikrophon, Detektion des arteriellen Blutflusses durch Ultraschall oder Oszillometrie. Andere Techniken, die versucht wurden oder sich in Entwicklung befinden, schließen ein: Phasenverschiebungsmethode; Infraschallregistrierung; Breitbandregistrierung des äußeren Pulses; Plethysmographie; Tonometrie und Ultraschall. Jedoch waren die Ergebnisse ihrer Validisierung, ebenso wie bei weiteren automatischen Geräten, oft enttäuschend. Derzeit besteht für den Hersteller keine Verpflichtung, sich einem der wenigen empfohlenen Standards zu unterwerfen.

Die Manschette mit dem aufblasbaren Gummibeutel

Die Manschette

Die Manschette ist eine unelastische Stofftasche, die um den Arm gelegt wird und den aufblasbaren Gummibeutel enthält. Sie wird gewöhnlich durch einen Klettenversachluß, gelegentlich durch Einschlagen des Bandes unter die Manschette, selten durch einen Hakenverschluß um den Arm befestigt. Manschetten, die in ein Band auslaufen, sollten lang genug sein, um den Arm mehrmals zu umschließen: ihre volle Länge sollte 25 cm über das Ende der aufblasbaren Gummiblase hinausreichen und dann allmählich, über weitere 60 cm, schmaler werden. Klettenverschlüsse müssen effektiv sein, und wenn sie ihr Haftvermögen verlieren, ist die Manschette zu ersetzen. Es sollte möglich sein, den Gummibeutel aus der Stoffhülle herauszunehmen, sodaß diese von Zeit zu Zeit gereinigt werden kann.

Der aufblasbare Gummibeutel

Von den zahlreichen kontroversen Themen bei der Hypertonie kommen nur wenige der Diskussion gleich, die um die optimale Dimensionierung des aufblasbaren Gummibeutels im Verhältnis zum individuellen Armumfang geführt werden. Es ist nicht unfair, wenn man sagt, daß eine Übersicht über die Literatur das Thema meist mehr verwirrt als klärt.

Allgemein besteht Übereinstimmung, daß die Breite des Gummibeutels nicht so kritisch ist wie seine Länge, vorausgesetzt die Länge reicht aus und die Gummiblase ist nicht außergewöhnlich schmal. Für den Arm des Erwachsenen ist in der Regel eine Breite von 12–14 cm adaequat. Die meisten Debatten gehen darum, wie lang die Gummiblase sein muß. Die American Heart Association empfiehlt beim nicht-fettsüchtigen Arm die sog. Standardmanschette, die einen Gummibeutel von 12 × 23 cm enthält, und daneben Manschetten mit größerer Gummiblase für adipöse Patienten. Die weit überwiegende Meinung der Literatur befürwortet jedoch einen längeren Gummibeutel (32–42 cm lang), damit der Arm bei den meisten Menschen durch den Gummibeutel vollständig umschlossen wird.

Die American Heart Association empfiehlt, daß 5 Manschettengrößen für die Blutdruckmessung verfügbar sein sollten. So berechtigt diese Empfehlung theoretisch auch sein mag, so ist es doch in der Praxis nicht möglich, eine solche ganze Serie von Manschettengrößen verfügbar zu halten. Darüber hinaus schließen diese Empfehlungen die Messung des Armumfangs als Grundlage der Blutdruckmessung ein, was den Meßvorgang kompliziert. Man kann die Empfehlungen weiterhin auch deswegen kritisieren, weil die meisten Erwachsenen-Arme für mehr als 13 cm breite Gummiblasen schlecht Platz bieten und die Manschette dann auf die Kubitalregion übergreift und bei der Auskultation stört.

Die British Hypertension Society und die British Standards Institution haben beide entschieden, die Angelegenheit so zu vereinfachen, daß sie nur drei Manschettengrößen (Tabelle 1) für den klinischen Routinegebrauch empfehlen, mit der Bedingung, daß bei einem sehr dicken Arm dafür Sorge zu tragen ist, daß die Mitte des Gummibeutels über die Brachialarterie plaziert wird. Eine weiße Linie, die das Zentrum des aufblasbaren Gummiteils markiert, sollte auf der Manschette deutlich aufgedruckt sein. Die Empfehlung berücksichtigt die verschiedenen Arm-Maße bei der erwachsenen Bevölkerung, und man hat berechnet, daß die Manschette mit einem 35 cm Gummibeutel in 99% der Fälle um den Erwachsenenarm vollständig herumreicht.

Tabelle 1. Empfohlene Dimension des aufblasbaren Gummibeutels der Blutdruckmanschette

Maße des Gummibeutels (cm)	*untersuchte Person*	*größter Armumfang*
13 × 4	Kleinkinder	17 cm
18 × 8	Kinder mittlerer Größe	26 cm
35 × 12,5	ältere Kinder und Erwachsene	42 cm

Bei Erwachsenen mit einem Armumfang von mehr als 42 cm wird eine zuverlässige Messung dadurch erreicht, daß man die Manschette mit einem 35 cm Gummibeutel so plaziert, daß die die Mitte des Gummibeutels über die Arteria brachialis zu liegen kommt. (reproduziert nach *Blood Pressure Measurement*, mit Erlaubnis des *British Medical Journal*)

Das Pumpsystem (Inflations-Deflations-System)

Das Inflations-Deflations-System besteht aus einem Mechanismus, mit dem über Gummischläuche die Manschette aufgeblasen und die Luft wieder abgelassen wird. Die automatischen Geräte, von denen es viele Ausführungen gibt, arbeiten nach dem Prinzip, daß mit der Aktivierung des Mechanismus die Manschette automatisch bis zu einem vorprogrammierten Druck aufgeblasen und dann wieder deflatiert wird. Dabei wird automatisch der Blutdruck ermittelt, gewöhnlich mit dem Mikrophon, aber zunehmend häufig auch durch Oszillometrie und Ultraschall. Die registrierten Druckwerte können gespeichert oder in Druck oder Schirmbild wiedergegeben werden.

Die standardmäßigen Quecksilber- und Aneroid-Sphygmomanometer in der klinischen Praxis werden manuell bedient durch Kompression eines Gummiballs mit der Hand und Deflation mit Hilfe eines Ventils, das ebenfalls manuell kontrolliert wird. Pumpe und Kontrollventil sind über Gummischläuche mit Manschette und Sphygmomanometer verbunden.

Schlauchverbindungen: Lecks durch rissigen oder verbrauchten Gummi machen zuverlässige Messungen schwierig, da der Druckabfall nicht reguliert werden kann. Das Gummimaterial soll in gutem Zustand und ohne Leck sein. Die Schlauchlänge zwischen Manschette und Manometer soll mindestens 70 cm, und zwischen Inflationsgerät und Manschette mindestens 30 cm betragen, die Verbindungen sollen dicht und leicht diskonnektierbar sein.

Kontrollventil: Eine der häufigsten Fehlerquellen bei Sphygmomanometern ist das Kontrollventil, besonders wenn es mit einem Luftfilter anstelle eines Gummiventils ausgerüstet ist. Durch Defekte kann Luft entweichen, was es schwierig macht, den Druckabfall zu steuern. Dies führt zur Unterschätzung des systolischen und Überschätzung des diastolischen Blutdrucks. Der Filter des Ventils kann durch Staub blockiert werden, wodurch ein exzessiver Pumpdruck erforderlich wird. Das Ventil soll die Luft ohne besonderen Widerstand passieren lassen, in geschlossenem Zustand den Quecksilberspiegel konstant halten, und beim Öffnen soll es einen kontrollierten Abfall des Quecksilberspiegels erlauben. Ein Versagen des Ventils kann leicht und ohne große Kosten korrigiert werden, manchmal durch einfache Reinigung des Filters, oder das Ventil muß ausgetauscht werden.

Stethoskop

Das Stethoskop sollte ein Qualitätsgerät sein, in gutem Zustand und mit sauberen, gut passenden Ohrstücken. Für niederfrequente Signale wie die Korotkov-Töne ist der glockenförmige Stethoskop-Kopf am besten geeignet, aber für die routinemäßige Blutdruckmessung spielt es wahrscheinlich keine Rolle, ob man Glocke oder Membran wählt, wenn man das Stethoskop in der Fossa cubitalis über die palpierte Arteria brachialis aufsetzt. Tatsächlich wird mit der Membran ein größerer Bezirk erreicht, sie läßt sich leichter in ihrer Position halten als das glockenförmige Endstück und ist daher für den Routinegebrauch vernünftigerweise zu empfehlen.

Instandhaltung

Quecksilbermanometer sind leicht zu überprüfen und instandzuhalten, doch sollte mit Quecksilber selbst vorsichtig umgegangen werden. Reinigung und Überprüfung sollten im Krankenhaus alle 6 Monate und in der Praxis alle 12 Monate erfolgen.

Technik der Blutdruckmessung

Die Blutdruckmessung ist eine der wenigen wissenschaftlichen Messungen, die der Arzt im Rahmen der klinischen Untersuchung durchführt, und die Blutdruckmessung beansprucht auf der Krankenstation, im Unfall- und Notfallraum und in den Ambulanzen mehr Zeit des Pflegepersonals als jede andere Messung. Ähnlich ist die Situation auch in der Praxis. Die Konsequenz von Entscheidungen, die auf der Blutdruckmessung basieren, kann von kritischer Bedeutung sein für die unmittelbare Behandlung, und – vielleicht noch wichtiger – der festgestellte Blutdruckspiegel kann für die Lebensqualität des Patienten für den Rest seines Lebens wesentlich von Einfluß sein. Daraus ergibt sich, daß der Blutdruckmessung besondere Sorgfalt gewidmet werden sollte. Die folgenden Richtlinien für die Meßtechnik stammen im wesentlichen aus dem *ABC of Hypertension* und den *British Hypertension Society Recommendations on Blood Pressure Measurement*.

Die Variabilität des Blutdrucks

Der Untersucher muß sich über die beträchtliche Variabilität des Blutdrucks im Klaren sein, die mit Atmung, Emotionen, Mahlzeiten, Rauchen, Alkohol, Temperatur, Blasendehnung und Schmerz vom einen Moment zum anderen auftreten kann, sowie darüber, daß der Blutdruck auch durch Lebensalter, Rasse und zirkadiane Schwankungen beeinflußt wird. Es ist nicht immer möglich, diese zahlreichen Faktoren zu modifizieren, aber man kann ihren Einfluß dadurch minimieren, daß man sie in Rechnung stellt, wenn eine Entscheidung zu treffen ist, für die ein spezieller Blutdruckwert Bedeutung hat.

Bei der Blutdruckmessung sollte sich der Patient möglichst entspannen, in einem ruhigen Raum und bei angenehmer Temperatur, und der Messung sollte eine kurze Ruhepause vorausgehen. Wenn sich keine optimalen Bedingungen erreichen lassen, sollte das zusammen mit dem Meßwert notiert werden – zum Beispiel: 'RR 144/92, R Arm, V-Phase, (Patient sehr nervös)'.

Die Abwehrreaktion: 'Weiß-Mantel-Hypertension'

Angst steigert den Blutdruck, oft um bis zu 30 mmHg. Die Abwehr- oder Alarmreaktion führt bei der Messung zu einem Blutdruckanstieg. Diese Blutdruckreaktion kann geringer werden, wenn der Betreffende sich an Prozedur und Untersucher gewöhnt hat. Allerdings ist der Blutdruck bei vielen Menschen stets höher, wenn er vom Arzt gemessen wird, dagegen in geringerem Maße, wenn er von der Schwester gemessen wird – der sogenannte 'Weißkitteleffekt'.

Dem Patienten die Untersuchung erläutern

Der erste Schritt bei der Blutdruckmessung besteht daher darin, die Prozedur entsprechend zu erklären, um Furcht und Ängstlichkeit zu dämpfen, besonders bei nervösen Personen. Besonders wenn jemand zum ersten Mal den Blutdruck gemessen bekommt, sollte man ihm sagen, daß die Inflation der Manschette etwas unangenehm ist.

Das Verhalten des Untersuchers

Der Untersucher sollte, wie beschrieben, entsprechend trainiert sein, und er sollte sich in eine angenehme und entspannte Position begeben, ehe er oder sie die Messung durchführt. Wenn er in Eile ist, wird der Druck zu rasch abgelassen mit entsprechender Unterschätzung des systolischen und Überschätzung des diastolischen Wertes. Bei einer störenden Unterbrechung kann es leicht vorkommen, daß der Untersucher den exakten Wert vergißt und dann nur eine ungefähre Angabe macht. Der Meßwert sollte daher sofort niedergeschrieben werden, sobald die Messung erfolgt ist; wenn man sich auf sein Gedächtnis verläßt, kann das zu Fehlern führen.

Die Körperlage der untersuchten Person

Die Körperlage beeinflußt den Blutdruck mit der allgemeinen Tendenz in dem Sinne, daß von der liegenden zur sitzenden und zur stehenden Position ein Anstieg erfolgt. Bei den meisten Menschen ist es jedoch unwahrscheinlich, daß die Körperlage zu wesentlichen Fehlern bei der Blutdruckmessung führt, sofern der Arm in Höhe des Herzens gelagert und unterstützt ist. Trotzdem ist es ratsam, die Meßposition beim individuellen Patienten zu standardisieren. Praktisch erfolgt die Messung meist im Sitzen. Der Patient soll sich aber, in welcher Position auch immer, in komfortabler Lage befinden. Es fehlen Daten darüber, wie lange er sich optimalerweise bereits in der betreffenden Position befinden sollte vor der Messung, jedoch werden für den liegenden und sitzenden Patienten 3 Minuten und im Stehen 1 Minute empfohlen. Einige antihypertensive Arzneimittel führen zur orthostatischen Hypotonie, und wenn damit zu rechnen ist, soll der Blutdruck sowohl im Liegen als auch im Stehen gemessen werden.

Die Unterstützung des Arms

Wenn der Arm, an dem man mißt, nicht unterstützt wird, wie das im Sitzen oder Stehen leicht der Fall sein kann, leistet der Patient eine isometrische Arbeit, die zur Steigerung von Blutdruck und Herzfrequenz führt. Wenn der Arm bei der Messung ausgestreckt wird oder ohne Unterstützung ist, kann der diastolische Wert um 10% steigen. Der Effekt der isometrischen Arbeit ist bei hypertensiven Patienten und bei Patienten unter Betarezeptorenblockern verstärkt. Es ist daher unbedingt notwendig, daß der Arm bei der Messung unterstützt wird. Das läßt sich in der Praxis am besten dadurch erreichen, daß der Untersucher selbst den Arm des Patienten am Ellbogen hält (Abbildung 1). Für Forschungszwecke ist allerdings ein Ständer mit einer Armauflage vorteilhaft.

Die Armposition

Der Arm soll nicht nur unterstützt sein, sondern muß sich auch in horizontaler Lage in Höhe des Herzens befinden. Diese wird in Höhe der Sternummitte angenommen. Wenn sich der Arm unter Herzhöhe befindet, führt das zu einer Überschätzung von systolischem und diastolischem Druck, während eine Armposition oberhalb Herzhöhe zur Unterschätzung der Druckwerte führt. Der Fehler kann 10 mmHg für den systolischen und diastolischen Druckwert erreichen. Diese Fehlerquelle kann besonders beim sitzenden und stehenden Patienten wichtig werden, wenn der Arm oftmals an der Seite herabhängt. Es würde aber kürzlich nachgewiesen, daß auch in liegender Position ein Fehler von 5,5 mmHg beim diastolischen Druck auftreten kann, wenn der Arm nicht in Herzhöhe gelagert wird.

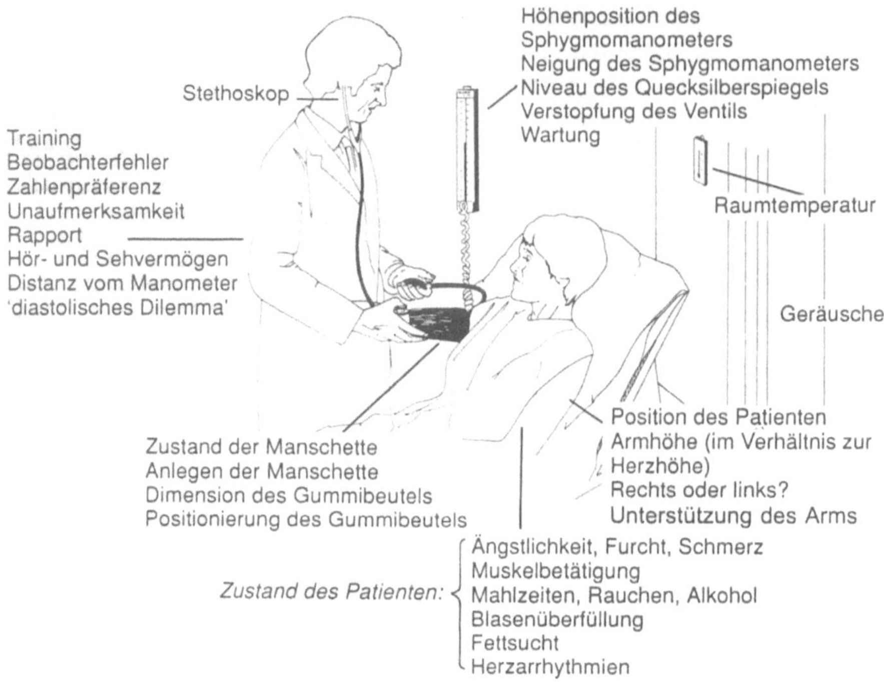

Abbildung 1. **Übersicht über das zweckmäßige Arrangement bei der Blutdruckmessung**

Welcher Arm?

Die Bedeutung einer Blutdruckdifferenz zwischen beiden Armen war über mehr als 50 Jahre ein Diskussionsgegenstand. Bei den frühen Untersuchungen, die Seitendifferenzen ergaben, handelte es sich aber um sequentielle Messungen, während die Ergebnisse späterer Studien mit simultaner Druckmessung an beiden Armen zu keiner signifikanten Differenz tendierten.

Es ist ein vernünftiges Vorgehen, wenn man bei der Erstuntersuchung den Blutdruck an beiden Armen mißt und bei einer Differenz von mehr als 20 mmHg systolisch oder 10 mmHg diastolisch, bei drei konsekutiven Messungen, eine simultane Bestimmung durchführt um zu entscheiden, ob die Differenz reell oder nur ein Artefakt ist. Die beidseitige simultane Messung wird so ausgeführt, daß ein Sphygmomanometer durch ein Y-Stück mit beiden Manschetten verbunden wird und zwei geübte Untersucher den Blutdruck an beiden Armen gleichzeitig auskulatorisch bestimmen. Falls ein Seitenunterschied besteht, ist nach der Ursache zu fahnden. Falls sich kein Grund findet, soll der Blutdruck in Zukunft auf der Seite des höheren

Drucks gemessen werden, aufgrund der Überlegung, daß das kardiovaskuläre System unter den ungünstigen Wirkungen des höheren Drucks mehr leidet als unter dem niedrigeren Druck.

Das Anlegen der Manschette

Auftragende, spannende oder einengende Kleidung ist vom Arm zu entfernen. Eine Bluse, ein Hemd oder ein Pyjama sollte man aber besser unter der Manschette belassen als den Ärmel zu einem konstringierenden Band aufzurollen. Wenn die Manschette nicht gut am Arm anliegt, werden falsch überhöhte Druckwerte gemessen. Bei zu engem Anliegen können ebenfalls Fehler entstehen.

Beim Anlegen der Manschette ist sicherzustellen, daß die Maße des Gummibeutels ausreichend sind. Wenn der Gummibeutel nicht vollständig um den Arm herumreicht, muß er jedenfalls mit seiner Mitte über die Brachialarterie plaziert werden. Häufig sind die Gummischläuche unten an der Manschette angebracht, oft in Gegend der Arterie. Die heutige Empfehlung lautet, sie oben oder bei komplett herumreichendem Gummibeutel auf der Rückseite anzuordnen, sodaß die Fossa cubitalis für die Auskultation gut zugänglich ist. Der untere Rand der Manschette sollte sich 2–3 cm oberhalb des Punktes befinden, an dem die Pulsation der Arteria brachialis zu tasten ist (Abbildung 2).

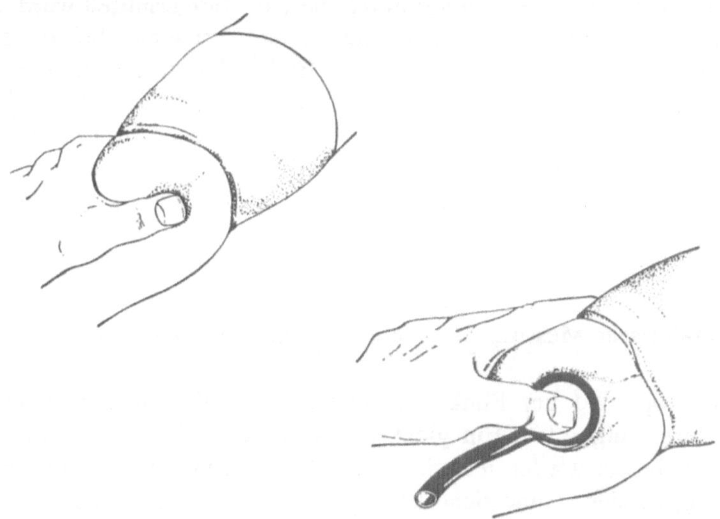

Abbildung 2: Die korrekte Position der (aufgeblasenen) Manschette. Palpation und Auskultation der Arteria brachialis

Die Position des Manometers

Der Untersucher sollte nicht weiter als etwa 1 Meter vom Manometer entfernt sein, damit er die Skala gut ablesen kann. Das Quecksilbermanometer hat eine vertikale Skala, bei der Ablesefehler entstehen, wenn sich das Auge nicht in Höhe des Quecksilbermeniskus befindet. Die Aneroidskala enthält vertikale und horizontale Einteilungen und soll so abgelesen werden, daß sich das Auge senkrecht über ihrer Mitte befindet. Das Quecksilbermanometer soll senkrecht stehen (einige Standmodelle sind für eine Neigung vorgesehen), und möglichst in Augenhöhe, was am besten zu erreichen ist mit Bodenmodellen, deren Höheneinstellung an den Untersucher angepaßt werden kann (Abbildung 1).

Die palpatorische Bestimmung des Blutdrucks

Man palpiert die Arteria brachialis, während die Manschette etwa 30 mmHg über den Punkt hinaus aufgeblasen wird, bei dem der Puls verschwindet. Darauf folgt die langsame Deflation. Der Untersucher stellt den Druck fest, bei dem der Puls wieder fühlbar wird. Dieser entspricht annähernd dem systolischen Druck. Da die Phase I Töne manchmal mit Reduzierung des Drucks verschwinden und später wieder auftauchen (auskultatorische Lücke), kann der systolische Druck auskultatorisch falsch zu niedrig bestimmt werden, wenn er nicht zuvor durch die Palpation ermittelt wurde. Die palpatorische Technik ist weiterhin nützlich bei Patienten, bei denen es schwierig sein kann, die auskultatorischen Endpunkte zu bestimmen, zum Beispiel bei schwangeren Frauen, bei Patienten im Schock, oder während Belastung. (Oft wird die Radialarterie zur palpatorischen Bestimmung des systolischen Blutdrucks benutzt, jedoch wird bei der Verwendung der Brachialarterie auch bereits der Auskultationspunkt festgelegt.) (Abbildung 2)

Die auskultatorische Messung des systolischen und diastolischen Blutdrucks

Das Stethoskop wird am Punkt der maximalen Pulsation zart über der Brachialarterie aufgesetzt. Ein glockenförmiges Endstück des Stethoskops gibt die Töne besser wieder, jedoch ist die Membran in der klinischen Praxis mit den Fingern einer Hand sicherer zu plazieren und erfaßt einen größeren Bereich. Das Stethoskop soll fest und gleichmäßig gehalten werden, aber ohne exzessiven Druck. Ein zu starker Druck kann die Arterie verformen und dadurch Geräusche unterhalb des diastolischen Drucks hervorrufen. Um

Reibegeräusche zu vermeiden, darf das Stetoskop mit Kleidung, Manschette oder Schläuchen nicht in Berührung kommen (Abbildung 2).

Dann wird die Manschette rasch aufgeblasen bis etwa 30 mmHg oberhalb des palpierten systolischen Drucks und mit einer Geschwindigkeit von 2-3 mmHg pro Pulsschlag (oder pro Sekunde) deflatiert, wobei die nachstehend beschriebenen Auskultationsphänomene zu hören sind. Wenn alle Töne verschwunden sind, wird die Manschette vor einer erneuten Messung rasch und vollständig entleert, damit eine venöse Stauung vermieden wird. Die folgenden Phasen, die Nicolai Korotkov als erster beschrieben hat, können erfaßt werden:

KOROTKOV - PHASEN

* Phase I - Das erste Auftreten eines schwachen, repetitiven, klopfenden Tons, dessen Intensität sich zunehmend verstärkt und der für mindestens zwei konsekutive Herzschläge zu hören ist, stellt den systolischen Blutdruck dar.

* Phase II - Eine kurze Periode kann folgen, während der die Töne weicher werden und eine rauschende Qualität annehmen.

* Phase III - Die Wiederkehr deutlicher Töne, die schärfer werden, aber nie die volle Intensität der Phase I Töne wiedererlangen. Die klinische Bedeutung der Phasen II und III, wenn es eine solche gibt, ist nicht nachgewiesen.

* Phase IV - Die eindeutige und abrupte Dämpfung der Töne, die eine weiche und blasende Qualität annehmen.

* Phase V - Der Punkt, an dem alle Töne endgültig und vollständig verschwinden, ist der diastolische Druck.

Das diastolische Dilemma

Die Empfehlungen für die Blutdruckmessung haben viele Jahre geschwankt hinsichtlich des Problems des diastolischen Endpunkts - das sogenannte diastolische Dilemma. Phase IV (plötzliches Leiserwerden) kann mit Phase V (Verschwinden der Töne) zusammenfallen, oder Phase IV kann etwa 10 mmHg höher liegen als Phase V. Gewöhnlich beträgt die Differenz aber weniger aks 5 mmHg. Phase V korreliert am besten mit dem intraarteriell gemessenen Druck. Die generelle Akzeptanz des Endpunktes 'Stille' ist aber bis vor kurzem auf Widerstand gestoßen, weil bei manchen Patientengruppen, zum Beispiel bei Kindern, schwangeren Frauen und anämischen oder älteren Patienten der Endpunkt 'Stille' erheblich unter dem Endpunkt 'Leiserwerden der Töne' liegen kann. Bei manchen Patienten kann man immer noch Töne hören, wenn die Manschette auch bis auf den Druck Null entleert ist. Man hat die Argumente für und gegen die Bevorzugung der einen vor der anderen Phase gut zusammengestellt; es besteht aber jetzt allgemeiner Konsens, daß das völlige Verschwinden der Töne (Phase V) als diastolischer Druck zu werten ist, außer in der Schwangerschaft, wo das Verschwinden wesentlich niedriger liegen kann als das Leiserwerden, und außer bei solchen Patienten, bei denen bis zum Druck Null Töne persistieren.

Das Protokollieren des Blutdrucks

Der Blutdruck soll niedergeschrieben werden, sobald er gemessen ist. Die Werte des systolischen und diastolischen Drucks sollen auf die nächsten 2 mmHg genau angegeben werden, Aufrunden auf die nächsten 5 oder 10 mmHg (Zahlenpräferenz) ist nicht erlaubt. Der Arm, an dem die Messung ausgeführt wurde, wird notiert, ebenfalls die Position des Untersuchten. Außerdem soll bei der Erstuntersuchung der Druck an beiden Armen gemessen werden. Bei adipösen Patienten ist die Größe des Gummibeutels anzugeben. Wenn, wie das in der Praxis oft vorkommt, der Untersucher eine 'Standardmanschette' mit einer Gummiblase von 23 × 12 cm benutzt, ist es am besten festzuhalten, daß die Messung mit einer solchen Manschette erfolgte, sodaß die Möglichkeit einer 'Manschetten-Hypertonie' bei diagnostischen und therapeutischen Entscheidungen in Betracht gezogen werden kann, und damit gegebenenfalls Vorsorge für eine genauere Messung getroffen werden kann. Der diastolische Druck soll in der Praxis als Phase V gemessen werden außer bei solchen Patienten, bei denen die Töne weit unterhalb des Leiserwerdens persistieren, und bei Schwangeren, bei denen die Phase IV registriert wird. Diese Ausnahmen sollen aber klar indiziert sein. In der Hypertonieforschung empfehlen wir, daß sowohl Phase IV als auch Phase V registriert wird. Wenn der Patient ängstlich, unruhig oder so mitgenommen ist, daß dies das Blutdruckverhalten beeinflußt, wird das zusammen mit dem Blutdruck festgehalten. Das Vorhandensein einer auskultatorischen Lücke wird gegebenenfalls immer angegeben.

ENTSCHEIDENDE PUNKTE BEI DER BLUTDRUCKMESSUNG

* Lasse den Patienten bequem sitzen
* Prüfe das Sphygmomanometer
  (Meniskus auf Null, Schläuche dicht usw.)
* Entferne hinderliche Kleidung vom Arm
* Stelle sicher, daß die Manschette (der Gummibeutel) lang genug ist
* Bringe die Manschette am Arm so an, daß sie bequem und anliegend sitzt
  (mit dem unteren Rand 2–3 cm oberhalb der Fossa cubitalis)
* Palpiere die Pulsation der Arteria brachialis
* Fülle die Manschette über das Verschwinden des Pulses hinaus auf
* Deflatiere die Manschette langsam und notiere den Punkt, an dem der Puls wiedererscheint
* Plaziere das Stethoskop zart über den Punkt der maximalen Pulsation
* Fülle die Manschette auf bis 30 mmHg oberhalb des palpierten systolischen Drucks
* Reduziere den Druck mit einer Geschwindigkeit von 2–3 mmHg Quecksilber pro Pulsschlag oder pro Sekunde
* Lies den systolischen Druck ab, wenn repetitive, deutlich klopfende Töne für zwei konsekutive Schläge hörbar werden
* Lies den diastolischen Druck ab, wenn repetitive Töne völlig verschwinden
* Schreibe die Meßwerte sofort auf

Schließlich ist zu beachten, daß bei Patienten, die blutdrucksenkende Mittel nehmen, der optimale Zeitpunkt für die Blutdruckmessung davon abhängt, wann die Arzneimittel eingenommen werden. Es kann daher nützlich sein, die Einnahmezeit in Beziehung zum Zeitpunkt der Messung aufzuschreiben, wenn die Wirkung der antihypertensiven Mittel geprüft werden soll.

Ein vollständiges Protokoll der Blutdruckmessung in zwei typischen klinischen Situationen kann dann folgendermaßen aussehen:

Erste Messung – R Arm 154/82; L Arm 148/76; 35 cm Beutel; im Sitzen; Patient ängstlich.
Erste Messung – R Arm 210/52; L Arm 204/48; (Phase IV)/ auskultatorische Lücke; 35 cm Beutel; im Liegen; 182/60 im Stehen; Medikation um 8.00 Uhr/Blutdruckmessung um 9.30 Uhr.

Wievielmal soll man messen?

Es wird empfohlen, daß jedesmal, wenn sich der Patient vorstellt, eine sorgfältige Blutdruckmessung erfolgt. Bei unsicheren Werten, oder wenn eine Störung dazwischenkam, wird die Messung noch einmal wiederholt. Dies Vorgehen ist besser als eine ganze Anzahl hastiger Messungen. Bei Patienten, bei denen eine ständige Blutdrucksteigerung zur Debatte steht, sollten wiederholte Messungen über eine Reihe von Wochen oder Monaten durchgeführt werden, ehe diagnostische oder therapeutische Entscheidungen getroffen werden.

Wie erhält man ein Blutdruckprofil?

So genau auch die Messung nach den obigen Empfehlungen durchgeführt wird, so muß man sich doch im Klaren darüber sein, daß sie nur einen Ausschnitt aus dem 24stündigen Blutdruckprofil repräsentiert. Daher wird es in der klinischen Praxis mehr und mehr üblich, ein Blutdruckprofil über die Zeit zu erstellen, ehe eine Entscheidung über Diagnose und Therapie getroffen wird. Die beiden populärsten Verfahren sind die Selbstmessung und die ambulante Blutdruckmessung, obgleich auch wiederholte Einzelmessungen einen Anhalt für das Blutdruckverhalten geben.

DIE ERSTELLUNG EINES BLUTDRUCKPROFILS

Selbstmessung (häusliche Messung durch den Patienten)

Seit Brown's Beobachtung im Jahr 1930, daß der Blutdruck, der zu Hause gemessen wurde, niedriger war als der vom Arzt gemessene Druck, ist die Diskrepanz zwischen Meßwerten zu Hause und in der Klinik oder Praxis wiederholt bestätigt worden – ebenso wie die beträchtliche individuelle Variabilität dabei. Geprüft im Vergleich zur klinischen Messung ist die häusliche Blutdruckmessung korrekt, sei sie vom Patienten selbst oder von Familienangehörigen oder Freunden durchgeführt, und mit dieser Technik können auch geringe Schwankungen des durchschnittlichen Blutdrucks erfaßt werden.

Warum dann aber hat die häusliche Blutdruckmessung nicht die Popularität zu erreichen vermocht, wie sie etwa bei der häuslichen Urinprobe des Diabetikers besteht? Dafür gibt es eine Anzahl von Erklärungen. Erstens besteht das Problem, den Patienten in der Blutdruckmessung auszubilden – obwohl nach unserer Erfahrung ein befriedigender Grad von Kompetenz meist erreicht werden kann unter Zuhilfenahme illustrierter Instruktionen. Eine weitere Schwierigkeit, die nicht leicht korrigiert werden kann, ist die einer subjektiven Voreingenommenheit. Weiterhin mag der Arzt Bedenken haben, daß die Messung beim Patienten Angst hervorruft oder ein zwangshaftes Interesse an seinem oder ihrem Blutdruck. Und schließlich sind die meisten Geräte zur Selbsmessung nicht adaequat validisiert oder haben sich als ungenau erwiesen. Aus diesen Gründen hat die häusliche Blutdruckmessung keine breite Akzeptanz erfahren, obwohl sie bei sorgfältig ausgewählten Patienten einen nützlichen Platz hat. Darüber hinaus ist die 24stündige ambulante Blutdruckmessung im Begriff, die bevorzugte Methode zur Prüfung des Blutdruckverhaltens zu werden. Sie ergibt ein objektiveres Bild des Blutdruckprofils sowohl am Tag als auch während der Nacht und ist frei von Voreingenommenheit.

Ambulante Blutdruckmessung

Die ambulante Blutdruckmessung über 24 Stunden hat neue Einsichten in das Blutdruckverhalten erbracht und ist im Begriff, zu einer Neubewertung der bisherigen Hypertonie-Konzepte zu führen. Die Technik gewinnt rasch Akzeptanz als ein nützliches Verfahren für die Betreuung des Hypertonikers, bei der Prüfung antihypertensiver Arzneimittel, sowie als prognostisches Kriterium.

Die ambulante Blutdruckregistrierung wird sich für das Vorgehen und die

Betreuung beim Hochdruck möglicherweise als eine der wichtigsten Entwicklungen erweisen. Darüber hinaus besitzt diese Technik in der Hypertonieforschung ein beträchtliches Potential. Zweifellos besteht ihr größter Wert in der Möglichkeit, das Blutdruckverhalten über eine 24- oder 48-Stunden-Periode unter den Arbeitsbedingungen des Patienten und in seiner häuslichen Umgebung zu erfassen. Daten der ambulanten Blutdruckmessung sprechen dafür, daß zahlreiche Menschen aufgrund konventioneller Messungen als Hypertoniker diagnostiziert, kategorisiert und therapiert werden, die bei ambulanter Blutdruckmessung möglicherweise gar nicht als Hochdruckpatienten angesprochen würden. Man hat geschätzt, daß etwa ein Fünftel der Patienten mit der Diagnose Hypertonie möglicherweise unkorrekt diagnostiziert und ungeeignet behandelt werden. Umgerechnet in volkswirtschaftliche Begriffe repräsentiert dies eine Mehrausgabe an antihypertensiven Arzneimitteln in der Größenordnung von 5 Billionen Dollar pro Jahr in den Vereinigten Staaten. Darüber hinaus erleichtert die ambulante Blutdruckmessung, indem sie das 24-Stunden-Profil zur Verfügung stellt, die Verordnung einer antihypertensiven Medikation dadurch, daß diese den Bedürfnissen des individuellen Patienten besser angepaßt werden kann; damit lassen sich auch die Kosten weiter reduzieren.

Die zunehmende Anwendung der ambulanten 24-Stunden-Blutdruckmessung in der ärztlichen Praxis hat eine Reihe von typischen Mustern des Blutdruckverhaltens aufgezeigt, wie den 'Weißkitteleffekt', wo die Umstände der Messung selbst eine Blutdrucksteigerung induzieren.

BLUTDRUCKMESSUNG UNTER SPEZIELLEN UMSTÄNDEN

Fettsucht

Die Assoziation zwischen Fettsucht und Hypertonie wurde in vielen epidemiologischen Studien bestätigt und beruht auf mindestens zwei Komponenten. Erstens scheint eine pathophysiologische Verbindung zu bestehen, und es kann gut sein, daß in manchen Fällen beide Konditionen ursächlich zusammenhängen. Der zweite Punkt, der sich mehr auf das vorliegende Thema bezieht, besteht darin, daß Fettsucht, wenn nicht entsprechend berücksichtigt, aufgrund fehlerhafter Meßtechnik zu falsch überhöhten Blutdruckwerten führen kann. Die Beziehung zwischen Armumfang und der Dimension des aufblasbaren Manschettenteils wurde oben besprochen.

Arrhythmien

Wenn eine Arrhythmie vorliegt, besteht die hauptsächliche Schwierigkeit bei der Blutdruckmessung darin, daß bei irregulärem Herzrhythmus starke Schwankungen des Blutdrucks von Schlag zu Schlag auftreten. So variiert bei Arrhythmieformen wie Vorhofflimmern das Schlagvolumen und in Konsequenz davon der Blutdruck in Abhängigkeit von dem vorausgehenden Pulsintervall. Zweitens gibt es für solche Umstände auch keine allgemein akzeptierte Methode, um die auskultatorischen Endpunkte zu bestimmen. Das Fehlen eines einheitlichen Vorgehens spiegelt sich in einer größeren *inter-observer*-Streuung der Ergebnisse wieder, wenn der Blutdruck bei Vorhofflimmern gemessen wird, im Vergleich zu Sinusrhythmus.

Bei Bradyarrhythmien kann es zwei Fehlerquellen geben. Wenn die Herzaktion unregelmäßig ist, führt das zu den gleichen Problemen wie beim Vorhofflimmern. Zweitens ist es bei extremer Bradykardie, z.B. bei 40 Schlägen pro Minute, wichtig, daß der Druck langsamer abgelassen werden muß als bei normaler Herzfrequenz, da sich sonst eine Unterschätzung des systolischen Drucks und ein falsch erhöhter diastolischer Wert ergibt.

Kinder

Die Blutdruckmessung beim Kind bringt eine Reihe von Schwierigkeiten mit sich. Die Variabilität des Blutdrucks ist beim Kind größer als beim Erwachsenen, und eine einzelne Messung wird weniger wahrscheinlich den wahren Blutdruck repräsentierent. Die größere Variabilität bringt auch eine vermehrte Tendenz zu einer Regression zur Norm mit sich. Für den allgemeinen Gebrauch wird die konventionelle Sphygmomanometrie empfohlen, wobei aber der systolische mehr als der diastolische Druck bewertet wird wegen größerer Genauigkeit und Reproduzierbarkeit. Die Maße des Gummibeutels sind äußerst wichtig, drei Größen von 4 × 13 cm, 8 × 18 cm und das Erwachsenenmaß von 12 × 35 cm sind für die verschiedenen Maße des Arms im Altersbereich von 0–14 Jahren erforderlich. Man sollte jeweils die breiteste geeignete Manschette verwenden. Korotkov-Töne sind nicht bei allen Kindern unter einem Jahr zu hören, bei vielen auch nicht im Alter unter fünf Jahren. In solchen Fällen ist die konventionelle Sphygmomanometrie nicht möglich, und man muß empfindlichere Meßmethoden verwenden wie Doppler-Ultraschall oder Oszillometrie.

Schwangerschaft

Zwischen 2 und 5% der Schwangerschaften in Westeuropa sind durch eine klinisch relevante Hypertonie kompliziert, und bei einem wesentlichen Teil dieser Patientinnen ist der erhöhte Blutdruck ein Schlüsselbefund für die medizinische Entscheidungsfindung im Rahmen der Schwangerschaft. Man muß in der Gravidität spezielle Aufmerksamkeit auf die Technik der Blutdruckmessung richten, sowohl wegen der wichtigen Konsequenzen für die Patientenbetreuung als auch deswegen, weil die Blutdruckmessung in der Schwangerschaft einige spezielle Probleme mit sich bringen kann.

Wie auch bei der essentiellen Hypertonie und bei Normotonikern, kommen Diskrepanzen zwischen den intraarteriell gemessenen und den indirekt gewonnenen Druckwerten vor. Dies erscheint aber nicht als ausreichender Grund, um Entscheidungen auf der Basis konventioneller Messungen hinfällig zu machen.

Der Blutdruckspiegel wird stark durch die Körperlage beeinflußt, besonders im dritten Trimenon. Sowohl der systolische als auch der diastolische Druck ist etwa 10 mmHg niedriger in Linksseitenlage als im Sitzen, in Rückenlage oder in aufrechter Position. Trotz der nachgewiesenen Bedeutung der Körperlage und der beträchtlichen Differenz zwischen Phase IV und V bei Schwangerschaft variiert die Praxis der Blutdruckmessung erheblich. Es werden verschiedene Positionen gewählt und es besteht nicht einmal Übereinstimmung bezüglich der Korotkov-Phase für den diastolischen Blutdruck, obwohl Phase V im allgemeinen empfohlen wird.

Ältere Menschen

Der Blutdruck, wie er in epidemiologischen und Interventionsstudien gemessen wird, hat für Morbidität und Mortalität beim älteren Menschen den gleichen Vorhersagewert wie beim jüngeren. Die Vorhersagewahrscheinlichkeit, mit der der konventionell gemessene Blutdruck eine prognostische Voraussage gibt, wird nicht nur durch den Grad der Assoziation zwischen Blutdrucksteigerung und Prognose bestimmt, sondern auch von den verschiedenen Faktoren, welche die Zuverlässigkeit der Blutdruckmessung beeinflussen und davon, wieweit ein zufälliger Blutdruckwert die tatsächliche Belastung von Herz und Kreislauf repräsentiert.

Ungenauigkeit der Meßtechnik kann zu Druckwerten führen, die gegenüber den echten Werten streuen, und vermehrte Blutdruckschwankungen können die Wahrscheinlichkeit, daß ein Meßwert oder Meßwerte repräsentativ sind für den Blutdruck über die Zeit, weiter reduzieren.

Von den pathophysiologischen Veränderungen, die den Hochdruck im Alter charakterisieren, ist die Tendenz zu einem erhöhten systolischen Blutdruck am offensichtlichsten, mit der Extremform der isoliert systolischen Hypertonie. Elastizität und Dehnbarkeit der alternden Blutgefäße nehmen ab aufgrund von Veränderungen durch Proliferation glatter Muskelfasern und am Gehalt an Elastin, Kollagen und Calcium mit dem Ergebnis einer Abnahme der Compliance. Eine der Konsequenzen dieser Veränderungen ist die Zunahme des systolischen Blutdrucks, die man beim älteren Hypertoniker findet. Eine zweite Auswirkung besteht darin, daß die Zuverlässigkeit der Sphygmomanometrie durch die Abnahme der Dehnbarkeit beeinträchtigt wird. Die indirekte Blutdruckmessung kann im Alter zu falsch überhöhten Werten führen. Der Terminus 'Pseudo-Hypertension' läßt sich differenzieren durch das Osler'sche Manöver. William Osler beobachtete, daß das Gefäß wahrscheinlich sklerosiert ist, wenn die Arterie palpabel bleibt, obwohl der Druck in der Blutdruckmanschette über den systolischen Druck hinaus gesteigert wird. Patienten mit positivem Osler'schen Zeichen haben verhärtete Arterien und ein größeres Maß von 'Pseudo-Hypertension'.

Unsere Untersuchungen haben zu dem Ergebnis geführt, daß die Standardtechnik der Blutdruckmessung mit dem Quecksilber-Sphygmomanometer beim älteren Patienten im allgemeinen gerade so zuverlässig ist wie beim jüngeren. Das besagt aber nicht, daß es nicht manche ältere Patienten gibt – die Häufigkeit ist unbekannt, bei denen ein großer Unterschied zwischen direkt und indirekt gemessenem Blutdruck besteht. Unter solchen Umständen kann die konventionelle Sphygmomanometrie zur Überschätzung des systolischen und des diastolischen Drucks führen.

Dadurch, daß die Variabilität des Blutdrucks im Alter zunimmt, wird die Druckmessung beim älteren Menschen noch unzuverlässiger. Die Wahrscheinlichkeit, daß ein einzelner Meßwert repräsentativ ist für die Blutdrucklage im allgemeinen, nimmt ab. Dies Problem betrifft, in mehr oder wenig großem Ausmaß, alle Patienten, im Zusammenhang mit den verschiedenen Ursachen der Blutdruckvariabilität wie Tagesgang, Weißkitteleffekt, Ängstlichkeit, Kälte usw. Eine Möglichkeit, um den Einfluß der gesteigerten Variabilität zu reduzieren, besteht darin, wiederholte Messungen auszuführen. Dies Vorgehen ist bei der Beurteilung älterer Patienten besonders wichtig.

Zwei extreme Formen von Blutdruckveränderungen beim älteren Menschen sind die orthostatische Hypotonie und die postprandiale Hypotonie. Eine orthostatische Hypotonie kann zugleich mit einem erhöhten Blutdruck in Rückenlage oder in sitzender Position vorkommen, und es ist wichtig, daß der Blutdruck ebenso in diesen Positionen gemessen wird wie im Stehen, sowohl bei der Erstuntersuchung als auch später von Zeit zu Zeit, wenn Arzneimittel gegeben werden, von denen man weiß, daß sie eine orthostatische Hypotonie hervorrufen können. Dies betrifft nicht nur blutdrucksenkende Mittel wie etwa Diuretika, sondern auch nicht-kardiovaskuläre Arzneimittel wie zum Beispiel Neuroleptika und trizyklische Antidepressiva. Ältere Menschen bekommen einen erheblichen Blutdruckabfall nach dem Essen, und dieser kann zu Symptomen führen. Wiederum kann man dies nur dann sicher diagnostizieren, wenn man den Blutdruck nach dem Essen auch im Stehen mißt.

Blutdruckmessung auf Intensivstationen

Für Intensivstationen und Operationssäle wurden komplexe Geräte entwickelt, mit denen der Blutdruck automatisch in vorgegebenen Intervallen registriert wird. Diese Geräte arbeiten oft mit zwei Meßmethoden, am häufigsten mit Detektion der Korotkov-Töne und mit Oszillometrie, jedoch ist die verwendete Methode oft nicht angegeben und Daten über die Zuverlässigkeit sind manchmal vom Hersteller nicht zu erhalten. Darüber hinaus eignen sich diese Geräte wegen ihres komplexen Designs nicht immer für eine unabhängige Überprüfung.

Die Blutdruckmessung in der Forschung

Blutdruckmessungen durch einen einzelnen Untersucher mittels Standard-Quecksilbermanometer und Stethoskop unterliegen den Einflüssen von Voreingenommenheit und Zahlenpräferenz. Dies kann zu einem Fehler führen, der in der Forschung unakzeptabel ist. Sorgfältiges Training der Untersucher, wie es oben beschrieben wurde, kann den Fehler jedoch weitgehend reduzieren. Zwei Geräte wurden speziell für Forschungszwecke entwickelt - das *Random-Zero-Sphymomanometer*, welches die Voreingenommenheit des Untersuchers reduziert, und das *London School of Hygiene-Sphygmomanometer*, das sowohl das Beobachtervorurteil als auch die Zahlenpräferenz eliminieren soll.

Das London School of Hygiene-Sphygmomanometer

Dieses Gerät wurde zuerst eingeführt. Mit einer Reihe von Kolumnen und Drucktasten führt der Untersucher die Druckregistrierung aus, indem er durch Eindrücken der entsprechenden Taste die Endpunkte für den systolischen Druck und für Phase IV- und V-diastolischen Druck festlegt, ohne daß er dabei den Druck in der Meßmanschette kennt. Überraschenderweise wurde das London School of Hygiene-Manometer als 'Goldstandard' der indirekten Blutdruckmessung anerkannt, ohne zuvor einer Validisierung unterzogen worden zu sein. 1982 wurde ein Kalibrierungsfehler des Geräts nachgewiesen, der nach unserer Kenntnis vom Hersteller noch nicht korrigiert worden ist. Das Gerät wird noch nicht viel verwendet.

Das Random-Zero-Sphygmomanometer (Zufalls-Nullwert-Sphygmomanometer)

1963 beschrieb Garrow einen *zero-muddler* für vorurteilslose Sphygmomanometrie (einen 'Nullpunkt-Verwirrer', der den Nullpunkt des Meßgeräts willkürlich verstellt, sodaß der echte Nullpunkt und damit der Meßwert für den Untersucher unkenntlich wird). Das Gerät wurde 1970 von Wright und Dore modifiziert und wird von Firma Hawskley and Sons kommerziell produziert. Das Gerät ist größer als ein konventionelles Sphygmomanometer und etwa zehnmal so teuer. Die Manometerfunktion ist ähnlich wie beim Quecksilbermanometer, jedoch wird vor jeder Messung eine Drehachse verstellt, die den Nullwert auf eine unbekannte Zahl verstellt. Wenn der Blutdruckwert abgelesen ist, kann der Nullwert erfaßt und der Meßwert entsprechend korrigiert werden. Auf diese Weise wird die Voreingenommenheit des Untersuchers reduziert, allerdings eine Zahlenpräferenz nicht völlig ausgeschlossen. Dieser Apparat ist allgemein als das Gerät der Wahl für epidemiologische und Forschungsstudien anerkannt, weil er das Beobachtervorurteil reduziert und die Zahlenpräferenz verdeckt, wenngleich seine Fähigkeit zur Reduzierung der Zahlenpräferenz auch in Zweifel gezogen wurde. Da das Zufalls-Nullwert-Manometer im Prinzip ein Quecksilbermanometer ist, wurde seine Zuverlässigkeit sehr unkritisch anerkannt, und es hat das London School of Hygiene-Manometer, gegen das andere Geräte geprüft sind, als 'Goldstandard' ersetzt. Kürzlich wurde jedoch gezeigt, daß das Gerät den Blutdruck systematisch unterschätzt, besonders den diastolischen Wert, und wir haben diese Tendenz bestätigt gefunden. Damit stellt sich die Frage, ob das Gerät für Forschung und epidemiologische Studien wirklich geeignet ist.

SCHLUSSBEMERKUNG

Wahrscheinlich bleibt bei der Blutdruckmessung auch in Zukunft die sorgfältige Messung mit einem Quecksilber-Sphygmomanometer, unter Befolgung der obigen Empfehlungen, der effektivste Weg. Wenn die konventionelle Messung einen Wert von weniger als 150/90 mmHg ergibt, besonders über eine Anzahl mehrerer Messungen, kann der Betreffende als normotensiv angesehen werden. Wenn der Druck jedoch höher liegt als diese Werte, ist eine nähere Untersuchung des Blutdruckverhaltens hilfreich, bevor diagnostische und therapeutische Entscheidungen getroffen werden.

Ausgewählte Literatur

Burke MJ, Tower H, O'Malley K, Fitzgerald DJ, O'Brien ET (1982): Sphygmomanometers in hospital and family practice: problems and recommendations. *Br Med J* 285: 469–471.

British Standards Institution (1990): Specification for aneroid and mercury non-automated sphygmomanometers (Revision of BS 2743: 1956 and BS 2744: 1956). British Standards Institution. London. In press.

Evans CE, Haynes RB, Goldsmith CH, Hewson SA (1989): Home blood pressure-measuring devices: a comparative study of accuracy. *J Hypertension* 7: 133–142.

Frohlich ED, Grim C, Labarthe DR, Maxwell MH, Perloff D, Weidman WH (1990): Report of a Special Task Force Appointed by the Steering Committee, American Heart Association. Recommendations for the human blood pressure determination by sphygmomanometers. *Circulation* [In press].

Manning DM, Kuchirka C, Kaminski J (1983): Miscuffing: inappropriate blood pressure cuff application. *Circulation* 68:763–766.

O'Brien E, O'Malley K (1987): The observer, the sphygmomanometer, the patient, technique, infancy and childhood, future trends. In: *ABC of Hypertension*. 2nd ed. British Medical Association. London.

O'Brien E, O'Malley K (1981): *Essentials of Blood Pressure Measurement.* Churchill Livingstone. Edinburgh, London, Melbourne & New York.

Parr GD, Poole PH (1988): Effects of sphygmomanometer type and position of the arm on blood pressure measurement. *J Hum Hypertension* 2: 153–156.

Petrie JC, O'Brien ET, Littler WA, de Swiet M (1986): Recommendations on blood pressure measurement. British Hypertension Society. *Br Med J* 293: 611–615.

Rose GA, Holland WW, Crowley EA (1964): A sphygmomanometer for epidemiologists. *Lancet* 1:296–300.

Short D (1976): The diastolic dilemma. *Br Med J* 2: 685–686.

Wilcox J (1961): Observer factors in the measurement of blood pressure. *Nurs Res* 10: 4–17.

KAPITEL 2

Pathophysiologie der Hypertonie

ARMIN DISTLER und HERMANN HALLER

Die beiden wichtigsten Faktoren, welche den mittleren arteriellen Blutdruck (MAB) in der systemischen Zirkulation bestimmen, sind Herzzeitvolumen (HZV) und totaler peripherer Gefäßwiderstand (TPW), sodaß die Gleichung gilt:

$$\mathbf{MAB = HZV \times TPW}$$

Bei den meisten Formen der Hypertonie ist der systolische *und* der diastolische Blutdruck erhöht. Ein gesteigerter diastolischer Druck ist vorwiegend die Folge eines erhöhten peripheren Gefäßwiderstands. Eine isolierte *systolische Hypertonie* kann durch ein gesteigertes Herzminutenvolumen bedingt sein wie bei Hyperthyreose, oder durch eine vermehrte Rigidität der Aortenwand, wie sie beim älteren Menschen vorkommt.

URSÄCHLICHE FAKTOREN DER HYPERTONIE

Essentielle Hypertonie

* Genetische Disposition
* Kochsalzaufnahme
* Zellulärer Natrium/Calcium-Transport
* Renale Mechanismen
* Fettsucht, Insulinresistenz
* Renin-Angiotensin-Aldosteron-System und Atriales Natriuretisches Peptid
* Sympathisches Nervensystem
* Stress
* Strukturelle Gefäßveränderungen

Sekundäre Hypertonie

* Renoparenchymatöse Erkrankungen
* Nierenarterienstenose
* Endokrine Erkrankungen
* Aortenisthmusstenose
* Arzneimittel-bedingte Hypertonie

In diesem Kapitel soll ein Überblick über die verschiedenen Aspekte der Pathophysiologie des systolisch und diastolisch erhöhten Blutdrucks gegeben werden.

ESSENTIELLE HYPERTONIE

Die Diagnose einer 'essentiellen Hypertonie' wird gestellt, wenn sekundäre Formen einer Hypertonie ausgeschlossen worden sind. Die essentielle Hypertonie ist ein heterogener Krankheitskomplex, dessen Ätiologie nur teilweise bekannt ist. Von einer Reihe von Faktoren ist bekannt, daß sie die Manifestation einer essentiellen Hypertonie begünstigen. Jedoch spielt wahrscheinlich keiner dieser Faktoren eine dominierende Rolle. Vielmehr scheint die hauptsächliche Störung in einem inadaequaten Zusammenspiel der verschiedenen Faktoren zu bestehen, die für die normale Blutdruckregulation verantwortlich sind. Dies schließt nicht aus, daß im individuellen Fall ein spezieller Faktor wie etwa eine hohe Kochsalzzufuhr bei einem Salz-sensitiven Individuum oder bei Fettsucht für diesen betreffenden Patienten eine dominierende Rolle spielt. In Frühstadien der essentiellen Hypertonie ist das Herzzeitvolumen oft leicht erhöht, während der periphere Gefäßwiderstand noch normale Werte aufweist. Dies führt zu einer milden Blutdrucksteigerung aufgrund der Tatsache, daß der Gefäßwiderstand nicht entsprechend der Zunahme des Herzauswurfs zurückgeht. Diese Veränderungen werden wahrscheinlich durch eine gesteigerte adrenerge Aktivität hervorgerufen. Das Gesamt-Blutvolumen kann vermindert sein, während das kardiopulmonale Blutvolumen eher normal ist. Mit dem Fortschreiten der Erkrankung nimmt der periphere Gefäßwiderstand zu. Das Kennzeichen der manifesten Hypertonie ist ein gesteigerter totaler peripherer Gefäßwiderstand. Diese Zunahme des Gefäßwiderstands wird verursacht durch Vasokonstriktion und/oder strukturell bedingte Einengung des Gefäßlumens der präkapillären Widerstandsgefäße, hauptsächlich im Splanchniskusgebiet und im renalen Gefäßbett (siehe 'Strukturelle Veränderungen').

DIE GENETIK DER ESSENTIELLEN HYPERTONIE

Eine Hypertonie pflegt familiär gehäuft aufzutreten. Im Durchschnitt haben die Blutsverwandten von Hypertonikern einen höheren Blutdruck, und zwar in jedem Lebensalter, als die Blutsverwandten normotensiver Personen. Personen mit der Familienvorgeschichte einer Hypertonie weisen etwa die doppelte Wahrscheinlichkeit auf, einen Hochdruck zu entwickeln, als diejenigen mit einer negativen Familienanamnese. Aufgrund von Untersuchungen an Hypertoniker-Familien wurde geschätzt, daß etwa 20% der Variabilität des diastolischen Blutdrucks und 33% der Variabilität des systolischen Blutdrucks durch genetische Faktoren bestimmt sind. Die Blutdruckwerte sind innerhalb einer bestimmten Bevölkerung gleichmäßig verteilt (sog. unimodale Verteilung), d.h. es gibt keine scharfe Trennungslinie zwischen normotensiven und erhöhten Blutdruckwerten. Offenbar kann kein einzelnes genetisches Muster diese unimodale Verteilung des Blutdrucks erklären. Damit sind Mutationen an verschiedenen Gen-Orten, d.h. eine polygenetische Entstehung der Hypertonie die wahrscheinlichste Form der genetischen Hochdruckveranlagung. Dabei stellt sich die Frage: Welches sind die genetischen Defekte, die bei der großen Zahl beteiligter Gene vererbt werden? Genetische Defekte können renale Mechanismen betreffen (siehe 'Salz und Hypertonie' sowie 'Niere und Hypertonie'), ebenso Veränderungen der Zellmembran (siehe 'Störungen des zellulären Transports'), weiterhin humorale Faktoren (siehe 'Insulin und Hypertonie') oder neurale Mechanismen (siehe 'Stress und Hypertonie').

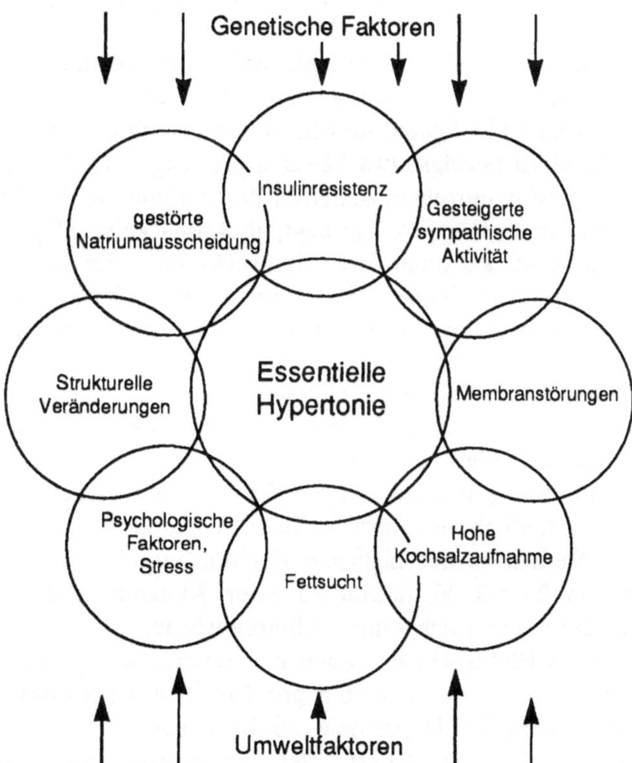

Abbildung 1. Genetische Einflüsse und Umweltfaktoren in der Entwicklung der essentiellen Hypertonie

Wie bereits erwähnt, ist es unwahrscheinlich, daß ein einzelner genetischer Defekt die Pathogenese der essentiellen Hypertonie erklären kann. Genetische Heterogenität einer häufigen Krankheit bedeutet, daß mit unterschiedlichen Formen von hereditärer Veranlagung, von ethnischen Variabilitäten und von Assoziationen mit anderen genetischen Markern zu rechnen ist. Es wäre deshalb erforderlich, die dominanten Merkmale zu charakterisieren, oder Marker-Gene der essentiellen Hypertonie aufzufinden. In den letzten Jahren haben verschiedene Untersucher Formen von DNA-Polymorphismus bei hypertensiven Rattenstämmen nachgewiesen. So wurde ein DNA-Polymorphismus für das Renin-Gen, für die Natrium-Kalium-ATPase und das Kallikrein-Gen gefunden. Ein Zusammenhang zwischen hohem Blutdruck und DNA-Polymorphismus wurde aber bisher weder bei hypertensiven Rattenstämmen noch bei der essentiellen Hypertonie des Menschen überzeugend gezeigt.

SALZAUFNAHME UND HYPERTONIE (siehe auch Kapitel 7)

Epidemiologische Studien haben gezeigt, daß in Populationen mit hoher Kochsalzaufnahme, d.h. in den westlichen Industrieländern, die Hypertonie einheitlich mit großer Häufigkeit auftritt. Der durchschnittliche Salzverzehr in westlichen Ländern beträgt etwa 12–15 g pro Tag. Dagegen kommt bei Eskimostämmen und in einzelnen isolierten Populationen in den Tropen, wo die Salzaufnahme unter 3 g pro Tag liegt, praktisch keine Hypertonie vor, und es ist auch keine Zunahme des Blutdrucks mit dem Lebensalter zu beobachten. Man muß jedoch dabei im Auge behalten, daß diese Populationen sich von den westlichen Industrieländern nicht nur hinsichtlich des Kochsalzverzehrs unterscheiden, sondern auch hinsichtlich sonstiger Ernährungsbedingungen, Umwelteinflüssen und Sozialfaktoren, die den Blutdruck möglicherweise beeinflussen. Eine kürzlich erschienene große internationale Studie über die Beziehungen zwischen Salzverzehr und Blutdruck hat nur eine schwache positive Korrelation zwischen systolischem Blutdruck und Salzaufnahme ergeben. Aus den Daten dieser Studie ergibt sich, daß eine Reduktion der täglichen Kochsalzaufnahme um 6 g in der Altersgruppe von 25 bis 30 Jahren zu einer Abnahme des systolischen Blutdrucks um durchschnittlich 9 mmHg führen würde.

Ein Anstieg des Blutdrucks bei hoher Kochsalzzufuhr und ein Abfall bei Reduktion der Salzaufnahme unter 6 g pro Tag ist nur bei etwa 40% aller Patienten mit essentieller Hypertonie zu beobachten. Solche Patienten werden als salz-sensitiv klassifiziert. Bei den meisten salz-sensitiven Individuen läßt sich eine Familienanamnese hinsichtlich Hypertonie nachweisen. Ein weiterer Hinweis für eine strenge genetische Grundlage der

Salz-induzierten Hypertonie ergibt sich aus Tierversuchen an der Ratte, in welchen unterschiedliche Kolonien vom gleichen Sprague-Dawley-Stamm gezüchtet werden konnten. In der einen Kolonie entwickelten die Ratten rasch einen Hochdruck (sog. 'Dahl-S-rats', wobei S für sensitiv steht), während die Tiere der anderen Kolonie gegenüber der gleichen hohen Kochsalzzufuhr resistent waren (sog. 'Dahl-R-rats'). Der Blutdruckanstieg bei den Dahl-S-Ratten ist wahrscheinlich die Folge eines erblichen Defekts der renalen Natriumausscheidung.

Der blutdrucksteigernde Effekt von Kochsalz hängt nicht ausschließlich vom Kation Natrium ab. Experimentelle Studien sowohl an der Ratte ebenso wie auch Beobachtungen beim Menschen haben gezeigt, daß auch das Chlorid-Anion von Bedeutung ist; es kam nicht zu einem Blutdruckanstieg, wenn eine Natriumbelastung in Form von $NaHCO_3$ oder eine Kombination von Natriumbikarbonat, -phosphat und -glycinat anstelle von NaCl verabreicht wurde.

STÖRUNGEN DES ZELLULÄREN NATRIUMTRANSPORTS

Der genaue Mechanismus, welcher der Salz-Sensitivität zugrundliegt, ist noch nicht völlig aufgeklärt. Sowohl bei tierexperimentellen Hochdruckmodellen als auch bei essentieller Hypertonie wurden verschiedene Störungen des zellulären Natriumtransports beschrieben. Es ist jedoch unsicher, inwieweit der Effekt einer hohen Kochsalzzufuhr auf den Blutdruck durch diese Mechanismen vermittelt wird.

Die intrazelluläre Natriumkonzentration

Verschiedene Autoren haben bei Patienten mit essentieller Hypertonie eine erhöhte Natriumkonzentration in den Erythrocyten beschrieben. Dieser Befund wurde allerdings von anderen Untersuchern in Zweifel gezogen. Mit größerer Übereinstimmung hat man in den Leukozyten von essentiellen Hypertonikern eine erhöhte Natriumkonzentration gefunden. Es ist noch unklar, inwieweit diese durch eine herabgesetzte maximale Aktivität der Na^+-Pumpe, einen gesteigerten Na^+–H^+-Austausch oder durch einen erhöhten Na^+-Influx bedingt ist.

Die Aktivität der Na^+-Pumpe (Na^+–K^+-ATPase)

Eine erniedrigte Maximalgeschwindigkeit (V_{max}) der Na^+–K^+-ATPase (die als Natriumpumpe dient) wurde in Erythrozyten und Lymphozyten von Patienten mit essentieller Hypertonie wiederholt gefunden (Abbildung 2). Man hat die herabgesetzte Aktivität dieser Ionenpumpe einem zirkulierenden Inhibitor der Na^+-K^+-ATPase (dem 'natriuretischen Hormon') zugeschrieben. Es wird angenommen, daß dieser postulierte Faktor vom Hypothalamus sezerniert und durch gesteigerte Salzzufuhr und/oder Volumenexpansion stimuliert wird. Eine durch diesen Faktor vermittelte Hemmung der Na^+-K^+-ATPase würde in der Niere zu einer gesteigerten tubulären Natriumrückresoption führen, und in den glatten Muskelzellen der Blutgefäße zu einer erhöhten intrazellulären Natriumkonzentration. Die chemische Natur des Faktors ist bisher unbekannt. Da er durch Digitalis-Antikörper gebunden wird, wurde eine Digitalis-ähnliche Struktur postuliert.

Na^+-Li^+-Gegentransport

Erythrocyten besitzen ein Gegentransportsystem, welches Na^+ gegen Li^+ im Verhältnis 1:1 austauscht und untersucht werden kann, indem man die Austauschrate von intrazellulärem Li^+ gegen Na^+ im Medium verfolgt, worauf die Bezeichnung Na^+-Li^+-Gegentransport beruht. Über die Funktion dieses Transportsystems ist nichts bekannt. Eine gesteigerte V_{max} des Natrium-Lithium-Gegentransports in den Erythrozyten wurde bei einer beträchtlichen Anzahl von Patienten mit essentieller Hypertonie, und ebenso bei den Nachkommen von Hypertonikern nachgewiesen. Es wurde vermutet, daß Unterchiede in der Membran-Struktur zu dieser gesteigerten V_{max} der Hypertoniker beitragen (siehe auch unten 'Membranveränderungen bei essentieller Hypertonie'). Die genaue Ursache der erhöhten Maximalgeschwindigkeit ist aber noch nicht abschließend geklärt.

Na^+-H^+-Austausch

Der Na^+-H^+-Austausch ist ein ubiquitäres Transportsystem, welches durch die Na^+- und H^+-Gradienten an der Zellmembran angetrieben wird. Ein gesteigerter Na^+-K^+-Austausch wurde in Erythrozyten von Patienten mit essentieller Hypertonie und von spontan hypertensiven Ratten beobachtet. Vorausgesetzt, daß dies Phänomen auch für die glatte Gefäßmuskelzelle und/oder für die Nervenendigungen zutrifft, würde eine dauerhafte Steigerung der intrazellulären Natriumkonzentration resultieren (Abbildung 3). In der Niere würde der gesteigerte Na^+-H^+-Austausch an der luminalen Membran des proximalen Tubulus die Natrium-Rückresorption steigern und zu einer Abnahme der Salzausscheidung führen.

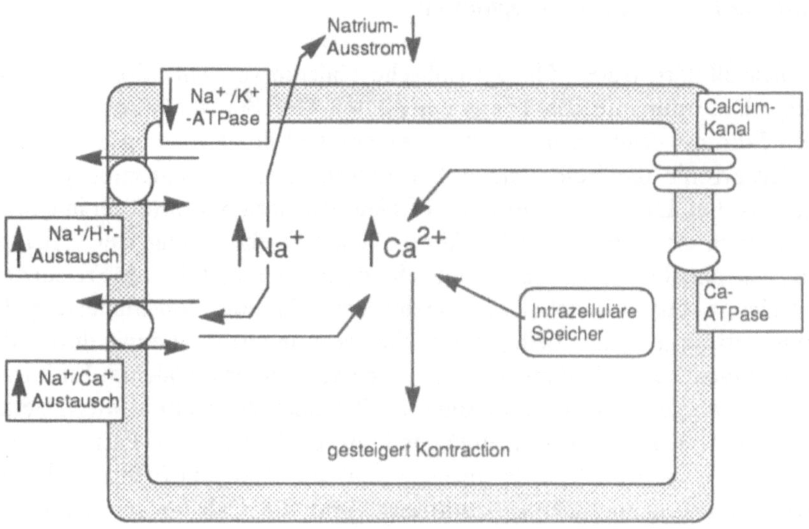

Abbildung 2. Die Regulation der intrazellulären Calcium-Konzentration und ihre mögliche Beziehung zu Störungen des Natriumtransports, die bei Patienten mit essentieller Hypertonie gefunden wurden. Eine Hemmung der Natriumpumpe (Na–K-ATPase) und/oder eine gesteigerte Aktivität des Na–H-Austausches würde zu einer Zunahme der intrazellulären freien Natriumkonzentration führen. Diese könnte über Na–Ca-Austauschmechanismen mit der Calciumregulation verkoppelt sein. Eine erhöhte intrazelluläre freie Calciumkonzentration bei Hypertonie könnte ebenso bedingt sein durch einen gesteigerten Calciuminflux durch Calciumkanäle der Plasmamembran, oder durch eine Abnahme des Calciumefflux aufgrund einer herabgesetzten Aktivität der Calciumpumpe (Ca-ATPase).

Na^{+}–Ca^{++}-Austausch

Die pathophysiologische Bedeutung einer erhöhten Natriumkonzentration in Blutzellen, und möglicherweise in glatten Gefäßmuskelzellen für die Vasokonstriktion ist unklar. Nach einer Hypothese von Blaustein würde eine erhöhte intrazelluläre Natriumkonzentration über einen Natrium–Calcium-Austausch zu einem Anstieg des intrazellulären Calciums führen. In mehreren Zelltypen wurde die Existenz eines solchen Calcium–Natrium-Transportsystems gezeigt, welches Natrium- gegen Calcium-Ionen im Verhältnis 2:3 austauscht. Nach der Blaustein-Hypothese wäre dann ein Anstieg der intrazellulären Konzentration an freiem Calcium direkt verantwortlich für die gesteigerte Vasokonstriktion bei essentieller Hypertonie (Abbildung 2).

Die intrazelluläre Calcium-Regulation

Die intrazelluläre freie, d.h. zytosolische Calciumkonzentration stellt eine wichtige Determinante des Tonus der glatten Gefäßmuskulatur dar. In den letzten Jahren wurde gezeigt, daß bei einem Teil der Patienten mit essentieller Hypertonie die freie Calciumkonzentration in den Thrombozyten gesteigert ist. Die Ursache der erhöhten freien Calciumkonzentration in glatten Muskelzellen und Thrombocyten könnte sein (1) ein gesteigerter Calcium-Influx, *via* Natrium–Calcium-Austausch, oder eine gesteigerte Freisetzung von Calcium aus intrazellulären Speichern; (2) eine Verminderung des Calcium-Efflux aus der Zelle, oder eine verminderte Bindung durch das endoplasmatische Retikulum, oder (3) eine verminderte Calcium-Pufferung infolge Abnahme der Calciumbindung an Proteine. An glatten Muskelzellen von spontan hypertensiven Ratten und an Blutzellen von Patienten mit essentieller Hypertonie wurde gezeigt, daß der Calcium-Efflux, d.h. die Aktivität der Calcium-ATPase reduziert, und die Calciumfreisetzung aus intrazellulären Speichern gesteigert ist. Die intrazelluläre Pufferung von Calcium durch Eiweißbindung ist ebenfalls herabgesetzt und trägt damit zur Erhöhung des intrazellulären freien Calciums bei.

Kürzlich wurde nachgewiesen, daß nicht nur die intrazelluläre freie Calciumkonzentration bei essentieller Hypertonie erhöht ist, sondern daß auch Calcium-abhängige Prozesse in der Zelle aktiviert werden. Einer dieser Mechanismen, die aktiviert werden, ist die Calcium-abhängige Protein-Kinase C, die möglicherweise nicht nur für die systemische Vasokonstriktion wichtig ist, sondern auch für proliferative Reaktionen der glatten Gefäßmuskulatur.

Veränderungen der Zellmembran

Mehrere Untersucher haben an Erythrozyten von Patienten mit essentieller Hypertonie eine veränderte Lipidzusammensetzung der Zellmembran beschrieben, mit einer Zunahme der Sialinsäure und einer Abnahme der hochungesättigten Fettsäuren sowie auch einer Abnahme der Membran-Fluidität.

Es wurde vermutet, daß die veränderte Zusammensetzung der Zellmembran bei essentieller Hypertonie zu den subtilen Veränderungen des Natriumtransports und des Calciumstoffwechsels beitragen, die bei Patienten mit essentieller Hypertonie beobachtet wurden.

DIE NIERE BEI ESSENTIELLER HYPERTONIE

Die Niere spielt eine wichtige Rolle in der normalen Blutdruckregulation und in der Pathogenese der Blutdruckerhöhung bei hypertensiven Erkrankungen. Es wurde gezeigt, daß die Transplantation der Niere eines normotensiven Spenders auf einen Patienten mit terminaler Niereninsuffizienz infolge Nephrosklerse zur Remission der essentiellen Hypertonie führen kann. In dem Milan-Stamm spontan hypertensiver Ratten induziert die Transplantation einer Niere von einem normotensiven Tier ebenfalls einen Abfall des Blutdrucks. Umgekehrt entwickeln normotensive Ratten einen Blutdruckanstieg, wenn ihnen Nieren von spontan hypertensiven Ratten übertragen werden.

Die Beziehungen zwischen Blutdruck und Natriurese

Normalerweise reagiert die Niere auf eine Steigerung des Blutdrucks und auf eine Zunahme der Nierenperfusion mit einem Anstieg der Natrium- und Wasserausscheidung. Die resultierende Verminderung des Flüssigkeitsvolumens dient der Normalisierung des erhöhten Blutdrucks. Bei normalen Individuen, die eine erhöhte Salzzufuhr erhalten, genügt bereits ein leichter Anstieg des Blutdrucks, um die Natriumausscheidung ansteigen zu lassen (Abbildung 3). Bei Patienten mit essentieller Hypertonie erfolgt die Natriurese erst bei einem höheren arteriellen Druck, d.h. die Druck–Natriurese-Beziehung ist nach rechts verschoben, wobei sich aber die Anstiegssteilheit der Druck–Natriurese-Kurve nicht ändert (im Gegensatz zu der abgeflachten Beziehung bei beeinträchtigter Nierenfunktion). Es wurde daher in Betracht gezogen, daß ein renaler Defekt der Natriumausscheidung in der Pathogenese der essentiellen Hypertonie eine primäre Rolle spielt. Diese Hypothese wird unterstützt durch die Tatsache, daß bereits bei normotensiven Personen, bei denen eine Familienanamnese hinsichtlich essentieller Hypertonie vorliegt, eine herabgesetzte Reaktion der Natriumausscheidung demonstriert werden konnte (siehe unten Abschnitt 'sekundäre Hypertonieformen').

FETTSUCHT, INSULINRESISTENZ UND HYPERTONIE

Fettsucht ist ein wohlbekannter disponierender Faktor für Hypertonie, und bei fettsüchtigen Hypertonikern führt die Gewichtsreduktion zu einem Rückgang des Blutdrucks. Bei Frauen scheint das Körpergewicht eine größere Bedeutung für den Blutdruck zu haben als bei Männern. Der

Mechanismus dieser Beziehung ist unklar. Eine Zunahme des Herzzeitvolumens und eine hohe Salzzufuhr mit der Nahrung, in Verbindung mit hochkalorischer Kost und gesteigerter sympathischer Aktivität, wurde als Erklärung für die Fettsucht-abhängige Hypertonie in Betracht gezogen.

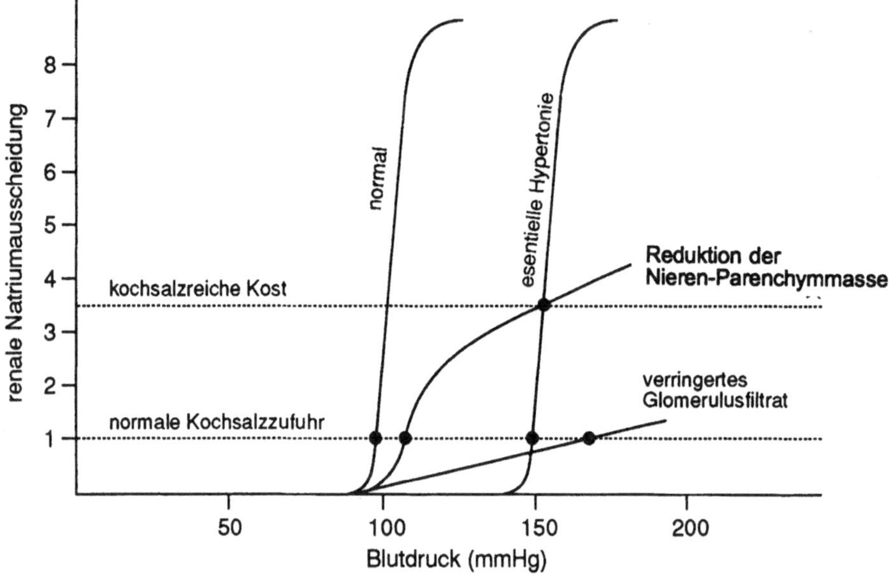

Abbildung 3. Die Beziehung zwischen arteriellem Blutdruck und Natriumausscheidung bei normaler und bei kochsalzreicher Ernährung. Die erste Kurve zeigt die normale Korrelation zwischen Druck und Natriurese. Bei normalen Personen führt vermehrte Salzzufuhr nur zu einem geringfügigen Anstieg des Blutdrucks. Bei essentieller Hypertonie ist diese Beziehung nicht verändert, aber die Kurve nach rechts verschoben in den Bereich eines höheren Blutdruckniveaus. Wenn die Nierenfunktion beeinträchtigt ist, z.B. bei Abnahme des Glomerulusfiltrats oder bei Reduktion des Nierenparenchyms, ist die Kurve dagegen abgeflacht und es ist ein weit stärkerer Anstieg des Blutdrucks erforderlich, um die Natriumausscheidung aufrecht zu erhalten

Kürzlich hat man auch die gut dokumentierte Hyperinsulinämie fettsüchtiger Personen mit der Pathogenese des erhöhten Blutdrucks in Zusammenhang gebracht. Offenbar ist die Hyperinsulinämie durch eine relative Insulinresistenz der peripheren Gewebe bedingt, abgesehen von Einflüssen durch die Ernährung und durch eine herabgesetzte hepatische Insulin-Extraktion. Die Glukoseaufnahme in Skelettmuskel und Fettgewebe solcher Patienten weist eine verminderte Empfindlichkeit gegenüber Insulin auf. Der Insulinresistenz scheint ein 'post-receptor defect' des Insulinrezeptors in diesen Geweben zugrundezuliegen, und sie ist mit dem Defekt vergleichbar, der beim Diabetes mellitus Typ II (nicht-Insulin-abhängiger

Diabetes mellitus) beobachtet wird. Der erhöhte Insulin-Plasmaspiegel kann in zweierlei Weise zum Anstieg des Blutdrucks führen:

1. Ein hoher Plasma-Insulinspiegel führt auch zu einem Anstieg der Plasma-Noradrenalin-Konzentration. Dieser Effekt ist keine direkte Wirkung von Insulin auf die peripheren Nervenendigungen, sondern wird vielmehr durch Insulinwirkungen auf das Zentralnervensystem vermittelt.

2. Ein hoher Plasma-Insulinspiegel hat eine antinatriuretische Wirkung, da er die Natriumrückresorption im distalen Tubulus steigert und damit zur Natriumretention führt.

Hyperinsulinämie und essentielle Hypertonie

Eine periphere Insulinresistenz, in Verbindung mit erhöhten Plasmaspiegeln von Insulin nach oraler Glukosebelastung wurde auch bei nicht-fettsüchtigen Hypertonikern beschrieben, und es wurde gezeigt, daß die Insulin-Plasmakonzentrationen positiv mit dem Blutdruck korreliert sind. Eine Hyperinsulinämie spielt also möglicherweise in der Pathogenese der essentiellen Hypertonie bei schlanken Personen ebenfalls eine Rolle. Diese Hypothese wird weiter gestützt durch den Befund, daß Normotoniker mit familiärer Hochdruckanamnese ebenfalls erhöhte Plasmainsulinspiegel nach Glukosebelastung aufweisen.

Insulinresistenz und Hyperinsulinämie bei hypertensiven Patienten können auch mit Abnormitäten des Lipoproteinstoffwechsels in Verbindung gebracht werden, und zwar ist häufig eine Zunahme der 'very low density' Lipoproteine (VLDL) und eine Abnahme der HDL-Lipoproteine bei Patienten mit essentieller Hypertonie zu beobachten. Es wurde daher vermutet, daß Insulinresistenz, Hyperinsulinämie, hohe Plasmaspiegel von VLDL und Hypertonie als Symptome eines gemeinsamen Syndroms auftreten, das als Syndrom X bezeichnet wurde, wobei die periphere Insulinresistenz das verbindende Glied darstellt. Dieses Syndrom ist möglicherweise in der Pathogenese der Atherosklerose und besonders der koronaren Herzkrankheit von großer Bedeutung (siehe auch Kapitel 3).

RENIN-ANGIOTENSIN-ALDOSTERON-SYSTEM (RAAS) UND ATRIALES NATRIURETISCHES PEPTID (ANP)

Das Renin-Angiotensin-Aldosteron-System stellt einen wichtigen Teil des physiologischen Mechanismus der Blutdruck-Homöostase dar. Die Aktivität des RAAS, beurteilt nach der Plasma-Renin-Aktivität, ist nur bei etwa 15% der Patienten mit essentieller Hypertonie erhöht. Bei diesen Patienten kann der erhöhte Plasmaspiegel von Angiotensin II direkt zu dem gesteigerten Gefäßtonus beitragen. Ursache der gesteigerten Reninsekretion der juxtaglomerulären Zellen kann bei diesen Patienten ein gesteigerter sympathischer Tonus oder eine verminderte renale Perfusion infolge erhöhten Widerstands der afferenten Arteriolen (bei jüngeren Patienten) oder eine Nephrosklerose sein.

Bei den meisten Patienten mit essentieller Hypertonie liegt die Plasma-Renin-Aktivität im Normbereich. Da ein erhöhter Blutdruck jedoch die Reninsekretion normalerweise supprimiert, sind die 'normalen' Plasma-Renin-Werte dieser Patienten in Relation zum Blutdruck dennoch als erhöht anzusehen. Diese 'inadaequat normalen' Reninspiegel können eine Erklärung dafür geben, wieso ACE-Hemmer bei solchen Patienten, bei denen die Plasma-Renin-Aktivität nicht erhöht ist, dennoch zu einer Blutdrucksenkung führen.

Eine zweite mögliche Bedeutung des RAAS bei essentieller Hypertonie ist eine Störung der feinabgestimmten Interaktion zwischen Reninsekretion und Natriumbilanz. Hypertensive Patienten weisen eine abnorm große Varianz der Reninaktivität im Verhältnis zu ihrer Natriumausscheidung auf. Es wurde daher die Vorstellung entwickelt, daß die Hypertoniker in 'low-renin'- und 'high-renin'-Hypertoniker klassifiziert werden können. Wie schon erwähnt, weisen 15% der hypertensiven Patienten eine gegenüber der Norm erhöhte Plasma-Renin-Aktivität auf, während 25% der Hypertoniker low-renin-Hypertoniker sind. Man hat vermutet, daß hohe Plasma-Renin-Spiegel bei Hypertonikern eine Renin-vermittelte Vasokonstriktion direkt widerspiegeln. Diese Patienten sind auch relativ hypovolämisch. Dagegen wird für Hypertoniker mit niedrigem Reninspiegel vermutet (bewiesen ist dies nicht), daß sie aufgrund einer gesteigerten Natriumrückresorption ein erhöhtes Extrazellulärvolumen haben. Die Gruppen der Hoch- und Niedrig-Renin-Hypertoniker stellen daher möglicherweise die beiden Extreme einer Reninabhängigkeit bzw. einer Natriumabhängigkeit der Hypertonie dar.

Während der letzten Jahre wurden lokale RAA-Systeme in verschiedenen Geweben (so im Gehirn, im Herzmuskel und in der Gefäßwand) identifiziert. Ihre Bedeutung im Rahmen der Kreislaufregulation ist Gegenstand intensiver Forschung.

Atriales natriuretisches Peptid (ANF)

Dieses Hormon wird von den Herzvorhöfen bei Volumenbelastung und bei Anstieg des Vorhofdrucks sezerniert. ANP bewirkt eine Vasodilatation und eine Natriurese. Im Gegensatz zu dem postulierten natriuretischen Hormon (siehe oben) hemmt ANP die Natriumpumpe nicht, vielmehr übt es seine Wirkungen über cGMP aus. Es gibt keine guten Belege dafür, daß ANP an der Pathogenese der essentiellen Hypertonie beteiligt ist. Bei den meisten Patienten mit essentieller Hypertonie liegt die Plasmakonzentration von ANP im Normbereich. Bei schwerer Hypertonie sind die ANP-Spiegel erhöht, höchstwahrscheinlich aufgrund eines erhöhten Vorhofdrucks.

DAS SYMPATHISCHE NERVENSYSTEM BEI ESSENTIELLER HYPERTONIE

Eine Zunahme der sympathischen Aktivität führt zur Freisetzung von Noradrenalin aus den Nervenendigungen und von Adrenalin aus dem Nebennierenmark. Eine gesteigerte Aktivität des sympathischen Nervensystems wurde häufig angeschuldigt, an der Pathogenese der essentiellen Hypertonie ursächlich beteiligt zu sein. Ein indirekter Hinweis für eine Rolle des sympathischen Systems bei der Hypertonie ergibt sich daraus, daß Substanzen, die mit dem sympathischen System interferieren, wie Alpha-Methyldopa oder Clonidin, bei Patienten mit essentieller Hypertonie zur Blutdrucksenkung führen. Das gesteigerte Herzzeitvolumen bei jungen Hypertonikern wurde ebenfalls mit einer vermehrten sympathischen Aktivität bei diesen Patienten in Verbindung gebracht.

Eine gesteigerte sympathische Aktivität bei essentieller Hypertonie könnte bedingt sein durch

- eine gesteigerte Freisetzung des sympathischen Überträgerstoffs Noradrenalin

- eine herabgesetzte Wiederaufnahme von Noradrenalin in die intrazellulären Speicher, oder

- einen veränderten intrazellulären Stoffwechsel von Noradrenalin (Abbildung 4).

Zusätzlich wird die Wirkung von Katecholaminen auch durch die Ansprechbarkeit der Erfolgsorgane bestimmt, d.h. durch die Zahl und Affinität der postsynaptischen Rezeptoren, sowie durch die Aktivität der intrazellulären Messenger-Systeme.

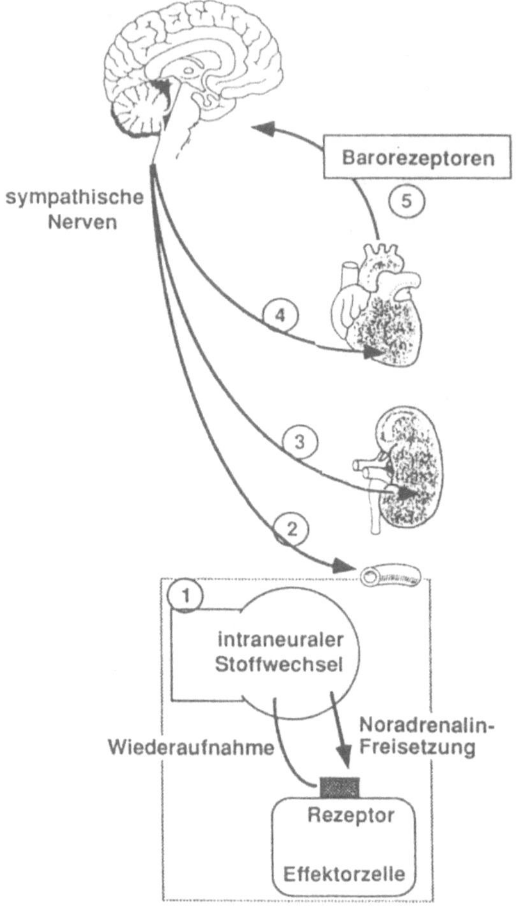

(1) veränderter intraneuraler Stoffwechsel von Noradrenalin

(2) gesteigerte Noradrenalin-Freisetzung in den synaptischen Spalt

(3) vermehrte Stimulation der renalen sympathischen Nerven

(4) gesteigerte sympathische Aktivität

(5) Sollwert-Verstellung der Barorezeptoren

Abbildung 4. Schema der Blutdruck-regulierenden Mechanismen des autonomen Nervensystems. Eine zentrale Sympathikusstimulierung kann den Blutdruck auf folgenden Wegen beeinflussen: (1) durch gesteigerte Freisetzung von Noradrenalin in den synaptischen Spalt der Nervenendigungen oder einen veränderten intraneuralen Stoffwechsel der Katecholamine, (2) durch Steigerung der peripheren Vasokonstriktion, (3) durch vermehrte Natriumrückresorption in den Nierentubuli und/oder durch Stimulation des Nebennierenmarks, und (4) durch sympathische Stimulation des Herzens. Eine Abnahme der Barorezeptoren-Sensitivität (5) mildert die kardiovaskulären Reflexe ab und führt zu einem zusätzlichen Anstieg des mittleren Blutdrucks.

Plasma-Katecholamine

Es ist kaum möglich, die sympathische Aktivität direkt zu bestimmen etwa durch Registrierung des Aktionspotentials in den sympathischen Nervenendigungen oder durch Messung der Noradrenalinfreisetzung in den synaptischen Spalt. Ein indirekter Zugang zur Untersuchung der sympathischen Aktivität besteht in der Messung der Plasma-Katecholamine und der Katecholaminausscheidung im Urin. Solche Messungen basieren auf der Voraussetzung, daß eine gesteigerte sympathische Aktivität dazu führt, daß vermehrt Noradrenalin vom synaptischen Spalt ins Blut übertritt. Die Plasma-Noradrenalinkonzentration, die als Anhalt für die sympathische Aktivität gilt, wurde bei Patienten mit essentieller Hypertonie im Durchschnitt um 25% erhöht gefunden, mit beträchtlicher Überschneidung der Werte von Hypertonikern und normotensiven Personen. Einen vergleichbaren Anstieg kann man auch bei Patienten mit normalem Blutdruck finden, zum Beispiel bei endogener Depression oder bei Hypothyreose. Daher kann ein gesteigerter Sympathikotonus nur dann als bedeutsam für eine Blutdrucksteigerung angesehen werden, wenn gleichzeitig auch die Reaktion auf den sympathischen Neurotransmitter Noradrenalin gesteigert ist. Tatsächlich wurde eine gesteigerte pressorische Reaktion auf exogen zugeführtes Noradrenalin häufig (wenn auch nicht konstant) bei Patienten mit essentieller Hypertonie nachgewiesen. Dies wurde gezeigt am Blutfluß des Unterarms, an der Kapillarreaktivität an Fingern oder am Nagelbett, sowie auch an der Wirkung von intravenös gegebenem Noradrenalin auf den systemischen Blutdruck. Wiederum ergab sich bei der pressorischen Reaktion auf Noradrenalin eine beträchtliche Überschneidung mit normalen Kontrollpersonen. Einheitlicher ließ sich dagegen eine Störung der Beziehungen zwischen Plasma-Noradrenalinkonzentration und pressorischer Reaktion auf Noradrenalin nachweisen. Die physiologische inverse Relation zwischen Plasma-Noradrenalin und pressorischer Reaktivität war in dem Sinne verschoben, daß die pressorische Reaktion auf Noradrenalin im Verhältnis zum gleichzeitigen Noradrenalinspiegel verstärkt war. Es ist erwähnenswert, daß eine gesteigerte pressorische Reaktivität auf Noradrenalin auch bei normotensiven Nachkommen von Patienten mit essentieller Hypertonie gefunden wurde.

Ein erhöhter Blutspiegel von Adrenalin ist bei essentieller Hypertonie ebenfalls nachgewiesen worden. Obgleich Adrenalin in den Konzentrationen, die bei essentieller Hypertonie gefunden wurden, keine direkte vasokonstriktorische Wirkung hat, könnten diese Konzentrationen dadurch zu einem Blutdruckanstieg führen, daß sie auf die präsynaptischen Beta-2-Rezeptoren wirken und damit die Freisetzung von Noradrenalin begünstigen.

Noradrenalinstoffwechsel

Die Vorgänge im synaptischen Spalt dürften durch die Katecholaminspiegel im peripheren Blut kaum zuverlässig widergespiegelt werden, da der größte Teil des freigesetzten Noradrenalins sofort wieder in die intrazellulären Speicher aufgenommen wird. Es wurde gezeigt, daß Noradrenalin bei essentieller Hypertonie langsamer aus dem Blut verschwindet. Diese herabgesetzte Clearance von Noradrenalin kann durch eine herabgesetzte neuronale Wiederaufnahme bedingt sein, oder sie kann auf einem veränderten intraneuralen Stoffwechsel von Noradrenalin beruhen.

BAROREZEPTOREN-REFLEXE

Ein Blutdruckanstieg, der von den Barorezeptoren am Aortenbogen und am Karotissinus registriert wird, führt normalerweise zu einer Steigerung der vagalen und zu einer Hemmung der sympathischen Aktivität. Die Sensitivität der Barorezeptoren nimmt im höheren Lebensalter und bei erhöhtem Blutdruck aufgrund von strukturellen Veränderungen der Gefäße ab. Wenn der arterielle Druck ansteigt, geht die Empfindlichkeit der Barorezeptoren innerhalb einiger Tage zurück; diese Abnahme ist also eine Folge und nicht die Ursache der Blutdrucksteigerung. Jedoch begünstigt die verminderte Empfindlichkeit der Barorezeptoren über eine Abnahme der Vagusaktivität und eine Zunahme des Sympathikotonus bei psychologischem Stress oder körperlicher Belastung eine weitere Zunahme des Blutdrucks und trägt damit zur Entwicklung und Aufrechterhaltung einer Hypertonie bei.

STRESS UND HYPERTONIE

Psychologische Faktoren tragen wahrscheinlich zur Entwicklung einer Hypertonie bei. Bei Personen, die wiederholtem psychischen Stress ausgesetzt sind, kommt es häufiger zur Entwicklung einer Hypertonie. Beispielsweise tritt bei Fluglotsen, die unter hohem Stress arbeiten, ein Hypertonus sechsmal häufiger auf als bei nicht-berufsmäßigen Piloten. Menschen, die in geschützten Gemeinschaften leben wie z.B. Nonnen, haben einen niedrigen Blutdruck, der auch mit dem Älterwerden nicht ansteigt. Bei Hypertonikern führt eine geringere Exposition gegenüber täglichen Stress-Situationen, etwa während eines Krankenhausaufenthalts, zu einem Rückgang oder sogar zu einer Normalisierung des Blutdrucks. Disponierte Personen können also einen Hypertonus entwickeln, weil ihre Reaktion auf den normalen Stress des täglichen Lebens verstärkt ist. Tatsächlich haben auch mehrere Autoren beobachtet, daß Hypertoniker eine gesteigerte kardiovaskuläre Reaktivität auf psychologischen Stress zeigen.

STRUKTURELLE VERÄNDERUNGEN BEI ESSENTIELLER HYPERTONIE

Ein Anstieg des arteriellen Blutdrucks führt sowohl beim Menschen als auch beim Versuchstier innerhalb relativ kurzer Zeit zu einer Dickenzunahme der Media in Arterien und Arteriolen. Diese ist hauptsächlich durch eine Hypertrophie der glatten Gefäßmuskelzellen bedingt. Später kommt es auch zu einer Zunahme der extrazellulären Matrix. Die Dickenzunahme der Media verkleinert den inneren Durchmesser der kleinen Arterien und Arteriolen, d.h. der Quotient Wanddicke zu freiem Lumen steigt an. Da der Gefäßwiderstand mit der vierten Potenz des inneren Radius zunimmt, führt auch bereits eine leichte Einengung des inneren Gefäßdurchmessers zu einem beträchtlichen Anstieg des peripherten Widerstands.

Weiterhin ist die Reaktion hypertrophierter Arteriolen auf hormonelle und neurale Reize, verglichen mit normalen Arteriolen, signifikant verstärkt.

Da die Mediahypertrophie durch einen Anstieg des Blutdrucks induziert wird, scheint sie eher die Folge eines erhöhten Blutdrucks zu sein als dessen Ursache. *In vitro* wurde jedoch eindeutig nachgewiesen, daß glatte Gefäßmuskelzellen von prä-hypertensiven Versuchstieren eine gesteigerte proliferative Reaktion auf vasoaktive Stimuli und Wachstumsfaktoren zeigen. Daraus geht eine genetische Basis der Gefäßhypertrophie hervor.

Herzhypertrophie

Eine Zellhypertrophie wird bei essentieller Hypertonie nicht nur in der Gefäßwand, sondern ebenso und vielleicht noch in stärkerem Maße auch im Myokard induziert. Bereits in frühen Stadien der essentiellen Hypertonie kommt es zu einer Zunahme der linksventrikulären Muskelmasse aufgrund einer Hypertrophie der Myocyten. Echokardiographisch wurde bei milder Hypertonie (und normalem EKG) in etwa 30% der Fälle eine Zunahme der Wanddicke aufgedeckt. Sogar bei Personen mit Grenzwert-Hypertonie ist die Dicke des interventrikulären Septums häufig bereits vergrößert. Die Hypertrophie scheint eine funktionelle Reaktion auf gesteigerte Wandspannung infolge erhöhter Nachlast zu sein. Die Zunahme der Wandspannung wird durch die Zunahme der Wanddicke fast vollständig kompensiert.

Die Herzhypertrophie ist nicht einfach eine simple Folge eines hohen Blutdrucks, auch wenn eine Beziehung zwischen der Dauer eines hohen

Blutdrucks und dem Ausmaß der Hypertrophie besteht.

Speziell bei jüngeren Patienten ist die Hypertrophie wahrscheinlich auch durch eine gesteigerte Aktivität der sympathischen Nerven im Myokard oder des lokalen, gewebsständigen Angiotensin-Systems bedingt.

Wie im Fall der Hypertrophie der glatten Gefäßmuskulatur gibt es beim Hochdruck wahrscheinlich auch eine genetisch bedingte Veränderung der Myokardzellen, d.h. intrinsische Abnormitäten, die zu einer gesteigerten Reaktion der Myocyten auf Wachstumsfaktoren führen.

SEKUNDÄRE FORMEN DER HYPERTONIE

Viele der einzelnen Faktoren, die zu einem erhöhten Blutdruck beitragen und in den vorausgehenden Abschnitten besprochen wurden, sind auch bei sekundären Formen der Hypertonie wirksam. Dazu zählen Heredität, Mediahypertrophie der Widerstandsgefäße und herabgesetzte Sensitivität der Barorezeptoren.

HYPERTONIE BEI NIERENPARENCHYMERKRANKUNGEN

Die Niere spielt eine zentrale Rolle in der Langzeitregulation sowohl des normalen als auch des pathologisch erhöhten Blutdrucks. Sie kann den Blutdruckspiegel über folgende Mechanismen beeinflussen (siehe Textkasten):

NIERE UND BLUTDRUCK

* Ausscheidung von Natriumchlorid und Wasser
* Sekretion von Renin
* Sekretion von Prostaglandinen, Kallikrein und Kininen

Die exkretorische Nierenfunktion, das Renin-Angiotensin-System und die Prostaglandin- und Kallikrein-Kininbildung sind funktionell miteinander eng verknüpft.

Gestörte exkretorische Funktion der Niere und Hochdruck

Eine Hypertonie kann bei jeder Art von Nierenerkrankung auftreten, die mit einer Störung der exkretorischen Nierenfunktion einhergeht. Bei doppelseitigen parenchymatösen Nierenerkrankungen ist die Relation zwischen systemischem Blutdruck und Natriurese/Diurese gestört (Abbildung 3). Ein Anstieg des systemischen Blutdrucks führt normalerweise zu einer vermehrten Ausscheidung von Natriumchlorid und Wasser und damit zu einer Reduktion des Blutvolumens, des venösen Rückstroms zum Herzen und des Herzzeitvolumens. Bei doppelseitiger Nierenschädigung ist die Beziehung zwischen Druck und Natriurese/Diurese in der Weise gestört, daß eine adaequate Ausscheidung von Natriumchlorid und Wasser nur bei höheren Drucken infolge einer Zunahme des Herzzeitvolumens aufrecht erhalten werden kann (siehe Textkasten). Diese Sequenz hämodynamischer Veränderungen, die zuerst beim Hund nach Reduktion des Nierenparenchyms durch eine 5/6-Nephrektomie beobachtet wurde, ließ sich auch in Langzeitbeobachtungen bei Patienten mit chronischer Glomerulonephritis grundsätzlich bestätigen. Der Mechanismus des Anstiegs des peripheren Gefäßwiderstands nach anfänglicher Steigerung des Herzzeitvolumens wird noch nicht richtig verstanden. Man hat ihn einer 'Autoregulation' des Blutflusses zugeschrieben als Reaktion auf eine Überperfusion der Gewebe im Verhältnis zu ihrem metabolischen Bedarf.

SEQUENZ DER EREIGNISSE NACH BILATERALER NIERENSCHÄDIGUNG

Einschränkung der exkretorischen Nierenfunktion

↓

Retention von Natriumchlorid und Wasser

↓

Anstieg des austauschbaren Gesamt-Natriums und des Blutvolumens

↓

Zunahme des venösen Rückstroms zum Herzen

↓

Anstieg des Herzzeitvolumens

↓

Zunahme des peripheren Gesamtwiderstandes

Renin-Angiotensin-System

Nur bei einem Teil der Patienten mit Hypertonie bei Nierenparenchymerkrankungen findet sich eine gesteigerte Renin-Sekretion durch die Niere. Wie oben erwähnt, tendiert bei dieser Patientengruppe das austauschbare Gesamt-Natrium und das Blutvolumen zu einer Erhöhung. Da sich die Reninsekretion zu austauschbarem Natrium, Blutvolumen und Blutdruck invers verhält, müßte man bei Nierenparenchymerkrankungen eigentlich erniedrigte Plasmaspiegel von Renin und Angiotensin II erwarten. Daher müssen die normalen Konzentrationen von Angiotensin II, die bei der Mehrzahl solcher Patienten gefunden werden, als erhöht beurteilt werden in Relation zu austauschbarem Natrium, Blutvolumen und Blutdruck. Sie können damit einen Faktor darstellen, der zur Blutdrucksteigerung beiträgt. Die Bedeutung des Renin-Angiotensin-Systems für die Pathogenese der renalen Hypertonie ergibt sich auch aus der Beobachtung, daß eine bilaterale Nephrektomie bei Patienten mit schwerer renal-parenchymatöser Hypertonie durchweg zu einer völligen Normalisierung des Blutdrucks führt, wahrscheinlich weil kein Renin mehr gebildet wird.

Prostaglandin- und Reninbildung

Es wurde vermutet, daß eine verminderte Produktion antihypertensiver Eikosanoide (Prostaglandin E_2) oder, weniger häufig, eine gesteigerte Produktion von pro-hypertensiven Eikosanoiden (Thromboxan) zur Pathogenese der renalen Hypertonie beitragen kann. Die relative Beteiligung dieser Faktoren variiert je nach dem Hochdruckmodell und nach der Spezies, sodaß keine sichere Schlußfolgerungen hinsichtlich der Rolle der Eikosanoide bei renalen und anderen Hochdruckformen des Menschen abgeleitet werden können.

Das renale Kallikrein-Kinin-System scheint ebenfalls an der Blutdruckregulation teilzunehmen, und zwar in enger Beziehung zu Renin-Angiotensin-System, Prostaglandinen, dem sympathischen Nervensystem und zur Steuerung der Elektrolyt- und Wasserausscheidung. Seine genauere Rolle in der Pathogenese renaler oder anderer Formen der Hypertonie ist aber noch unklar.

RENOVASKULÄRE HYPERTONIE (siehe auch Kapitel 6)

Die renovaskuläre Hypertonie entsteht gewöhnlich dann, wenn eine oder mehrere Nierenarterienstenosen zu einer Minderperfusion einer oder beider

Nieren führen. Die renovaskuläre Hypertonie des Menschen entspricht der Hypertonie im Tiermodell, welche nach Abklemmen des Blutflusses zu einer oder beider Nierenarterien auftritt (sog. Goldblatt-Hochdruck). Die juxtaglomerulären Zellen reagieren als Barorezeptoren auf das resultierende Nachlassen des Perfusionsdrucks mit einer gesteigerten Bildung und Sekretion von Renin. Jedoch steigt die Reninkonzentration in der ischämischen Niere und im peripheren Blut nur donn an, wenn eine intakte kontralaterale Niere vorhanden ist. Wenn die kontralaterale Niere exstirpiert wurde, ist die Hypertonie nach Abklemmen des Blutflusses der Nierenarterie gewöhnlich noch schwerer als bei vorhandener zweiter Niere, jedoch kommt es nicht zu einer gesteigerten Reninsekretion. Es können also 2 Formen von experimenteller renaler Hypertonie bei Reduktion des renalen Blutflusses unterschieden werden: die eine ist von einer Aktivierung des Renin-Angiotensin-Systems begleitet, während bei der anderen das Reninsystem nicht stimuliert ist. Die folgende Darstellung beschränkt sich auf die gegenwärtigen Konzepte zur Pathophysiologie der renovaskulären Hypertonie in Gegenwart einer intakten kontralateralen Niere (sog. 1C-2K-Hypertonie, = 1 Clip - 2 Kidneys Hypertension) (siehe Abbildung 5). Diese Form von Hypertonie entwickelt sich schrittweise über folgende Mechanismen:

Phase 1: Innerhalb Minuten nach Konstriktion der Nierenarterie steigt der Blutdruck an. Dies ist sehr wahrscheinlich durch einen direkten pressorischen Effekt von Angiotensin II bedingt.

Phase 2: Es entwickelt sich eine Natrium- und Wasserretention aufgrund einer Stimulation der Aldosteronsekretion, eines reduzierten Perfusionsdrucks in der abgeklemmten Niere, und möglicherweise auch infolge eines direkten tubulären Effekts von Angiotensin II. Die Natrium- und Wasserretention hat einen Abfall der Plasmakonzentration von Renin und Angiotensin II zur Folge. Die Plasmakonzentrationen von Renin und Angiotensin II tendieren dazu, innerhalb einer Woche nach Konstriktion der Nierenarterie wieder zu den Basiswerten zurückzukehren, während gleichzeitig der erhöhte Blutdruck bestehen bleibt oder sogar noch weiter ansteigt. Eine weitere Folge der Salz- und Wasserretention ist eine Zunahme des intravaskulären Volumens und damit auch des Herzzeitvolumens. In einer späteren Phase kommt es zu einem zusätzlichen Anstieg des totalen peripheren Gefäßwiderstandes, dessen Ursache noch nicht genügend verstanden wird. Die Hypertonie geht aber auch jetzt noch zurück, wenn die Stenosierung der Nierenarterie wieder aufgehoben wird.

Phase 3: Die Trennung von Phase 2 und 3 ist willkürlich. Phase 3 bezeichnet das Stadium einer renalen Hypertonie, in dem die Beseitigung der Nierenarterienstenose nicht länger zu einem Rückgang des Blutdrucks führt. In diesem Stadium wird die Hypertonie aufrecht erhalten durch vaskuläre und parenchymatöse Schäden, die durch den erhöhten Blutdruck in der kontralateralen Niere hervorgerufen wurden. In dieser Phase entsprechen die Mechanismen, mit denen die Hypertonie aufrechterhalten wird, denjenigen bei der renal-parenchymatösen Hypertonie.

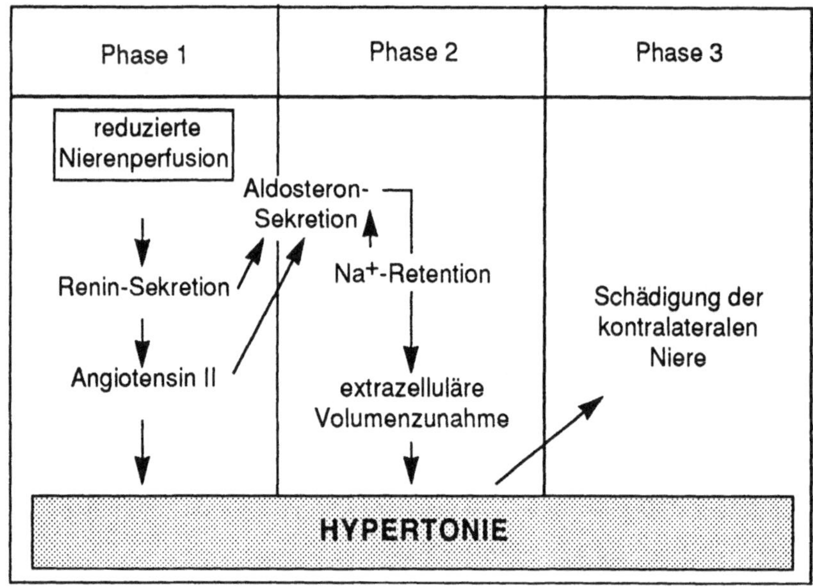

Abbildung 5. Stadien einer renovaskulären Hypertonie

ENDOKRINE FORMEN DER HYPERTONIE

Cushing-Syndrom

Die klinischen Symptome des Cushing-Syndroms werden durch eine vermehrte Cortisol-Sekretion verursacht, die bedingt sein kann durch eine gesteigerte ACTH-Sekretion in der Hypophyse (etwa 85% der Fälle), einen ektopisch ACTH produzierenden Tumor oder ein Adenom bzw. Carcinom (dieses selten) der Nebennierenrinde. Erwähnenswert ist die Tatsache, daß bei rund 80% der Fälle von Cushing-Syndrom eine Hypertonie beobachtet wird, während bei chronischer Glucocortoid-Therapie nur in etwa 20% eine Blutdrucksteigerung auftritt. Der Mechanismus der hypertensiven Wirkung der Glucocorticoide ist weitgehend unaufgeklärt. Tierexperimentelle Befunde sind in ihrer Übertragbarkeit auf das Cushing-Syndrom sehr limitiert, da es hinsichtlich des Einflusses von Glucocorticoiden auf den Blutdruck sehr große Speziesunterschiede gibt.

Beim Menschen führen Cortisol-Infusionen, die über mehrere Tage gegeben werden, zu einer Zunahme des Herzzeitvolumens und des systolischen Blutdrucks, begleitet von Natriumretention und Anstieg des Körpergewichts; die Natriumkonzentration im Plasma steigt an, während die Kaliumkonzentration abfällt und die Plasma-Renin-Konzentration ebenfalls zurückgeht. Auch die Plasma-Noradrenalin-Konzentration nimmt, wie gezeigt wurde, nach mehrtägiger Cortisolgabe ab. Daher spielt das Renin-Angiotensin-System und das sympathische Nervensystem wahrscheinlich keine wichtige Rolle bei der Entwicklung der Glucocorticoid-induzierten Hypertonie. Glucocorticoidhormone bewirken eine Verschiebung von Natrium und Wasser vom Intrazellulärraum in das extrazelluläre Kompartiment. Die resultierende Zunahme des Plasmavolumens trägt wahrscheinlich zum Anstieg des Herzzeitvolumens und damit auch zum Anstieg des systolischen Blutdrucks bei. Verschiedene Autoren haben eine gesteigerte Gefäßreaktivität auf Adrenalin und Noradrenalin als wesentlich für den hypertensiven Effekt der Glucocorticoide angesehen. In einigen weiteren Studien wurde jedoch kein Einfluß der Corticoide auf die Gefäßreaktivität beobachtet.

Mineralocorticoid-Exzess-Syndrome *(primärer Aldosteronismus, 11-Beta-Hydroxylasemangel, 17-Alpha-Hydroxylasemangel)*

Mineralocorticoid-induzierte Formen der Hypertonie sind der *primäre Aldosteronismus* infolge eines Nebennierenrindenadenoms (Conn-Syndrom) und die Hypertonie durch gesteigerte Desoxycorticosterinbildung infolge eines kongenitalen 11-Beta-Hydroxylase- oder 17-Alpha-Hydroxylase-Defekts. Beim sog. Pseudoprimären Aldosteronismus handelt es sich um eine Nebennierenrinden-Hyperplasie, bei der die gesteigerte Aldosteronproduktion wahrscheinlich ein Begleitphänomen ist und die Hypertonie nur verstärkt, aber nicht verursacht.

Der genaue Mechanismus der Mineralocorticoid-induzierten Hypertonie ist noch nicht aufgeklärt. Gesichert ist aber, daß der pressorische Effekt von Mineralocorticoiden durch Natriumchlorid vermittelt wird, da sich zeigen läßt, daß der hypertensive Effekt durch Salzrestriktion verhütet werden kann. Das austauschbare Natrium und das extrazelluläre Flüssigkeitsvolumen sind beim primären Aldosteronismus erhöht.

Bei normotensiven Personen führt die orale Zufuhr des synthetischen Mineralocorticoids Fludrocortison zu einem Blutdruckanstieg, der anfangs auf einer Zunahme des Schlagvolumens und Herzzeitvolumens beruht. Nach einigen Wochen wird die fortbestehende Blutdruckerhöhung durch eine Zunahme des peripheren Gefäßwiderstands bedingt, während der Herzauswurf sich wieder normalisiert. Wenn bei Patienten mit Conn-Syndrom der Blutdruck durch den Aldosteron-Antagonisten Spironolacton normalisiert wurde, kommt es bei Unterbrechung dieser Therapie zum erneuten Blutdruckanstieg. Dieser resultiert in den ersten Tagen aus einem vermehrten Herzzeitvolumen bei normalem oder sogar erniedrigten peripheren Gefäßwiderstand. Später steigt der periphere Gefäßwiderstand aber an und das Herzzeitvolumen kehrt zur Norm zurück. Man kann also sagen, daß der Mineralocorticoid-Hochdruck, ähnlich der renoparenchymatösen Hypertonie, auf einer Interaktion zwischen Volumen- und vasokonstriktorischen Faktoren beruht, wobei letztere schließlich überwiegen. Diese Entwicklung kann auf autoregulatorischen Vorgängen beruhen, wie sie oben erwähnt wurden.

Phaeochromocytom (siehe auch Kapitel 6)

Phaeochromocytome sind Tumoren, die von chromaffinen Zellen des Nebennierenmarks oder des sympathischen Grenzstrangs abstammen und durch eine gesteigerte Katecholaminsekretion zur Hypertonie führen. In seltenen Fällen entwickeln sich chromaffine Tumoren auch aus anderen neuroblastischen chemorezeptiven Zellen. Weniger als 10% der Phaeochromocytome sind maligne. Wie das normale Nebennierenmark enthalten Phaeochromocytome Dopamin, Noradrenalin und Adrenalin. Der Katecholamingehalt ist im Vergleich zum normalen Nebennierenmark stark vermehrt; das Verhältnis der einzelnen Katecholamine zueinander kann stark variieren.

Die Hypertonie bei Phaeochromocytom ist die einzige Hochdruck-Form, bei der die Ätiologie vollständig aufgeklärt ist. Der Blutdruckanstieg ist ausschließlich durch die erhöhten zirkulierenden Katecholamine bedingt. Die erhöhten Katecholaminkonzentrationen im Plasma induzieren eine Abnahme der adrenergen Alpha- und Betarezeptoren sowie eine Hemmung der Rezeptor-Effektor-Kopplung mit dem Ergebnis, daß die Empfindlichkeit gegenüber zirkulierenden und neural freigesetzten Katecholaminen herabgesetzt wird.

Die hohen Katecholaminspiegel im Plasma steigern nicht nur die Kontraktilität der Arteriolen, sondern auch der venösen Kapazitätsgefäße, was zur Abnahme des Plasma- und Blutvolumens führt. Diese Hypovolämie kann sich in einer orthostatischen Hypotonie äußern. Die Tendenz dazu wird durch die erwähnte herabgesetzte Empfindlichkeit gegenüber neural freigesetztem Noradrenalin verstärkt. Die Hypertonie verschwindet in der Regel, wenn das Phaeochromocytom entfernt wird (unter sehr genauen Vorsichtsmaßregeln, wie in Kapitel 6 angegeben).

HYPERTONIE BEI AORTENISTHMUSSTENOSE

Die Hypertonie bei Aortenisthmusstenose ist nach allgemeiner Meinung primär durch das Ausflußhindernis der Aortenisthmusstenose selbst bedingt. Eine zusätzliche wichtige Rolle in der Pathogenese der Hypertonie bei Aortenisthmusstenose wird einerseits einer Adaptation der Barorezeptoren zugeschrieben, die von der prä-isthmischen Drucksteigerung herrührt, und andererseits einer erhöhten Reninsekretion, welche Folge einer verminderten Nierenperfusion ist.

ARZNEIMITTEL-ABHÄNGIGE HYPERTONIE

Durch orale Kontrazeptiva induzierte Hypertonie

Die Einahme oraler Kontrazeptiva führt gewöhnlich zu einem leichten Anstieg des Blutdrucks. Etwa 5% der Frauen, die Kontrazeptiva einnehmen, entwickeln einen manifesten Hochdruck; eine vorbestehende Hypertonie kann sich verschlimmern. Das Risiko, unter Kontrazeptiva einen Hochdruck zu bekommen, ist erhöht bei Frauen mit einer Familienvorgeschichte von Hypertonie, bei Frauen, die zuvor bei einer Schwangerschaft einen Hochdruck hatten, bei Frauen mit Übergewicht, Diabetes mellitus oder mit einer vorbestehenden Nierenerkrankung. Das Risiko nimmt mit dem Alter zu und ist bei Frauen im Alter über 35 Jahre beträchtlich größer als bei jüngeren Frauen. Sowohl die Östrogen- als auch die Gestagenkomponente der Präparate trägt zur Entwicklung der Hypertonie bei.

Der Mechanismus der blutdrucksteigernden Wirkung der oralen Kontrazeptiva ist noch nicht endgültig geklärt. Das folgende Konzept einer möglichen pathophysiologischen Rolle des Renin-Angiotensin-Systems wurde entwickelt: Östrogene führen zu einer vermehrten Bildung von Angiotensin II und Aldosteron; synthetische Gestagene haben einen Mineralocorticoid-Effekt. Die Östrogen-bedingte Zunahme der Aldosteronbildung und der Mineralocorticoid-Effekt der Gestagene führen zur Natriumretention, die bei bestehender Prädisposition eine Hypertonie zur Folge haben kann (siehe auch Kapitel 3).

Glyzyrrhetinsäure (Lakritze) und Indometacin

Eine langdauernde Aufnahme großer Mengen von Lakritze kann zur Entwicklung einer Hypertonie führen. Die klinischen Symptome entsprechen einem Conn-Syndrom, weshalb der Zustand als Pseudo-Conn-Syndrom bezeichnet wurde. Die Symptome werden von Glykosidderivaten der Glyzyrrhetinsäure hervorgerufen, die in der Lakritze enthalten ist. Lakritze hemmt Enzyme, die Glucocorticoide und Mineralocorticoide inaktivieren. Dadurch kommt es zu einer Akkumulation von Gluco- und Mineralocorticoid-Hormonen, welche die gesteigerte Mineralocorticoid-Aktivität bei Lakritzeeinnahme bedingen. Bei Langzeitanwendung von Indometacin, welches unter anderem eine Hemmwirkung auf die Synthese vasodilatierender Prostaglandine ausübt, wurden ebenfalls Blutdrucksteigerungen beobachtet.

Ausgewählte Literatur

Birkenhäger WH, de Leeuw PW (1979): Pathophysiological mechanisms in essential hypertension. *Pharmacol Ther* 8: 297.

Blaustein MP (1977): Sodium ions, calcium ions, blood pressure regulation and hypertension: a reassessment and a hypothesis. *Am J Physiol* 232: C165.

Brod J, Bahlmann J, Cachovan M, Pretschner P (1983): Development of hypertension in renal disease. *Clin Sci* 64: 141.

Curtis J, Luke R, Dustan H (1983): Remission of essential hypertension after renal transplantation. *N Engl J Med* 309: 1009.

De Wardener E, MacGregor GA (1982): The natriuretic hormone and essential hypertension. *Lancet* 1: 1450.

Esler M (1982): Assessment of sympathetic nervous function in humans from noradrenaline plasma kinetics. *Clin Sci* 62: 247.

Floras JS et al. (1988): Consequences of impaired arterial baroreflexes in essential hypertension: effects on pressor responses, plasma noradrenaline and blood pressure. *J Hypertension* 6: 525.

Folkow B (1982): Physiological aspects of primary hypertension. *Physiol Rev* 62: 348.

Folkow B (1971): The haemodynamic consequences of adaptive structural changes of the resistance vessels in hypertension. *Clin Sci* 41:1.

Goldstein DS (1981): Plasma noradrenaline in essential hypertension. *Hypertension* 3: 48.

Guyton AC (1981): Blood pressure regulation: Basic concepts. *Fed Proc* 40: 2252.

Hilton PJ (1986): Cellular sodium transport in essential hypertension. *N Engl J Med* 314: 222.

Julius S (1988): The blood pressure seeking properties of the central nervous system. *J Hypertension* 6: 177.

Luft FC, Weinberger MH, Grim CE (1982): Sodium sensitivity and resistance in normotensive humans. *Am J Med* 72: 726.

Lund-Johansen P (1983): Haemodynamics in essential hypertension – still an area of controversy. *J Hypertension* 1: 209.

Philipp Th, Distler A, Cordes U (1978): Sympathetic nervous system and blood pressure control in essential hypertension. *Lancet* ii: 959.

Postnov YV (1990): An approach to the explanation of cell membrane alteration in primary hypertension. *Hypertension* 15: 322.

Reaven GM (1988): Role of insulin resistance in human disease. *Diabetes* 37: 1595.

Rosendorf et al. (1985): Adrenergic receptors in hypertension. *Hypertension* 3: 571.

Strauer BE (1979): Ventricular function and coronary hemodynamics in hypertensive heart disease. *Am J Cardiol* 44: 999.

Tarazi RC et al. (1983): Can the heart initiate some forms of hypertension? *Fed Proc* 42: 2691.

Whitworth JA (1987): Mechanisms of glucocorticoid-induced hypertension. *Kidney Int* 31: 1213.

KAPITEL 3

Das kardiovaskuläre Risiko bei Hypertonie; Interaktionen mit anderen Risikofaktoren

JAN STAESSEN, ROBERT FAGARD und ANTOON AMERY

DIE ASSOZIATION ZWISCHEN EINEM RISIKOINDIKATOR UND EINER KRANKHEIT

Ein Risikoindikator wird generell definiert als ein Faktor, der mit dem Auftreten einer speziellen Krankheit assoziiert ist. Die Assoziation zwischen einem Risikofaktor und einer Krankheit ist oft, aber nicht notwendigerweise eine kausale. Das Risiko wird gewöhnlich ausgedrückt als die relative Zunahme oder Abnahme der Wahrscheinlichkeit, die Krankheit zu haben oder zu bekommen, wenn sich die Ausprägung des Risikoindikators von einer Klasse zu einer anderen verändert. Risikoschätzungen schließen die biologische Zufallsvariation in der Stärke der Assoziation zwischen dem betreffenden Risikofaktor und der Krankheit ein. Wenn jemand Träger eines bestimmten Risikofaktors oder Risikomerkmals ist, so bedeutet dies also nicht automatisch, daß er oder sie die Krankheit auch bekommen wird.

Eine kausale Beziehung läßt sich in epidemiologischen Beobachtungensstudien schwer beweisen, kann aber vermutet werden, wenn die Assoziation signifikant und konsistent über mehrere Populationen ist; wenn der als kausal verdächtigte Faktor dem Auftreten der Erkrankung vorausgeht; wenn ein plausibler biologischer Mechanismus bekannt ist, der die basale Natur der Beziehung erklärt. Wenn eine Dosis (Ausprägungs)-Wirkungs (Reaktions)-Beziehung zwischen einem Risikofaktor und dem Eintritt einer Erkrankung nachgewiesen werden kann, nimmt die Wahrscheinlichkeit einer kausalen Beziehung zu. Trotzdem können nur Interventionsstudien die Beteiligung eines Risikofaktors an der Verursachung einer Krankheit beweisen. Wenn die Modifizierung des Risikofaktors regelmäßig zu der antizipierten Änderung der Krankheitshäufigkeit führt, kann man die kausale Natur der Beziehung zwischen Risikoindikator und Krankheit als wissenschaftlich bewiesen ansehen.

DIE ASSOZIATION ZWISCHEN BLUTDRUCK UND KARDIOVASKULÄREM RISIKO

Bereits Mitte der 60er Jahre deuteten die Erfahrungen der Lebensversicherungsgesellschaften darauf hin, daß sogar leichte Steigerungen über den durchschnittlichen – systolischen oder diastolischen – Blutdruck hinaus bei Menschen jüngeren und mittleren Alters mit einer erhöhten Mortalität einhergehen. Prospektive epidemiologische Studien wie die Framingham-Studie haben nahezu einhellig eine starke positive Assoziation zwischen Blutdruck und dem Eintreten kardiovaskulärer Komplikationen ergeben (Abbildung 1).

DIE HAUPTSÄCHLICHEN POTENTIELLEN RISIKOFAKTOREN DER ATHEROSKLEROSE

* Alter und männliches Geschlecht
* Hypertonie
* Dyslipidämie
* Stammfettsucht
* Hyperurikämie ?
* Rauchen
* Alkohol (*via* Hypertonie)
* orale Kontrazeptiva
* Menopause

Die Steigerung des Blutdrucks geht dem Auftreten kardiovaskulärer Komplikationen voraus. Interventionsstudien haben gezeigt, daß das Risiko, das von einem erhöhten Blutdruck ausgeht, unter antihypertensiver Arzneimitteltherapie reversibel ist. Aus der Metaanalyse von 14 größeren prospektiven therapeutischen Studien ergibt sich, daß ein Rückgang des diastolischen Blutdrucks um 5–6 mmHg mit einer durchschnittlichen Reduktion der Apoplexie-Häufigkeit um 42% (95%-Vertrauensbereich 32–50%) und mit einer 14-prozentigen Reduktion der koronaren Herzerkrankung (95%-Vertrauensbereich 4–22%) einhergeht. Die Rolle der Blutdrucksteigerung als ein ursächlicher Faktor, der das kardiovaskuläre Risiko bestimmt, ist also ohne jeden Zweifel nachgewiesen, jedenfalls bis zum Alter von 80 Jahren.

Bei Personen in jüngerem und mittlerem Alter steht sowohl der systolische als auch der diastolische Blutdruck zum kardiovaskulären Risiko in

Beziehung. Bei älteren Menschen hängt das Auftreten kardiovaskulärer Komplikationen lediglich vom systolischen Blutdruck ab, während der diastolische Druck seine prädiktive Bedeutung verliert. Diese Dominanz des systolischen über den diastolischen Druck als kardiovaskulärer Risikoindikator bei älteren Menschen ist nicht durch den größeren Bereich der systolischen Druckwerte im Vergleich zu den diastolischen bedingt; die Beobachtung bestätigt sich nämlich auch dann, wenn der systolische und der diastolische Druck auf einer ähnlichern Skala, in Einheiten der Standardabweichung, ausgedrückt werden (vergleiche auch Kapitel 5).

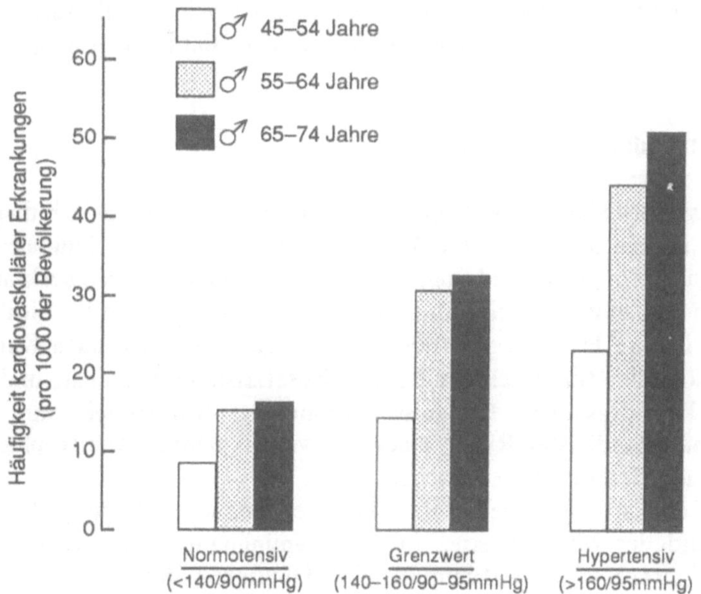

Abbildung 1. Die Häufigkeit kardiovaskulärer Erkrankungen für verschiedene Blutdruckbereiche. Zwanzigjährige Nachbeobachtungen in der Framingham-Studie. (Nach Ergebnissen, die von der Framingham-Gruppe im *Bull New York Acad Med* (1988) 54: 573 berichtet wurden)

DIE INTERAKTION DER HYPERTONIE MIT ANDEREN RISIKOINDIKATOREN

Alter und Geschlecht

Eines der falschen Konzepte auf dem Gebiet der Hypertonie ist die Meinung, daß die Zunahme des Blutdrucks mit fortschreitendem Lebensalter ein normale Erscheinung sei, mit der die Obstruktion des Blutflusses in verhärteten und stenosierten Arterien älterer Menschen kompensiert werden solle. Ein anderes Beispiel althergebrachter Weisheit pflegte zu sein, daß Frauen eine Hypertonie besser tolerieren würden als Männer.

Es gibt keinen Beleg, der eine dieser beiden Anschauungen stützen würde. Im Gegenteil; während die Druckwerte tatsächlich mit dem Alter ansteigen, ergibt die Prüfung der kardiovaskulären Mortalität und Morbidität keinen auch nur irgendwie erkennbaren Anhalt dafür, daß eine Hypertonie im Alter besser toleriert würde als vom jüngeren Menschen. Bezüglich eines Geschlechtsunterschiedes muß betont werden, daß das Risiko – obgleich die kardiovaskuläre Mortalität und Morbidität bei Männern generell größer ist als bei Frauen, und zwar in jedem Alter und bei jedem Blutdruck – bei beiden Geschlechtern in ähnlicher Weise mit dem Blutdruck ansteigt.

Linksventrikuläre Hypertrophie

Eine linksventrikuläre Hypertrophie, wenn elektrokardiographisch diagnostizierbar, ist ein Prädiktor für koronare Herzkrankheit, Stauungs-Herzinsuffizienz, Apoplexie und sogar für eine periphere Arterienerkrankung. Obgleich in enger Beziehung zur Hypertonie stehend, bleibt die linksventrikuläre Hypertrophie doch unabhängig (d.h. auch nach Korrektur für die Höhe des Blutdrucks) mit einem Zusatzrisiko für tödliche und nichttödliche kardiovaskuläre Ereignisse verbunden. Tatsächlich war in der Framingham-Studie das Risiko einer linksventrikulären Hypertrophie demjenigen nach Herzinfarkt vergleichbar!

Die Echokardiographie ermöglicht eine genauere Messung der Herzhöhlen und der Muskelmasse. In der Framingham-Studie ergab sich bei echokardiographischer Bestimmung eine Häufigkeit der linksventrikulären Hypertrophie in der Bevölkerung von unter 8% im Alter unter 30 Jahren mit einem Anstieg auf mehr als 33% bei Personen über 70 Jahre. Abgesehen vom Lebensalter waren Hochdruck und Fettsucht die hauptsächlichen Risikofaktoren für eine linksventrikuläre Hypertrophie. Personen mit linksventrikulärer Hypertrophie hatten ein gesteigertes Risiko ventrikulärer Arrhythmien bei ambulanter Langzeit-EKG-Registrierung. In anderem klinischen Zusammenhang erwiesen sich diese ventrikulären Arrhythmien als Prädiktoren des plötzlichen Herztods. Es ist daher offensichtlich, daß die linksventrikuläre Hypertrophie mit einem erhöhten Risiko für kardiovaskuläre Mortalität und Morbidität verbunden ist.

Hyperlipidämie

In den westlichen Ländern sind viele Komplikationen der Hypertonie, wie Angina pectoris, Herzinfarkt, atherothrombotischer Hirninfarkt und Claudicatio intermittens, indirekte Folgen des Hochdrucks in dem Sinne, daß sie eine Folge beschleunigter Atherosklerose bei hypertensiven Patienten sind. Hyperlipidämie, speziell erhöhtes LDL- und erniedrigtes HDL-Cholesterin, spielen eine wichtige Rolle in der Pathogenese der Atherosklerose. Einige Untersucher sind sogar der Meinung, daß die Dyslipidämie eine notwendige Voraussetzung sei, ohne die ein Hochdruck nur selten zu atherosklerotischen Komplikationen führe.

Hyperlipidämie und Hypertonie kommen oft gemeinsam beim gleichen Patienten vor, und beide Zustände sind unabhängig voneinander mit einem gesteigerten Natrium–Lithium-Gegentransport in der Erythrocytenmembran assoziiert. Die Assoziationen zwischen Hypertonie und abnormen Ionenfluxen an Zellmembranen sind wahrscheinlich genetisch determiniert, während erhöhte Plasmalipide und ein gesteigerter Natrium–Lithium-Gegentransport möglicherweise beide die Auswirkung von Störungen des zellulären Lipidstoffwechsels darstellen. Was auch immer der zugrundeliegende Mechanismus ist: wenn Hypertonie und Hyperlipidämie beim gleichen Patienten festgestellt werden, erfordern beide Störungen eine entsprechende Behandlung, um kardiovaskuläre Komplikationen zu verhüten.

Die Interventionsstudien beim Hochdruck haben eine Reduktion der gesamten kardiovaskulären Ereignishäufigkeit und der Häufigkeit des Schlaganfalls um etwa 40% ergeben. Dagegen war die Risikoverminderung, die bei diesen Interventionsstudien hinsichtlich der Verhütung einer koronaren Herzerkrankung beobachtet wurde, mit 14% geringer als der nach epidemiologischen Daten erwartete Rückgang um 20–25%. Die koronare Herzkrankheit ist eine chronische Erkrankung mit multifaktoriellen Genese; daher dürfte eine Blutdruckreduktion über die relativ kurze Zeit der meisten Interventionsstudien einfach nicht ausgereicht haben, um das Zusatzrisiko koronarer Ereignisse völlig zu normalisieren. Als zusätzliche Erklärung wurde darauf hingewiesen, daß Diuretika als hypotensive Mittel der ersten Wahl in fast allen Interventionsstudien verwendet wurden. Es liegen Daten darüber vor, daß Diuretika den Plasmaspiegel von Gesamt-Cholesterin und LDL-Cholesterin erhöhen; diese Untersuchungen betrafen allerdings nur eine begrenzte Anzahl ausgewählter Patienten, die für maximal einige Monate verfolgt wurden. In kontrollierten Langzeitstudien zur antihypertensiven Therapie ließ sich bei denjenigen Patienten, die der Diuretika-Therapie zugeteilt waren, entweder kein Einfluß oder nur ein marginaler einprozentiger Anstieg des Gesamtcholesterins im Serum nachweisen. Wenn man die Ergebnisse von Studien zur Cholesterinsenkung extrapoliert, so ergibt sich, daß ein einprozentiger Anstieg des Gesamtcholesterins im Serum die Häufigkeit einer koronaren Herzkrankheit über eine Fünf-Jahres-Periode um nicht mehr als 2% steigern würde. Es ist daher sehr unwahrscheinlich, daß geringe Differenzen der Lipidwerte in Verbindung mit einer Hochdruckbehandlung durch Diuretika oder andere hypotensive Mittel für mehr als einen kleinen Bruchteil des Fehlbetrags bei der Reduktion koronarer Ereignisse bei antihypertensiver Therapie verantwortlich sind.

Fettsucht

Bei Erwachsenen in Ländern mit westlichem Lebensstil wurde in Kreuzversuchen und prospektiven epidemiologischen Studien eine strenge positive Korrelation zwischen Fettsucht und Blutdruck nachgewiesen. Bei Kindern und Adosleszenten steigt der Blutdruck mit dem Lebensalter steil an; die Ursachen dafür sind noch nicht völlig klar. In der Jugend sind alle Indizes der Adipositas, wie absolutes oder relatives Körpergewicht, Körpermassenindex (kg/m^2) und die Hautdickenmessung sehr eng mit dem Blutdruck korreliert. Nach Korrektur für den Körpermassenindex verschwindet die Beziehung zwischen chronologischem Alter und Blutdruck bei Kindern und Adoleszenten sogar vollständig. Es läßt sich leicht zeigen, daß Blutdruck und Körpergewicht während der Entwicklung im gleichen Geleise verlaufen und der altersabhängige Anstieg des Blutdrucks bei Kindern und Adoleszenten proportional zum Anstieg des Körpergewichts erfolgt, wobei Adipositas in der Kindheit zur Hypertonie im Erwachsenenalter prädisponiert (siehe auch Kapitel 5).

Eine positive Beziehung zwischen Blutdruck und Adipositas ist auch in den meisten primitiven Gesellschaften nachweisbar. Die Beobachtung, daß die Beziehung zwischen Körpergewicht und Blutdruck sowohl in westlichen als auch in primitiven Gesellschaften besteht, ist ein Argument zugunsten des Konzepts, daß diese Beziehung nicht durch gleichzeitige Umweltfaktoren wie die Aufnahme von Natrium, Kalium oder Alkohol, das Ausmaß gewohnheitsmäßiger körperlicher Aktivität oder soziale und psychologische Einflüsse bedingt ist.

Die Frage, ob Fettsucht *per se* zum Risiko einer koronaren Herzkrankheit beträgt, wurde lange diskutiert, da Übergewicht oft von anderen koronaren Risikofaktoren begleitet wird wie Hochdruck, Diabetes mellitus und Hyperlipidämie. Wenn man das Zusammentreffen multiper Faktoren berücksichtigt, hat sich aber in verschiedenen Studien doch gezeigt, daß die Fettsucht weiterhin als ein unabhängiger Faktor für vorzeitige Sterblichkeit bestehen bleibt.

Bei den meisten Studien wurde nur das Körpergewicht oder der Körpermassenindex berücksichtigt, wodurch die Bedeutung der Oberkörper-Fettsucht als wichtiger Risikoindikator 'verdünnt' wird. In der Tat wurde nachgewiesen, daß die koronare Herzkrankheit besonders häufig bei Stammfettsucht vorkommt, bei einem Quotienten von Taillien- zu Hüftumfang über 0,85. Die Assoziation von Oberkörperfettsucht, Glukose-Intoleranz, Hypertriglyzeridämie und Hypertonie wurde im Hinblick auf die Exzess-Mortalität bei dieser Konstellation als 'das tödliche Quartett' beschrieben. Insulinresistenz und Hyperinsulinämie sind möglicherweise dabei das verbindende Glied, das den Zusammenhang zwischen diesen vier und weiteren Faktoren erklärt.

DER MULTIFAKTORIELLE RISIKOKOMPLEX

* Hypertonie * Tachykardie * Stammfettsucht * Dyslipidämie * Glukoseintoleranz	gemeinsame Ursache	genetische Clusterbildung? Insulinresistenz/ Hyperinsulinämie

Diabetes mellitus

Manifester Diabetes mellitus ist ein gut dokumentierter Risikofaktor für koronare Herzkrankheit und kardiovaskuläre und Gesamt-Mortalität. Es trifft zu, daß dieses Risiko teilweise durch die Assoziation von Diabetes mit Hypertonie und anderen Risikofaktoren vermittelt wird. Es besteht jedoch allgemeine Übereinstimmung, daß manifester und latenter Diabetes auch selbst einen unabhängigen Risikofaktor darstellt.

Hyperurikämie

Die Assoziation zwischen Hypertonie und Hyperurikäme ist gesichert. Bei normotensiven Personen und Hypertoniepatienten ist der Harnsäurespiegel invers korreliert mit dem renalen Blutfluß. Es wurde die Vermutung geäußert, daß eine Hyperurikämie beim Hochdruckpatienten das Frühstatium einer renalen Gefäßbeteiligung und Nephrosklerose widerspiegelt.

Mehrere Untersucher haben die Beziehungen zwischen Harnsäurespiegel und kardiovaskulärer Morbidität, speziell koronarer Herzkrankheit, studiert. Wenn man die Ergebnisse abwägt, so reicht die überwiegende Evidenz jedoch nicht aus, um eine unabhängige Beziehung zwischen Hyperurikämie und dem Auftreten von kardiovaskulären und koronaren Ereignissen wahrscheinlich zu machen.

Rauchen

In der Bevölkerung besteht ein gehäuftes Zusammentreffen von Hypertonie, Rauchen und Alkoholaufnahme. Rauchen ist ein unabhängiger Risikofaktor, sowohl für den Herzinfarkt als auch für den Schlaganfall. Bei Pfeifen- und Zigarrenrauchern liegt das Risiko, ein größeres koronares Ereignis zu erleiden, in der Mitte zwischen demjenigen von Nichtrauchern und von Zigarettenrauchern.

Wenngleich jeder der Risikofaktoren Hypertonie, Rauchen und Hypercholesterinämie für sich allein das koronare Risiko etwa im gleichen durchschnittlichen Ausmaß erhöht, so hat Rauchen in Gegenwart gleichzeitiger anderer Risikofaktoren wie Hypertonie einen additiven Effekt auf die koronare Morbidität und Mortalität. Die Beendigung des Rauchens führt zu einer Abnahme der koronaren Mortalität. Der Grad der Risikoreduktion hängt davon ab, wie lange das Rauchen bereits eingestellt wurde und wie groß das Ausmaß und die Dauer des Nikotinabusus war. Obgleich das auf das Rauchen zu beziehende koronare Risiko bereits ein Jahr nach Einstellung des Rauchens etwa auf die Hälfte zurückgegangen ist, kann es zehn Jahre dauern, bis der Risikograd von gewohnheitsmäßigen Nichtrauchern erreicht wird (siehe auch Kapitel 7).

Alkohol

Eine positive Beziehung zwischen Alkoholaufnahme und Hypertonie wurde in vielen gekreuzten und prospektiven epidemiologischen Studien nachgewiesen. Übrig bleiben einige Meinungsverschiedenheiten über die Frage, ob diese Beziehung linear oder nicht-linear ist, und ob der Blutdruck erst ab einer gewissen Schwelle der Alkoholaufnahme ansteigt. Die überwiegende Evidenz spricht dafür, daß die Verbindung zwischen Alkoholgenuß und der Häufigkeit einer Hypertonie ab einer täglichen Alkoholdosis von mehr als drei bis fünf Drinks regelmäßig nachzuweisen ist, während ein oder zwei Drinks wahrscheinlich keinen wesentlichen Einfluß auf den Blutdruck haben.

Schätzungen über den Anteil des auf Alkohol zu beziehenden Hypertonieanteils in der Bevölkerung reichen von 5 bis 25 Prozent aller Hochdruckfälle. Wenn man eine kausale Beziehung zwischen Alkoholaufnahme und Hypertonie annimmt, kann ein exzessiver Alkoholgenuß möglicherweise die häufigste Ursache einer sekundären Hypertonie sein. Dementsprechend kann eine Reduktion der Alkoholaufnahme sehr wohl eine wichtige präventive Maßnahme darstellen und, wenn die Alkohol-abhängige Hypertonie reversibel ist, auch ein therapeutischer Schritt im Gesamtprogramm der Hypertoniebehandlung sein (siehe Kapitel 7).

Orale Kontrazeptiva

Frauen, welche die kombinierte Östrogen-Gestagen-Pille einnehmen, zeigen einen leichten Anstieg des Blutdrucks, im Mittel um 3–5 mmHg systolisch und 1–2 mmHg diastolisch. Bei einzelnen Frauen ist der Blutdruckanstieg jedoch erheblich stärker, und bei einigen wenigen kann sich eine schwere Hypertonie entwickeln. Damit erhöht sich, wenn Kontrazeptiva eingenommen werden, das Risiko einer manifesten Hypertonie um das 3–6 fache. Das auf orale Kontrazeptiva zu beziehende Hypertonie-Risiko nimmt, wie gefunden wurde, mit dem Alter zu; wesentlich wird es erst bei Frauen, die älter als 35 Jahre sind. Außerdem steigt das Hypertonie-Risiko proportional zur Dauer der Einnahme an. Es erscheint plausibel, daß Faktoren wie eine positive Familienvorgeschichte für Hypertonie oder die Anamnese einer Nierenerkrankheit das Hypertonie-Risiko von Kontrazeptiva ebenfalls erhöht, sicher bewiesen ist dies jedoch noch nicht.

Bei den meisten Frauen führen orale Kontrazeptiva zu einer Abnahme der Glukosetoleranz. Bei Glukosebelastung macht dieser Effekt im Durchschnitt etwa 10 mg% eine Stunde nach Belastung aus. Er ist von der Dauer des Kontrazeptiva-Gebrauchs unabhängig, addiert sich aber zu den Einflüssen von Lebensalter, Übergewicht und familiärer Diabetesbelastung, die alle ebenfalls mit einer Abnahme der Glukosetoleranz einhergehen.

Alle Gestagene, die zur Zeit in oralen Kontrazeptiva enthalten sind, führen zu einer Abnahme des HDL-Cholesterins, vorwiegend des HDL_2-Cholesterins, das man als die kardioprotektive Subfraktion des HDL-Cholesterins ansieht. Das Ausmaß der HDL-Abnahme hängt von Dosis und Potenz des Gestagens ab. Da die Östrogen-Komponente von Kontrazeptiva jedoch Veränderungen des HDL-Spiegels in der umgekehrten Richtung bewirkt, hängt der Netto-Effekt auf das HDL-Cholesterin ganz von der Zusammensetzung des betreffenden Kontrazeptivums ab.

Die Effekte auf Blutdruck, Glukosetoleranz und HDL-Cholesterin haben den Verdacht erweckt, daß die oralen Kontrazeptiva das Risiko für arterielle

Thrombosen steigern und möglicherweise die Entwicklung einer Atherosklerose beschleunigen können. Ältere epidemiologische Studien bestätigten zunächst diesen Verdacht und ergaben, daß Frauen unter Kontrazeptiva, im Vergleich zu gleichaltrigen Kontrollen, eine größere Häufigkeit von Herzinfarkt und Schlaganfall aufwiesen, insbesondere wenn sie älter als 35 Jahre waren. Neuere Studien sprechen jedoch dafür, daß Kontrazeptiva mit weniger als 50 Mikrogramm Gestagen bei gesunden, nichtrauchenden Frauen bis zum Alter von 45 Jahren nicht zu einer Zunahme der kardiovaskulären Morbidität führen. Jedoch sollten orale Kontrazeptiva nicht für Frauen verschrieben werden, die bereits eine Hypertonie haben oder eine sonstige vorbestehende systemische Erkrankung, die mit einer Beteiligung des kardiovaskulären Systems einhergehen kann, und ebenso nicht für Fauen über 35 Jahre, die Raucherinnen sind.

Menopause

In der Menopause sowie nach bilateraler Ovarektomie besteht ein erhöhtes Risiko für koronare Herzkrankheit im Vergleich zu gleichaltrigen Frauen, die noch vor der Menopause stehen. Frauen in der Menopause neigen mehr zur Entwicklung einer Atherosklerose, da bei ihnen eine Tendenz zu höheren Blutspiegeln von Triglyzeriden und Cholesterin (LDL und 'very low density' Lipoproteine) besteht. Es ist offen, ob der Blutdruck nach der Menopause ansteigt und damit zu dem erhöhten kardiovaskulären Risikoprofil der Frauen in der Menopause beiträgt.

Ausgewählte Literatur

Amery A, Fagard R, Staessen J (1987): Recent data on changes in lipid metabolism induced by hypotensive drugs. *Curr Opinion Cardiol* 2: 769–774.

Carr SJ, Thomas TH, Laker MF, Wilkinson R (1990): Elevated sodium-lithium countertransport: a familial marker of hyperlipidaemia and hypertension. *J Hypertension* 8: 139–146.

Collins R, Peto R, MacMahon S, Hebert P, Fiebach NH, Eberlein KA, Godwin J, Qizilbash N, Taylor JO, Hennekens CH (1990): Blood pressure, stroke, and coronary heart disease. Part 2, short-term reductions in blood pressure: overview of randomised drug trials in their epidemiological context. *Lancet* 1: 827–838.

Fielding JE (1985): Smoking: health effects and control. *N Engl J Med* 313: 491–498.

Handbook of Hypertension (Series Editors WH Birkenhäger, JL Reid). Volume 12. Hypertension in the Elderly (Eds. A Amery, J Staessen). Elsevier, Amsterdam, 1989.

Handbook of Hypertension (Series Editors WH Birkenhäger, JL Reid). Volume 6. Epidemiology of Hypertension. (Ed. CJ Bulpitt). Elsevier, Amsterdam, 1985.

Kannel WB (1974): Role of blood pressure in cardiovascular epidemiology. *Prog Cardiovasc Dis* 17: 5–24.

Kannel WB (1976): Some lessons in cardiovascular epidemiology from Framingham. *Am J Cardiol* 37: 269–282.

Kannel WB (1990): Contribution of the Framingham Study to preventive cardiology. *J Am Coll Cardiol* 15: 206–211.

Kaplan NM (1989): The deadly quartet. Upper-body obesity, glucose intolerance, hypertriglyeridaemia, and hypertension. *Arch Intern Med* 149: 1514–1520.

Klatsky AL, Friedman GD, Siegelaub AB (1981): Alcohol use and cardiovascular disease: the Kaiser-Permanente experience. *Circulation* 64 (Suppl III): III32–III41.

Levy D (1988): Left ventricular hypertrophy. Epidemiological insights from the Framingham Heart Study. *Drugs* Suppl 5: 1–5.

Levy D, Garrison RJ, Savage DD, Kannel WB, Castelli WP (1990): Prognostic implications of echocardiographically determined left ventricular mass in the Framingham Heart Study. *N Engl J Med* 322: 1561–1566.

MacMahon SW, Peto R, Cutler J, Collins R, Sorlie P, Neaton J, Abbott R, Godwin J, Dyer A, Stamler J (1990): Blood pressure, stroke, and coronary heart disease. Part 1, prolonged differences in blood pressure: prospective observational studies corrected for the regression dilution bias. *Lancet* 335: 765–774.

Stadel BV (1981): Oral contraceptives and cardiovascular disease. *N Engl J Med* 305: 672–677.

Staessen J, Fagard R, Van Hoof R, Amery A (1988): Mortality in various intervention trials in elderly hypertensive patients. *Eur Heart J* 9: 215–222.

Staessen J, Fagard R, Amery A (1988): The relationship between body weight and blood pressure. *J Human Hypertension* 2: 207–217.

Staessen J, Bulpitt CJ, Fagard R, Lijnen P, Amery P (1989): The influence of menopause on blood pressure. *J Human Hypertension* 3: 427–433.

Stampfer MJ, Willett WC, Colditz GA, Speizer FE, Hennekens CH (1988): Prospective study of past use of oral contraceptive agents and risk of cardiovascular diseases. *N Engl J Med* 319: 1313–1317.

KAPITEL 4

Basisuntersuchung und weiterführende Beurteilung des Patienten mit erhöhtem Blutdruck

LENNART HANSSON und ANDERS SVENSSON

EINFÜHRUNG

Wenn es um die Beurteilung eines Menschen geht, bei dem erstmals ein erhöhter Blutdruck festgestellt worden ist, kann man einigen sehr einfachen Regeln folgen. Eine dieser Regeln besteht darin, daß man ein Maximum an Informationen über den Patienten mit den geringstmöglichen Kosten gewinnen sollte. Mit anderen Worten, das ganze diagnostische Programm soll mit einer möglichst günstigen Relation zwischen Informationsgewinn und Aufwand erfolgen.

Eine zweite wichtige Überlegung geht dahin, daß keine Diagnostik durchgeführt werden sollte, wenn ihre Ergebnisse nicht für die Betreuung oder Behandlung des Patienten verwendet werden. Das heißt, eine Diagnostik, die nur akademisches Interesse hat, sollte unterbleiben.

Auf der Basis dieser beiden einfachen Regeln sollen in diesem Kapitel diskutiert werden: (1) die Basisuntersuchung des Durchschnitts-Hypertonikers, (2) ein Suchprogramm (Screening) für kurable hypertensive Zustände, und (3) der Nachweis von koexistenten Risikofaktoren und von Schäden an den Erfolgsorganen.

DIE UNTERSUCHUNG DES DURCHSCHNITTS-HYPERTONIKERS

Wenige Dekaden zuvor wurden noch sehr unterschiedliche Ansichten geäußert hinsichtlich Aufwand und Ausdehnung der Diagnostik, die bei einer Hypertonie zu forden sind. Als eines der Extreme wurde diskutiert, daß bei jedem hypertensiven Patienten eine komplette diagnostische Abklärung erfolgen müsse, d.h., daß alle Formen einer sekundären Hypertonie mit dem größtmöglichen Grad an Sicherheit ausgeschlossen werden sollten. Das bedeutet, daß bei jedem Patienten mit erhöhtem Blutdruck exzessive Labor- und Röntgenuntersuchungen anfallen.

Das andere Extrem beinhaltete, daß man jede diagnostische Abklärung vernachlässigen könne, weil das Ergebnis im Hinblick auf die Entdeckung sekundärer Hypertonieformen minimal sei. Stattdessen solle eine antihypertensive Behandlung begonnen werden mit den preiswertesten verfügbaren Mitteln. Bei diesem Vorgehen, so wurde geltend gemacht, werde ein maximaler Nutzen erzielt bei minimalen Kosten.

Wie gewöhnlich liegt die Wahrheit irgendwo zwischen den Extremen. Nachfolgend wird ein diagnostisches Vorgehen beschrieben, das für den durchschnittlichen Hypertoniker geeignet erscheint. Es gibt zumindest vier wichtige Gründe, daß bei allen Patienten, bei denen eine Hypertonie neu festgestellt wurde, zunächst eine Basisuntersuchung zur Abklärung durchgeführt wird. Diese Gründe sind:

ZIELE DER INITIALEN ABKLÄRUNG BEI HYPERTONIE

* um sekundäre Formen von Hypertonie aufzudecken, die möglicherweise kurabel sind (siehe unten)
* um Hypertoniker mit besonders ungünstiger Prognose zu identifizieren (linksventrikuläre Hypertrophie, Niereninsuffizienz usw.)
* um Hypertoniker mit zusätzlichen Risikofaktoren für kardiovaskuläre Erkrankungen aufzufinden, d.h. Zigarettenrauchen, Lipid- und Glukosestoffwechselstörungen usw.
* um Faktoren zu erfassen, die für die Wahl der antihypertensiven Therapie von Bedeutung sind

Das Ausmaß der diagnostischen Abklärung

Jede diagnostische Abklärung profitiert wahrscheinlich von einem mehr oder weniger rigide strukturierten Schema, das heißt einer standardisierten Prozedur, die von allen Patienten durchlaufen wird.

Die drei Hauptkomponenten dieser Basisuntersuchung bei Hypertonie bestehen, genauso wie bei jeder anderen diagnostischen Abklärung, in der sorgfältigen Erhebung der Anamnese, in der körperlichen Untersuchung und in der Auswertung relevanter Laborbefunde.

Anamnese

Eine korrekte Anamnese ist ein unbezahlbarer Eckstein jeder diagnostischen Abklärung. Bei Hypertonie sind folgende Punkte speziell von Bedeutung:

Familienvorgeschichte

Die Fragen betreffen das Vorkommen von Hypertonie, kardiovaskulärer Mortalität in jüngerem Alter, Diabetes und Nierenkrankheiten in der Familie. Damit sollen Patienten identifiziert werden, die möglicherweise eine ungünstige Prognose haben.

Soziale Faktoren

Fragen über Beruf, über Stress zu Hause und am Arbeitsplatz, Familienprobleme usw. können entscheidende Anhaltspunkte erbringen. Das Interesse an derartigen Faktoren scheint zuzunehmen, obgleich es zum gegenwärtigen Zeitpunkt noch immer schwierig ist, ihren Einfluß bei Hypertonie und kardiovaskulären Erkrankungen umfassend zu beurteilen.

Diätetische und hygienische Faktoren

Rauchergewohnheiten, Alkoholgenuß, exzessive Kochsalzzufuhr usw. sollen festgehalten werden.

Frühere Erkrankungen

Schwerpunkt ist hier die Vorgeschichte bezüglich früherer kardiovaskulärer Erkrankungen (Angina pectoris, Herzinfarkt, Claudicatio intermittens, zerebrovaskuläre Episoden usw.), da solche Störungen das Risiko für eine weitere kardiovaskuläre Morbidität steigern.

Zusätzlich werden Symptome seitens Nieren und Harntrakt verzeichnet.

Erscheinungen von Gicht, chronischer Bronchitis oder Bronchialasthma können die Wahl des Antihypertensivums beeinflussen und sind daher zu erfragen.

Gynäkologische und geburtshilfliche Vorgeschichte

Die Zahl der Schwangerschaften und etwaige Schwangerschaftskomplikationen (Ödem, Proteinurie, exzessive Gewichtszunahme, Hypertonie usw.) werden registriert, und die Verwendung kontrazeptiver Mittel abgeklärt.

Derzeitige Symptome

Zu fragen ist nach schweren Kopfschmerzen, Sehstörungen, Nasenbluten usw. Derartige Symptome können den Verdacht einer malignen Hypertonie erwecken, die fast immer mit Symptomen einhergeht.

Weitere Fragen betreffen paroxysmale Episoden von Blässe und Schweißausbruch, eventuell zusammen mit Kopfschmerz und Herzklopfen, was zum Verdacht auf Phaeochromocytom führen kann. Muskelerschöpfung, Schwindel und Nykturie können von Interesse sein und den Verdacht auf einen Aldosteronismus lenken.

Eine Reihe weiterer Symptome seitens Nieren und Harnwegen können ebenfalls auf sekundäre Formen der Hypertonie hindeuten. Man sollte immer im Auge behalten, daß eine unkomplizierte essentielle Hypertonie in der Regel überhaupt keine Syptome verursacht.

Therapie

Sowohl die gegenwärtige Therapie als auch eine vorausgegangene Behandlung mit antihypertensiven Mitteln müssen registriert, und eventuelle frühere Nebenwirkungen müssen genau erfasst werden.

Eine derartige kurze Anamnese kann ohne großen Zeitaufwand erhoben werden. Selbstverständlich muß man bei denjenigen Fragen, bei denen der Patient eine positive Antwort gibt, weiter in die Tiefe dringen.

Körperliche Untersuchung

Eine Reihe von Organsystemen muß bei der physikalischen Untersuchung geprüft werden. Am wichtigsten ist die Messung des Blutdrucks, die in Kapitel 1 behandelt ist.

Herz

Das Herz wird in üblicher Weise mittels Inspektion, Palpation und Auskultation untersucht. Ein betonter 2. Aortenton ist ein häufiger Befund bei Hypertonie, hat aber weiter keine weitere Bedeutung als daß er ein Marker des erhöhten arteriellen Drucks ist.

Wichtiger ist es, nach einem 3. und 4. Herzton zu suchen, der möglicherweise eine Linksherzinsuffizienz anzeigt. Der äußere Befund wird dann zu den weiteren Daten in Beziehung gesetzt, besonders zum EKG.

Lunge

Bei der routinemäßigen Untersuchung der Lunge sollen Zeichen der Linksherzinsuffizienz oder eine obstruktive Lungenerkrankung aufgedeckt werden.

Gefäßsystem

Der arterielle Puls wird in den verschiedenen Gefäßprovinzen palpiert. Besonders wichtig ist eine reduzierte Amplitude und/oder ein verzögerter Puls der Femoralarterie, der an eine Aortenisthmusstenose denken läßt. Dies wird am besten durch simultane Palpation von Redialis- und Femoralispuls festgestellt.

Beide Karotiden werden palpiert und auskultiert.

Schließlich wird nach Strömungsgeräuschen über den Nierenarterien gesucht, was sowohl von ventral als auch von dorsal erfolgen kann. Ventral muß man das Abdomen mit dem Stethoskop fest eindrücken, um die Hohlorgane zu komprimieren; damit wird die Übertragung der schwachen Strömungsgeräusche, die hinter einer Nierenarterienstenose entstehen, verbessert.

Augenhintergrund

Bei allen Patienten mit einer neu diagnostizierten Hypertonie ist eine Untersuchung des Augenhintergrunds angezeigt (Abbildung 1). Sie ist auf jeden Fall zu fordern bei allen Patienten mit ausgeprägter Blutdrucksteigerung, d.h. bei diastolischen Drucken ≥120 mmHg und bei allen Patienten mit Symptomen. Der hauptsächliche Zweck besteht darin, eine maligne Hypertonie zu diagnostizieren oder auszuschließen (Abbildung 2).

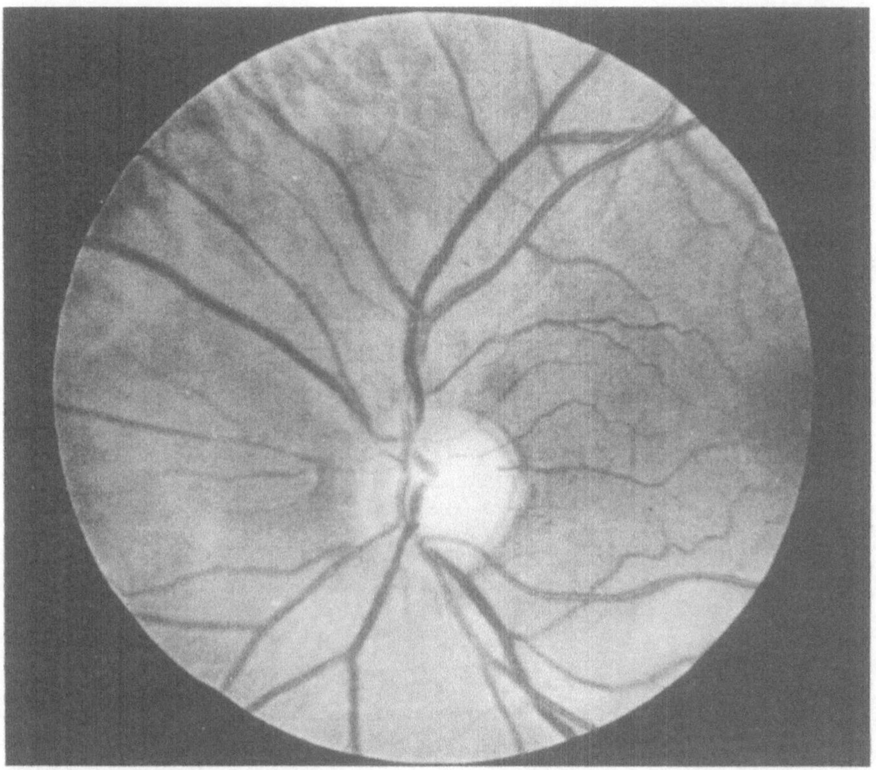

Abbildung 1. Normaler Augenhintergrund. Gleicher Durchmesser von Venen (dunkel) und Arterien, scharf begrenzte Papille, keine Blutungen oder Exsudate und keine Kreuzungsphänomene.

Sonstige Untersuchungen

Eine Reihe weiterer Organsysteme bedarf der Prüfung, insbesondere ist nach neurologischen Ausfällen und Schilddrüsenstörungen zu fahnden.

Laboruntersuchungen

Gewisse Blut- und Urintests gehören bei der diagnostischen Abklärung einer Hypertonie zur Basisuntersuchung.

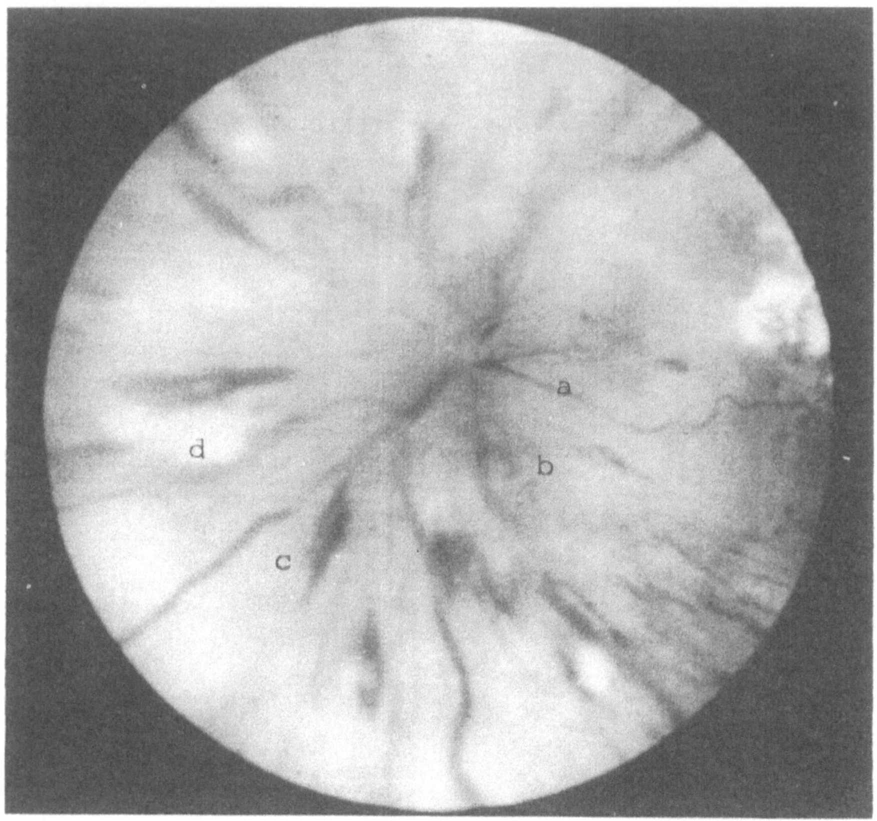

Abbildung 2. Augenhintergrund mit Fundus hypertonicus IV, entsprechend einer malignen Hypertonie. Die Arteriolen sind stark konstringiert (a) und haben einen wesentlich geringeren Durchmesser als die Venen. Die Papille läßt sich nicht klar abgrenzen infolge Papillenödem (b). Zahlreiche Hämorrhagien und Exsudate (so bei c und d). Derartige dramatische Veränderungen sind auch für den Nicht-Ophthalmologen leicht zu diagnostizieren. Da sie zu sofortigen Konsequenzen führen (Krankenhauseinweisung), darf man die Augenhintergrunduntersuchung nicht vernachlässigen, besonders bei neuen Patienten mit erheblicher Blutdrucksteigerung und meist einem oder mehreren Symptomen wie Kopfschmerz, Sehstörungen usw.

Serumelektrolyte

Serum-Kalium und Serum-Natrium werden immer bestimmt. Man muß dabei aber im Auge behalten, daß besonders der Kaliumwert durch eine fehlerhafte Blutabnahmetechnik erheblich gestört werden kann, nämlich durch zu lange Stauung oder durch Muskelanspannung bei der Blutabnahme sowie durch Hämolyse im Probenröhrchen. Alle diese Fehler führen zu einem erhöhten Kaliumwert. Der Kaliumspiegel ist wichtig, da eine

Hypokaliämie auf einen primären oder sekundären Aldosteronismus hindeuten kann; aus dem Verhältnis von Serum-Kalium zu Serum-Natrium kann sich dafür ein weiterer Hinweis ergeben.

Der Calciumspiegel wird in der Routinediagnostik hypertensiver Patienten häufig bestimmt. Er ist wichtig, um Patienten mit Hyperparathyreoidismus herauszufinden, die häufig einen Hochdruck haben. Im übrigen sollte ein Calciumspiegel im oberen Normbereich wahrscheinlich bereits als Ausschlußgrund gegen eine Therapie mit Thiazid-Diuretika angesehen werden.

Jeder abnorme Elektrolytwert muß den Untersucher zu weiteren anamnestischen Fragen veranlassen in Bezug auf die Verwendung von Diuretika, Abführmitteln und ebenso auch Lakritze. Man soll die Tests aber immer erst wiederholen, ehe eine ausgedehnte Diagnostik darauf aufgebaut wird.

Serum-Kreatinin

Die Bestimmung des Serum-Kreatinins ist wahrscheinlich die einfachste und zugleich wichtigste Untersuchung zur Prüfung der Nierenfunktion. Ein erhöhter Wert kann eine primäre Nierenerkrankung oder eine Nierenschädigung als Folge der Hypertonies anzeigen. Man muß aber beachten, daß die Kreatininbestimmung im Grenzbereich zwischen normaler Nierenfunktion und leicht reduziertem Glomerulusfiltrat ihre geringste Empfindlichkeit hat.

Bei erhöhtem Serum-Kreatinin muß man mit bestimmten Antihypertensiva vorsichtig sein, besonders mit Spironolacton. Man muß auch beachten, daß die diuretische und antihypertensive Wirkung von Thiazid-Diuretika bei Patienten mit herabgesetztem Glomerulusfiltrat reduziert ist.

An manchen Zentren wird zusätzlich oder statt Kreatinin der Serum-Harnstoff bestimmt. Der hauptsächliche Vorteil der Harnstoffbestimmung besteht darin, daß man bei Patienten mit eingeschränktem Glomerulusfiltrat einen zuverlässigeren Hinweis auf eine drohende Urämie erhält als mit der Kreatininbestimmung.

Proteinurie

Eine Proteinurie kann eine zugrundeliegende Nierenerkrankung oder eine Hypertonie-bedingte Nierenschädigung anzeigen.

Glukosurie

Der Nachweis von Glukose im Urin ist ein dringender Hinweis auf Diabetes mellitus, eine entsprechende weitere Abklärung ist erforderlich.

Blutzucker

An manchen Zentren entwickelt sich die Blutzuckerbestimmung zum Routinetest bei der Abklärung hypertensiver Patienten, weil man sich zunehmend der Tatsache bewußt wird, daß Verbindungen zwischen arterieller Hypertonie und Diabetes mellitus oder prädiabetischen Veränderungen des Glukose- und Insulinmetabolismus bestehen.

Elektrokardiogramm

Ein komplettes EKG (Extremitäten- und Brustwandableitungen) soll immer angefertigt werden. Es kann Hinweise geben auf Linkshypertrophie, Leitungsstörungen, frühere stumme Infarkte usw. Wenn ein AV-Block II. oder III. Grades besteht, stellt dies eine Kontraindikation gegen Betarezeptorenblocker und bestimmte Calciumantagonisten dar.

Wünschenswerte, aber nicht obligatorische Tests

Eine Reihe weiterer Laboratoriumstests kann bei der diagnostischen Abklärung hypertensiver Patienten von Nutzen sein. Wir zögern aber, sie für alle Patienten zu fordern. Von besonderem Wert würden sein:

1. Echokardiographie. Sie ist die beste Methode zum Nachweis einer linksventrikulären Hypertrophie, die als solche bereits zu einem gesteigerten Risiko für kardiovaskuläre Komplikationen beiträgt.
2. Das Urinsediment wurde früher häufig untersucht. Der Befund kann für den Ungeübten schwer beurteilbar sein, eine adaequat durchgeführte Sedimentuntersuchung kann aber sehr nützlich bei der Diagnose eines chronischen Nierenleidens, d.h. einer chronischen Pyelonephritis sein.
3. Der Harnsäurespiegel ist selbst nur ein schwacher Risikoindikator. Bei Hypertonikern sind leicht erhöhte Spiegel häufig. Bei Werten im oberen Normbereich sollte man mit der Verwendung von Thiazid-Diuretika vorsichtig sein.
4. Serumlipoproteine können ein wesentliches zusätzliches Risiko darstellen und werden in einem späteren Abschnitt dieses Kapitels besprochen.

Nicht-obligatorische Untersuchungen

Röntgenaufnahme des Thorax

Bei den meisten Patienten mit unkomplizierter Hypertonie kann eine Thoraxaufnahme durch die sorgfältige physikalische Herz-Lungen-Untersuchung und das EKG ersetzt werden.

Intravenöse Pyelographie

Das intravenöse Pyelogramm ist bei der diagnostischen Abklärung hypertensiver Patienten meist noch weniger wichtig als die Thoraxaufnahme und sollte nur bei entsprechender Indikation durchgeführt werden, d.h. bei Verdacht auf eine renale Form der Hypertonie.

Wenn im Rahmen der Hypertonieabklärung ein i.v.-Pyelogramm angefertigt wird, speziell bei Verdacht auf Nierenarterienstenose, ist es als Frühurogramm mit rascher Bildfolge durchzuführen. Falls positive Hinweise auf eine Nierenarterienstenose vorliegen, ist jedoch zum Nachweis oder Ausschluß die Renovasographie angezeigt.

Radioisotopennephrogramm

Das Isotopennephrogramm kann, zumindest in einigen spezialisierten Zentren, eine sehr nützliche Methode zur Diagnose und besonders zum Ausschluß einer Nierenarterienstenose sein. Sonst hat die Methode aber offenbar etwa die gleiche Spezifität und Sensitivität wie das Frühurogramm. Mit anderen Worten, beide Untersuchungen stellen gewöhnlich keine genügend zuverlässige Screening-Methode für eine Nierenarterienstenose dar.

Digitale Subtraktionsangiographie

Dies ist wahrscheinlich die beste Nachweismethode einer Nierenarterienstenose vor der renalen Angiographie.

Katecholaminbestimmung im Urin

Für die routinemäßige Diagnostik bei Hypertonie ist eine Katecholaminbestimmung im Urin nicht erforderlich. Sie sollte jedoch ausgeführt werden, gewöhnlich mit drei getrennten 24-Stunden-Sammelperioden, wenn Beschwerden oder Befunde auf ein Phaeochromocytom hindeuten. Die Bestimmung der Metanephrine im Urin besitzt wahrscheinlich einen höheren Grad der Sensitivität als die Bestimmung der Standardkatecholamine, welche wiederum aussagekräftiger sind als die Bestimmung der Vanillinmandelsäure (VMA).

Zusammenfassung der Basisuntersuchung bei Hypertonie

Eine einfache diagnostische Abklärung, wie sie hier vorgeschlagen wird, erscheint beim Durchschnitts-Hypertoniker ausreichend, um die meisten sekundären Hypertonieformen zu identifizieren: chronische Nierenerkrankungen, renovaskuläre Hypertonie und Aortenisthmusstenose. Es muß jedoch betont werden, daß keine dieser Erkrankungen mit dem hier vorgeschlagenen Vorgehen mit völliger Sicherheit diagnostiziert werden kann. Praktisch hat das aber wahrscheinlich wenig Bedeutung, da die meisten Formen von sekundärer Hypertonie ohnehin pharmakologisch behandelt werden. Die kurablen Formen sekundärer Hypertonien werden nachstehend kurz besprochen und in Kapitel 8 ausführlicher behandelt.

Ein weiterer Vorteil der hier vorgeschlagenen diagnostischen Abklärung besteht darin, daß zusätzliche Risikofaktoren für kardiovaskuläre Erkrankungen wie Rauchen, Lipidstoffwechselstörungen usw. identifiziert und ebenfalls gleich einer adaequaten Behandlung zugeführt werden können. Schließlich erhält man mit einem solchen einfachen Untersuchungsprogramm Hintergrundinformationen, wenn es um die Wahl der geeigneten antihypertensiven Therapie geht.

SUCHMETHODEN FÜR KURABLE HYPERTONIEFORMEN (siehe auch Kapitel 8)

Der Verdacht oder die Diagnose der meisten kurablen Hypertonieformen dürfte sich bereits aufgrund der Basisuntersuchung ergeben, wie sie zuvor dargestellt wurde. Eine weitere Diagnostik kann aber erforderlich sein, um die Natur der sekundären Form exakt zu klären.

Der Verdacht auf eine Aortenisthmusstenose ergibt sich, wie besprochen, aufgrund der Pulspalpation und Blutdruckmessung am Bein.

Der Verdacht auf eine Reihe renaler Hypertonieformen, viele davon nicht kurabel, sollte aufgrund einer sorgfältigen Anamnese und Auswerung der Laborproben erhoben werden können. Von speziellem Interesse ist die renovaskuläre Hypertonie. Sie kann zu Strömungsgeräuschen über den Nierenarterien, Elektrolytstörungen oder einem Anstieg des Serum-Kreatinins führen. Praktisch ist wichtig, daß diese Patienten oft eine erhebliche Blutdrucksteigerung aufweisen und sich mit den üblichen antihypertensiven Mitteln schlecht behandeln lassen. In solchen Fällen sollte man also weiterführende Untersuchungen in Betracht ziehen.

Eine Reihe endokriner Hypertonieformen führt zu Symptomen oder abnormen Laboratoriumsbefunden. So haben Patienten mit primärem Aldosteronismus häufig eine Hypokaliämie. Einige dieser Patienten klagen auch über Nykturie und Muskelschwäche, was beides mit der Hypokaliämie zusammenhängt.

Patienten mit Phaeochromocytom können an Attacken von Kopfschmerz, Blässe und Schweißausbruch leiden. Häufiger noch ist der Befund subfebriler Temperaturen.

Der Verdacht auf Cushing-Syndrom und Akromegalie ergibt sich bei der äußeren Untersuchung.

Der Hinweis auf einen Hyperparathyreoidismus geht vor allem aus einem erhöhten Serumcalciumspiegel hervor.

Auf Arzneimittelbedingte Hypertonie, durch Kontrazeptiva, Östrogene, abnorme Alkoholingestion wird man bei der Anamnese stoßen.

Viele der kurablen Formen sekundärer Hypertonie erfordern weiterführende Untersuchungen, die in der Regel in Spezialzentren durchgeführt werden sollten, da ihre Interpretation spezielle Erfahrung voraussetzt.

GLEICHZEITIGE ANDERE RISIKOFAKTOREN

Hypertonie ist einer der hauptsächlichen Risikofaktoren für kardiovaskuläre Erkrankungen, welche die häufigste Todesursache in der industrialisierten Welt darstellen. Es gibt jedoch verschiedene weitere Faktoren, die mit der kardiovaskulären Mortalität und Morbidität assoziiert sind und auch selbst das Risiko steigern. Diese anderen Risikofaktoren stehen in Wechselwirkung mit der Hypertonie und können deren negative Effekte bei anfälligen Individuen vervielfachen (siehe auch Kapitel 3).

Einige dieser Risikofaktoren sind einer Intervention zugänglich, während andere nur festgestellt, aber nicht beeinflußt werden können. Sie können uns aber trotzdem helfen bei der Entscheidung, wie der individuelle Patient am besten zu betreuen ist, auch wenn der betreffende Risikofaktor selbst nicht gebessert werden kann.

UNTERSUCHUNGSPROGRAMM BEI HYPERTONIE

Vorgeschichte
- Eigenanamnese
  - wichtige Lebensereignisse (life events)
  - Symptome
  - Medikation
- Familienanamnese
  - Hypertonie, vorzeitiger Tod

physikalische Untersuchung
- wiederholte Blutdruckmessung
- Pulsfrequenz
- Herz, Lunge, Nieren
- Arterien
- Augenhintergrund

Laboruntersuchungen
- Urinuntersuchung
- Serum/Blut
  - Kreatinin/Harnstoff
  - Elektrolyte
  - Glukose, Lipide, Harnsäure

Elektrokardiogramm

↓ ↓ ↓

WEITERFÜHRENDE UNTERSUCHUNGEN BEI HINWEISEN AUF SEKUNDÄRE HYPERTONIE ODER SCHÄDEN AN ERFOLGSORGANEN

Einige Risikofaktoren sind an das Individuum gebunden und können lediglich zur Kenntnis genommen werden wie Geschlecht, Alter, Rasse und hereditäre Einflüsse. Andere hängen vom Lebensstil ab wie Rauchen, Alkoholgenuß, körperliche Aktivität und die Verwendung von Kontrazeptiva. Wieder andere sind biochemische Risikofaktoren, zum Beispiel Glukoseintoleranz, Hypercholesterinämie, Proteinurie und erhöhter Fibrinogenspiegel.

Man kann manche Risikofaktoren bei der routinemäßigen physikalischen Untersuchung erfassen (Übergewicht, Taillen-Hüft-Quotient, Tachykardie)

und die meisten anderen bei gezielter Befragung in Erfahrung bringen (Rauchen, hereditäre Belastung, Alkohol, körperliche Aktivität, soziale Klasse, Schichtarbeit).

Das Lebensalter ist in diesem Zusammenhang von großer Bedeutung. In den meisten Populationen steigt der Blutdruck bis zum Alter von etwa 60 Jahren an. Unabhängig vom Blutdruck nimmt das Risiko für Herzinfarkt und Schlaganfall mit dem Alter zu. Das Risiko einer kardio-cerebro-vaskulären Komplikation wird noch größer, wenn eine Hypertonie hinzukommt.

Naturgemäß kann man an Alter und Geschlecht nichts ändern. Frauen haben bekanntlich vor der Menopause ein geringeres Risiko kardiovaskulärer Komplikationen als Männer. In der Framingham-Studie war die Häufigkeit eines kardiovaskulären Todes bei Männern der Altersklassen von 45 bis 74 Jahren während einer Beobachtungszeit von 20 Jahren doppelt so hoch wie bei Frauen gleichen Alters; dies trifft sowohl für normotensive als auch für hypertensive Personen zu. Jedoch muß man bedenken, daß in gleicher Weise für Männer wie für Frauen gilt, daß bei ihnen das Risiko eines kardiovaskulären Todes verdreifacht ist, wenn eine Hypertonie besteht, im Vergleich zum Risiko bei Normotonie.

Hereditäre Einflüsse sind offenbar wichtig. Dabei sollen nach einigen Studien sowohl Hochdruck als auch Komplikationen wie Schlaganfall eine engere Beziehung zu Hypertonie und cerebrovaskulären Erkrankungen der Mutter haben. Dies könnte so interpretiert werden, daß nicht ausschließlich genetische Faktoren verantwortlich sind. Die meisten Kinder sind mehr mit der Mutter zusammen als mit dem Vater, und zum Beispiel die Kost ist vor allem durch die Mutter bestimmt. Vielleicht können auch intrauterine Umgebungsfaktoren von Bedeutung sein, da ein retardiertes intrauterines Wachstum mit hämodynamischen Veränderungen beim Fetus einhergeht, bei dem ein erhöhter peripherer Gefäßwiderstand nachgewiesen wurde. Ob dies für die Frühentwicklung des kardiovaskulären Systems von Bedeutung ist, wissen wir nicht; jedoch haben Kinder, die zu klein für ihr Gestationsalter geboren wurden, einen höheren Blutdruck als Kinder, die entsprechend ihrem Gestationsalter normal geboren wurden, und diese Differenz ist auch im jüngeren Erwachsenenalter noch nachweisbar.

Das Körpergewicht steht in Beziehung zum Blutdruck. Hypertensive Patienten haben im Durchschnitt ein höheres Körpergewicht als die Normalbevölkerung. Das Gewicht ist ein unabhängiger Risikofaktor für kardiovaskuläre Erkrankungen, der beeinflußt werden kann. Bei übergewichtigen Personen hat die Gewichtsreduktion einen direkten Einfluß auf den Blutdruck und ist damit eine wichtige nicht-pharmakologische Maßnahme.

Die Lokalisation der Exzess-Fettmasse ist ebenfalls von Bedeutung. Der Taillen–Hüft-Quotient, d.h. das Verhältnis zwischen Taillien- und

Hüftumfang, zeigt eine unabhängige Assoziation mit der Häufigkeit kardiovaskulärer Erkrankungen. Der feminine Typ mit breiten Hüften ist weniger bedenklich als der maskuline Typ von Übergewicht mit dickem Oberbauch und einem erhöhten Taillien–Hüft-Quotient.

Diabetes in Kombination mit Hypertonie hat eine schlechte Prognose. Sowohl Hypertonie als auch Diabetes führt zur Akzeleration des atherosklerotischen Prozesses, und ihre Kombination resultiert oft in ernsten Komplikationen wie Schlaganfall oder Herzinfarkt bereits in relativ jungem Alter. Eine rasche Verschlechterung der Nierenfunktion ist ein anderes Charakteristikum des hypertensiven Diabetikers.

Proteinurie ist ein weiterer Risikofaktor, aber ebenso Zeichen einer Nierenschädigung, die eine Folge von erhöhtem Blutdruck sein kann. Entsprechendes gilt für die Linksherzhypertrophie, die sowohl Ausdruck einer Zielorganschädigung als auch Indikator einer weniger günstigen Prognose ist.

Beim Thema Risikofaktoren sind in unserem Zusammenhang Rauchen und Hypercholesterinämie die beiden wichtigsten. Das hat zwei Gründe. Erstens sind sie streng mit der kardiovaskulären Morbidität und Mortalität korreliert, und – was das wichtigste ist – es besteht zweitens die Möglichkeit, diese Faktoren zu bessern.

Das Behandlungsziel beim hypertensiven Patienten besteht darin, die gesteigerte kardiovaskuläre Mortalität und Morbidität zu reduzieren und wenn möglich zu normalisieren. Um den maximalen Effekt zu erzielen, genügt es aber oft nicht, nur den Blutdruck zu senken. Die anderen Risikofaktoren müssen auch berücksichtigt werden, und es ist ebenso wichtig, einen Raucher mit Hypertonie zum Einstellen des Rauchens zu bewegen wie seinen Blutdruck zu normalisieren. Es ist allerdings oft schwieriger, einen Raucher dazu zu bringen, mit dem Rauchen aufzuhören, als seine Hypertonie wirksam zu behandeln. In dieser häufigen Situation ist es umso wichtiger, den oder diejenigen Risikofaktoren zu bessern, die einer Beeinflussung zugänglich sind. Wenn es sich um einen Raucher handelt, ist die Normalisierung des Blutdrucks daher umso wichtiger.

Hypercholesterinämie ist ein anderer starker Risikofaktor für eine kardiovaskuläre Erkrankung, und zusammen mit Hochdruck und Rauchen der wichtigste. Hier gilt die gleiche Überlegung wie beim Rauchen: wenn sich das Cholesterin nicht normalisieren läßt, ist es umso wichtiger, eine adaequate Blutdruckkontrolle zu erzielen.

Andere kardiovaskuläre Risikofaktoren sind bei der Beurteilung des hypertensiven Patienten gleichfalls in Betracht zu ziehen. Alle Faktoren, die sich im Interesse der Risikominderung und ohne Nachteil für den Patienten beeinflussen lassen, sollen natürlich angegangen werden. Aber auch diejenigen Faktoren, die nur festgestelt und identifiziert, aber nicht beeinflußt werden können, sind von Bedeutung. Sie helfen uns, diejenigen Patienten herauszufinden, die am meisten von der antihypertensiven Therapie profitieren werden, weil Hypertonie und die anderen Risikofaktoren additiv sind und bei kardiovaskulären Erkrankungen und vorzeitigem Tod synergistisch zusammenwirken.

SCHÄDEN AN ERFOLGSORGANEN

Eine langdauernde Hypertonie wird früher oder später zu Organschäden führen. Zum Teil verläuft dieser Prozess bei Patienten mit weiteren Risikofaktoren beschleunigt, aber im allgemeinen entwickeln sich die hypertensiven Organschäden über Jahre und möglicherweise Jahrzehnte.

Eine Ausnahme davon ist die Arteriolonekrose, die das Kennzeichen der malignen Hypertonie darstellt. Bei maligner Hypertonie entwickelt sich dieser Gefäßschaden sehr rasch, sobald die maligne Phase begonnen hat. An den Augenhintergrundgefäßen führt die fibrinoide Nekrose der Arteriolen zu Blutungen und 'cotton-wool'-Exsudaten, welche die als maligne Hypertonie bekannte Krankheitsform definieren. An der Niere ist die rasche Verschlechterung der Nierenfunktion für die maligne Hypertonie charakteristisch, und die Niereninsuffizienz stellte früher die hauptsächliche Todesursache dar. Bei entsprechender Therapie sind die Netzhautveränderungen aber rasch reversibel und auch die Nierenfunktion kann sich bessern oder zumindest nicht weiter verschlechtern, wenn der Nierenschaden nicht vor Therapiebeginn bereits zu weit fortgeschritten war.

Nicht-maligne Hypertonie führt zu anderen Formen von Gefäßschäden. Man sollte vielleicht betonen, daß – vielleicht mit Ausnahme der hypertensiven Herzkrankheit – praktisch alle klinischen Manifestationen der Hypertonie mit Gefäßschäden im Zusammenhang stehen.

Es gibt zwei deutlich verschiedene Formen arterieller Erkrankungen bei Hypertonie: dies ist einmal die Hypertrophie der glatten Muskelzellen in der Gefäßwand der kleinen Arterien und Arteriolen, die in direkter Beziehung zum Blutdruck steht und – zumindest teilweise – durch eine entsprechende Blutdruckreduktion reduziert oder verhütet werden kann. Auf der anderen Seite ist die Hypertonie einer von mehreren wesentlichen Risikofaktoren für die Entwicklung atherosklerotischer Läsionen in den großen Arterien. Diese treten aber oft auch bei normotensiven Personen auf, und in der Reduktion dieser Form von Gefäßkrankheit ist die antihypertensive Behandlung weniger erfolgreich.

In den kleinen Gefäßen ist die Hypertrophie der glatten Muskelfasern nicht die einzige Folge der Hypertonies. Vielleicht die ausgeprägtesten Veränderungen treten an der Intima auf, die normalerweise nur aus ein oder zwei Zelllagen besteht. Für die Hypertonie ist eine zelluläre Proliferation der

Intima charakteristisch. Man findet außerdem oft auch eine Zunahme der elastischen Fasern und manchmal eine Ablagerung von amorphem Material, bekannt als Hyalinisierung. Die Folgen sind ein eingeengtes Gefäßlumen, ein erhöhter Gefäßwiderstand und ein reduzierter Blutfluß. Die wichtigste Folge dieser Gefäßveränderungen in Organen wie Skelettmuskel und Haut besteht in einem erhöhten peripheren Gefäßwiderstand, der zum weiteren Blutdruckanstieg führt. Die mögliche Reduktion des Blutflusses hat vergleichsweise geringere Auswirkungen.

Bei langdauernder schwerer Hypertonie ist ein Abnahme der Nierenfunktion nicht selten, bedingt durch hypertensive Veränderungen, die als Nephrosklerose bekannt sind. Eine dadurch bedingte Proteinurie und Einschränkung des Glomerulusfiltrats ist heute selten geworden, da die meisten Hypertoniker mit wirksamen antihypertensiven Mitteln behandelt werden. Eine andere Ursache einer eingeschränkten Nierenfunktion beim Hochdruck ist die Entwicklung einer atherosklerotischen Nierenarterienstenose mit reduziertem Blutfluß zur Niere der betroffenen Seite. Bei bilateraler Stenose, oder wenn die kontralaterale Niere in ihrer Funktion bereits geschädigt war, kommt es zu einer merklichen Einschränkung der Nierenfunktion.

Der nicht-hämorrhagische Hirninfarkt ist bei weitem die häufigste Form des Schlaganfalls und eng mit der Hypertonie korreliert. Das kalkulierte Risiko eines nicht-hämorrhagischen Schlaganfalls ist beim Hypertoniker um den Faktor 8–10 erhöht, während hämorrhagische Infarkte beim Hypertoniker nur dreimal so häufig sind wie beim Normotoniker.

Die hypertensive Herzerkrankung war früher eine häufige Ursache von Stauungs-Herzinsuffizienz und Tod. Aufgrund wirksamer Hochdrucktherapie ist ein manifestes hypertensives Herzversagen infolge erhöhter Nachlast (hoher Blutdruck durch gesteigerten Gefäßwiderstand) selten geworden. Leider hat sich dagegen die koronare Herzkrankheit gegenüber der antihypertensiven Therapie als sehr resistent erwiesen.

Das Herz reagiert auf die gesteigerte Arbeitsbelastung bei Hypertonie mit der Entwicklung einer Hypertrophie. Bei experimentellem Hochdruck entwickelt sich die linksventrikuläre Hypertrophie sehr rasch, indem die zelluläre Proteinsynthese innerhalb Stunden zunimmt, wenn man den Blutdruck steigert. Bei jungen Patienten und Kindern mit leicht erhöhtem Blutdruck oder mit Grenzwerthypertonie können echokardiographisch bereits Zeichen der linksventrikulären Hypertrophie nachgewiesen werden; diese frühen strukturellen Herzveränderungen sind möglicherweise zum Teil genetisch determiniert.

Die linksventrikuläre Hypertrophie ist eine Folge des Hochdrucks und gleichzeitig ein wichtiger Risikofaktor für kardiovaskuläre Erkrankungen, einschließlich Angina pectoris, Herzinfarkt, Herzarrhythmien, Schlaganfall, Claudicatio intermittens und Herzinsuffizienz. In früheren Studien wurde das

EKG zum Nachweis der linksventrikulären Hypertrophie benutzt. Seit den letzten Jahren dient die Echokardiographie als die weit empfindlichere Methode dazu, eine Herzhypertrophie zu diagnostizieren. Es ist klar gezeigt worden, daß bereits wenig ausgeprägte Veränderungen, die echokardiographisch nachweisbar sind, mit einem erhöhten Risiko für kardiovaskuläre Morbidität und Mortalität einhergehen.

Ausgewählte Literatur

1988 Joint National Committee: The 1988 report of the Joint National Committee on detection, evaluation and treatment of high blood pressure. *Arch Intern Med* 148: 1023–1028.

Kannel WB, Stokes J III (1985): Hypertension as a cardiovascular risk factor. In Handbook of Hypertension (Series Editors WH Birkenhäger, JL Reid), Volume 6: Epidemiology of Hypertension (Ed. CJ Bulpitt). Elsevier Science Publishers BV, Amsterdam pp. 15–34.

Levy D (1988): Left ventricular hypertrophy. Epidemiological insights from the Framingham Heart Study. *Drugs* Suppl 5: 1–5.

Menard J, Degoulet P, Chatellier G, Corvol P (1983): The assessment, investigation and care of the hypertensive patient. In Handbook of Hypertension (Series Editors WH Birkenhager, JL Reid), Volume 1: Clinical Aspects of Essential Hypertension (Ed. JIS Robertson). Elsevier Science Publishers BV, Amsterdam, pp. 493–502.

Schmieder RE, Messerli FH, Sturgill D *et al.* (1989): Cardiac performance after reduction of myocardial hypertrophy. *Am J Med* 87: 22–27.

WHO/ISH Fifth Mild Hypertension Conference: 1989 Guidelines for the Management of Mild Hypertension: Memorandum from a WHO/ISH meeting. *J Hypertension* 7: 689–693.

KAPITEL 5

Spezielle Situationen bei Hypertonie (Kindheit und Adoleszenz; Schwangerschaft; höheres Alter)

LAWRENCE J. BEILIN

KINDER UND ADOLESZENTEN

Blutdruckmessung (siehe auch Kapitel 1)

Beim Kleinkind wird der Blutdruck am besten mit dem Quecksilbermanometer mit Manschette und Nachweis der Pulsation mit Doppler-Ultraschall, oder aber oszillometrisch gemessen. Bei größeren Kindern und bei Adoleszenten ist die übliche Sphygmomanometrie in der klinischen Praxis noch immer billigste und zuverlässigste Methode, nur ist die Manschettengröße kritisch. Eine zu schmale Manschette führt zu falsch überhöhten Druckwerten. Eine Manschette, deren aufblasbarer Gummibeutel den Arm vollständig umgibt und dessen Breite ¾ der Oberarmlänge entspricht, ergibt die zuverlässigste Messung und läßt die Brachialarterie unbehindert für das Stethoskop zugänglich. Die Korotkov-Phase V (Verschwinden der Töne) fehlt bei Kindern häufig; es empfiehlt sich, bis zur Pubertät die Dämpfung der Töne (Phase IV) als Endpunkt für den diastolischen Wert zu nehmen. Das Kind sollte bequem und ruhig für einige Minuten dasitzen, und man sollte jedesmal mindestens drei Messungen vorsehen. Wegen der großen Blutdruckvariabilität wird man bei Kindern mit hohem Risiko vermutlich zunehmend nicht-invasive ambulante Messungen anwenden, um zuverlässige Druckwerte zu erhalten. Bei agitierten und unruhigen Kindern muß man damit rechnen, daß die Meßwerte überhöht sind, und sollte die Messung unbedingt später wiederholen. Entscheidungen über das therapeutische Vorgehen bei erhöhtem Blutdruck sollten, außer in schweren und symptomatischen Fällen, erst dann getroffen werden, wenn wiederholte Messungen über eine Reihe von Wochen vorliegen.

Was ist eine 'Hypertonie' beim Kind?

Wie bei Erwachsenen folgt auch bei Kindern der Blutdruck einer Normalverteilung mit einer rechtsschiefen Abweichung. Es gibt keine scharfe Linie, die den normalen vom erhöhten Blutdruck trennt, sodaß die Definition einer Hypertonie rein willkürlich ist. Hoher Blutdruck beim Kind ist nichts anderes als das, was das Wort sagt, nämlich eine quantitative Abweichung von der Norm, die von den 'Normalwerten' für jedes Alter und Geschlecht abhängt. Die *USA Second Task Force of Blood Pressure Control* hat eine Klassifizierung vorgeschlagen nach 'signifikanter' und 'schwerer' Hypertonie entsprechend den oberen Drei- bzw. Ein-Perzentilen der verschiedenen Altersklassen. Damit wird der rasche Druckanstieg in den ersten Lebenswochen, die spätere allmähliche Zunahme bis zur Pubertät, und der beschleunigte Druckanstieg, welcher Pubertät und Adoleszenz begleitet, entsprechend berücksichtigt (Abbildung 1). Wenn man solche Definitionen nach den nordamerikanischen Normen benutzt, muß man sich aber im Klaren sein, daß beim Kind die Blutdruckwerte je nach den Umständen der Messung erheblich schwanken. Wie beim Erwachsenen wirkt sich bei wiederholter Messung die Gewöhnung und das Vertrautwerden deutlich aus, sodaß die Werte beim zweiten oder dritten Mal deutlich niedriger liegen als bei der ersten Untersuchung. Der Blutdruck wird auch durch die Umgebungstemperatur beeinflußt, indem z.B. ein Temperaturanstieg von 20 auf 35 Grad C. zu einer Senkung des systolischen und diastolischen Drucks um 8–10 mmHg führen kann. Der Wachstumsschub der Pubertät, der von einem Druckanstieg begleitet wird, kann sich über einen breiten Altersbereich erstrecken. Wenn man die amerikanischen Hypertonie-Grenzwerte zugrundelegt, würden entsprechend der angegebenen Definition 3% der Kinder von 3–5 Jahren – und zwar diejenigen, die einen Druck von >112 mmHg systolisch bzw. >76 mmHg diastolisch aufweisen – unter 'signifikante Hypertonie' zu rubrizieren sein, und 1% – mit Werten >124 bzw. >84 mmHg – als 'schwere' Hypertoniker. Für das Alter von 16–18 Jahren sind die entsprechenden Grenzwerte für 'signifikante' bzw. 'schwere' Hypertonie >142/>79 mmHg bzw. >150/>98 mmHg.

Das Problem bei diesen Definitionen ist, daß die oberen Perzentilen eben rechnerisch notwendig 'erhöht' sind und ein entsprechender Anteil aller Kinder in diese Kategorien fallen muß. Die Frage ist nur: Hat das eine Bedeutung? Liegen bei Kindern mit diesen Blutdruckwerten krankhafte Veränderungen vor? Sind die Kinder mit einem signifikanten Risiko dazu disponiert, eine kardiovaskuläre Erkrankung zu bekommen? Die Antwort lautet Ja und Nein zugleich. Je schwerer die Blutdrucksteigerung ist, umso wahrscheinlicher ist es, daß sie eine zugrundeliegende renale oder endokrine Erkrankung widerspiegelt, und daß das Kind kurzfristig von Tod oder schwerer Behinderung bedroht ist. Ähnlich behalten die Kinder mit Druckwerten in den drei oberen Perzentilen wahrscheinlich auch weiter einen hohen Blutdruck und entwickeln im Erwachsenenalter eine signifikante Hypertonie. Dagegen bleibt der Blutdruck bei denen mit niedrigen Werten wahrscheinlich auch weiterhin niedrig. Das ist das Phänomen des sog. 'tracking', daß also die Kinder dazu tendieren, in ihrem 'Geleise', in ihrer 'Schiene' zu bleiben und beim Heranwachsen ihre Klasse innerhalb des Blutdruckbereichs beizubehalten; entsprechend ist das auch beim Körpergewicht, bei Fettsucht und beim Cholesterinspiegel der Fall. Die Stärke dieser Korrelation der Blutdruckwerte bei Kindern ist über eine 7-Jahres-Periode aber nicht so streng, daß nicht ein beträchtlicher Anteil von ursprünglich als 'hypertensiv' klassifizierten Kindern in Wirklichkeit fehlklassifiziert sind – während eine gleichgroße Zahl von den als 'normotensiv' eingestuften Kindern später hypertensiv werden. Zwei Faktoren, die hilfreich sind, um Kinder mit dem größten Risiko einer späteren Hypertonie zu identifizieren, sind Fettsucht und Familienvorgeschichte. Übergewichtige Kinder tendieren zu einem höheren Blutdruck und haben eine stärkere Veranlagung, als Adoleszenten oder Erwachsene hypertensiv zu werden, wenn sie Übergewicht entwickeln. In ähnlicher Weise sind Kinder von hypertensiven Eltern oder mit hypertensiven Geschwistern in stärkerem Maße zu höheren Drucken veranlagt, besonders wenn beide Eltern oder mehrere Geschwister betroffen sind oder wenn es sich um Zwillinge handelt.

Schwere symptomatische Hypertonie und sekundäre Hypertonie

Bei den meisten Kindern mit signifikanter oder sogar schwerer Hypertonie nach obiger Definition läßt sich bei der Routineuntersuchung kein offensichtlicher Grund für die Blutdrucksteigerung nachweisen. Im Gegensatz dazu geht die lebensbedrohende Hypertonie beim Kind und Adoleszenten gewöhnlich eher mit Symptomen einher als beim Erwachsenen, sei es aufgrund der zugrundeliegenden speziellen Krankheit, sei es in Form von Hochdruck-Kopfschmerz, Herzinsuffizienz oder Krampfanfällen. Die häufigeren Ursachen einer schweren symptomatischen Hypertonie in der Kindheit in Ländern mit günstigen sozio-ökonomischen Bedingungen sind chronische Nierenkrankheiten in Form von chronischer Glomerulonephritis und chronischer Pyelonephritis infolge Reflux-Nephropathie sowie Nierenarterienstenose, die oft segmentaler Natur ist. In ärmeren Ländern herrscht die akute Glomerulonephritis vor. Die zugrundeliegende Nierenkrankheit führt oft zu Körperschwäche und Wachstumshemmung. Andere wichtige, aber seltene Ursachen kindlicher Hypertonie sind das Phaeochromocytom, das sich entweder als Dauer-Hypertonie oder mit charakteristischen

Symptomen präsentiert oder von einer Neurofibromatose begleitet ist, weiterhin der primäre Aldosteronismus, der sich in Schwäche, Polyurie und/oder Tetanie durch Hypokaliämie äußert, sowie die Aortenisthmusstenose. Lakritze kann einen primären Aldosteronismus imitieren, und orale Kontrazeptiva können bei jungen Mädchen zur Hypertonie führen. Ein kongenitaler adrenaler Hydroxylasemangel kann sich als Hypertonie im Säuglings- oder späteren Kindesalter äußern, und vermehrte Salzzufuhr in Nährmitteln kann in den ersten Lebensmonaten hypertensive Krisen heraufbeschwören.

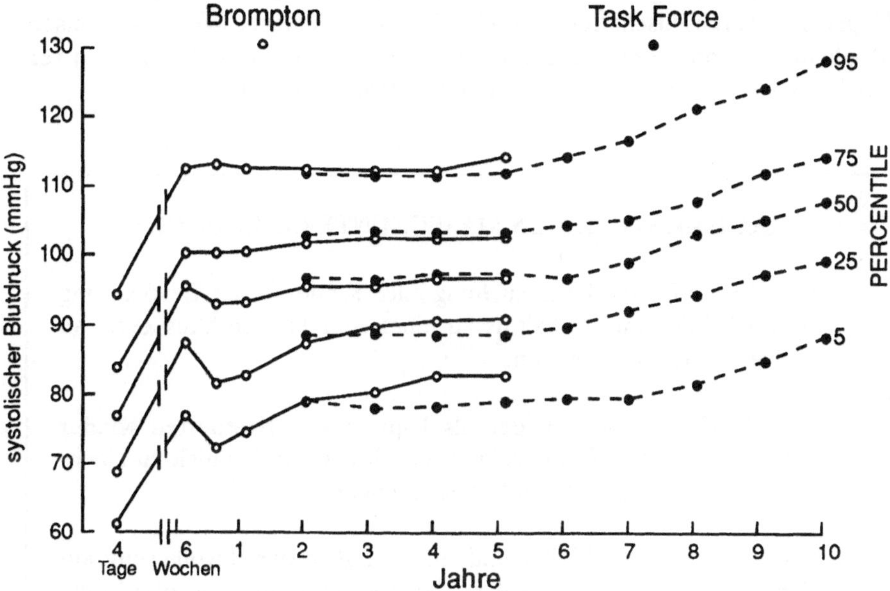

Abbildung 1. Quintile des Blutdrucks (systolisch) bei Kindern in verschiedenem Alter. Daten der Brompton-Studie, aus: M. de Swiet *et al.* (1980): *Pediatrics* 65: 1028; Task Force-Daten aus: S. Blumenthal *et al.*, (1977): *Pediatrics* 59: 797

Ist ein Hypertonie-Screening sinnvoll?

Zur Frage eines generellen Screening in der Bevölkerung, um Hochdruckfälle bei Kindern aufzudecken, sind widersprechende Ansichten geäußert worden. Die Befürworter von Massenuntersuchungen sind der Meinung, daß die Entdeckung einiger Fälle von schwerer Hypertonie lohnend ist, und daß die Identifizierung von Kindern mit 'signifikanter' Hypertonie in den oberen Perzentilen der Normalverteilung des Blutdrucks die Möglichkeit einer Intervention bietet, indem ungünstige Faktoren des

Lebensstils, die zu schwerer Blutdrucksteigerung im späteren Leben disponieren, gebessert werden können. Die Gegner des Massen-Screening bringen die Punkte vor, die nebenstehend aufgeführt sind (siehe Textkasten).

Beide Argumentationen geben einigen Sinn. Die Präferenz des Autors im derzeitigen Stadium geht dahin, daß man sich auf Gesundheitsprogramme konzentrieren solle, die sich auf alle Kinder richten, und daß man eine zu weitgehende Etikettierung einzelner Gruppen vermeiden, jedoch ein Screening durchführen solle bei solchen Kindern, die aufgrund einer Familienvorgeschichte von Hochdruck und/oder kardiovaskulären und renalen Erkrankungen das größte Risiko aufweisen, sowie bei denjenigen, die bereits übergewichtig sind oder bei denen Abnormitäten vorliegen, die mit Hypertonie vergesellschaftet sind wie Neurofibromatose. Wenn sich unsere Möglichkeiten zur Voraussage der weiteren Blutdruckentwicklung noch verfeinern, kann das zu einer Änderung dieses Vorgehens führen.

ARGUMENTE GEGEN MASSENUNTERSUCHUNGEN

* Die Kosten für die Untersuchung aller Kinder in der Bevölkerung sind erheblich im Verhältnis zu einer sehr kleinen 'Ausbeute' an schweren Hypertoniefällen.

* Ein signifikanter Anteil der als hypertensiv etikettierten Kinder würde falsch klassifiziert sein. Das führt wahrscheinlich zu Nachfolgekosten und unnötigen Beängstigungen.

* Da die Gesamtmorbidität und -mortalität in der Bevölkerung auf denjenigen beruht, die sich in der oberen Hälfte der Blutdruck-Verteilungskurve befinden, und nicht auf den extremen obersten 1 bis 3 Prozent, läßt sich durch Maßnahmen der Gesundheitsvorsorge für alle Kinder ein größerer Nutzen erzielen.

* Der Blutdruck ist nur einer aus einer Reihe von Risikofaktoren, die zur Entwicklung kardiovaskulärer Erkrankungen disponieren, und es erscheint logischer, die begrenzten Mittel dazu zu verwenden, die Kinder ganz allgemein auf den richtigen Weg zu bringen hinsichtlich körperlicher Übung, Übergewicht, Fettzufuhr und Rauchen.

Das Vorgehen beim Kind mit erhöhtem Blutdruck

Eine symptomatische oder eine schwere Hypertonie im Kindesalter hat oft eine identifizierbare Ursache. Eine umfassende klinische und Laboratoriumsuntersuchung ist angezeigt. Sie entwickelt sich in die verschiedenen Richtungen, die, wie oben besprochen, bereits durch die ersten Hinweise nahegelegt werden. Die klinische Untersuchung konzentriert sich auf den Nachweis von Nierenvergrößerung, renalen Gefäßgeräuschen, Femoralispulsen und Drucken am Bein zum Ausschluß einer Aortenisthmusstenose, von Zeichen der Herzhypertrophie und Herzinsuffizienz, von Retinopathie und Adrenogenital-Syndrom.

Bei Fehlen anderer Erklärungen ist bei allen Kindern, die bei wiederholten Messungen hypertensiv sind, eine Sedimentuntersuchung des Mittelstrahlurins auf Zellgehalt, Zylinder, Bakterien, Protein und Zucker erforderlich. Weiterhin werden Harnstoff, Elektrolyte und Kreatinin im Plasma bestimmt, sowie Thoraxröntgenbild, EKG und Echokardiogramm angefertigt im Hinblick auf eine Herzvergrößerung. Mittels abdomineller Sonographie werden Nierengröße, Gewebsvermehrugen im Abdomen, Zysten und Zeichen von Obstruktion festgestellt. In sehr schweren oder symptomatischen Fällen erfolgt die Katecholaminbestimmung im 24-Stunden-Urin und die renale Angiographie zum Ausschluß einer Nierenarterienstenose.

Hochdruck-Kopfschmerz, Linksherzinsuffizienz oder Krampfanfälle sowie schwere Hypertonie in Verbindung mit Niereninsuffizienz erfordern eine sofortige Krankenhausaufnahme und Blutdrucksenkung. Wenn möglich sollte die Drucksenkung durch orale Therapie erfolgen, wobei zur Zeit Nifedipin in flüssiger Form das Mittel der ersten Wahl darstellt. Wenn dies erfolglos ist oder das Kind erbricht oder komatös ist, erfolgt eine intravenöse Titrierung mit Diazoxid oder Hydralazin oder einer Nitroprussidnatrium-Infusion, unter ständiger Blutdrucküberwachung zur Vermeidung eines überschießenden Druckabfalls.

Die Wahl der Arzneimittel für die orale Dauertherapie erfolgt wie beim Erwachsenen (Kapitel 10), wobei es speziell nötig ist, zentralwirkende Mittel, die Sedierung und Depression hervorrufen, möglichst zu vermeiden. Diuretika können erforderlich sein, in Kombination mit anderen Mitteln, um den Blutdruck ausreichend einzustellen, jedoch sollte man sie in leichteren Fällen vermeiden im Hinblick auf ihre Langzeitwirkungen auf Glukosetoleranz und Lipidstoffwechsel. Das Arzneimittelprogramm sollte möglichst mit einer einmal täglichen Applikation auskommen, um die Behandlung zu vereinfachen und die Einnahmetreue zu verbessern.

Nicht-pharmakologische Maßnahmen sollten in jedem Fall ausgenutzt werden, um den Arzneimittelbedarf bei schwerer Hypertonie zu reduzieren und bei leichten Formen, bei denen zunächst für einige Monate nur eine

Blutdrucküberwachung erfolgen soll, eine Arzneimitteltherapie möglicherweise überhaupt entbehrlich zu machen. Die Bemühungen konzentrieren sich auf Gewichtskontrolle und regelmäßige körperliche Übung. Eine diätetische Reduzierung von Gesamtfett und gesättigten Fettsäuren und der vermehrte Verzehr von Obst und Vegetabilien bringen den zusätzlichen Vorteil mit sich, daß auch der Cholesterinspiegel gesenkt wird. Eine Natriumrestriktion scheint bei Kindern und Adoleszenten weniger wirksam zu sein als bei älteren Menschen, kann aber die Wirkung von antihypertensiven Mitteln verstärken und den Bedarf an Diuretika reduzieren. Bei akuter Glomerulonephritis mit Flüssigkeitsretention ist eine Salz-Wasser-Restriktion obligatorisch.

Zum Langzeitprogramm bei hypertensiven Kindern und Adoleszenten gehört der Rat, Alkohol und Rauchen zu vermeiden und dafür zu sorgen, daß das Idealgewicht aufrechterhalten bleibt. Eine sorgfältige Beratung sowohl des Kindes als auch der Eltern ist notwendig, um die Compliance für die ärztlichen Ratschläge und die Therapie sicherzustellen. Die Beratung soll mit Blick darauf erfolgen, daß eine volle Integration in die normalen Aktivitäten von Kindheit und Adoleszentenalter erreicht und eine übermäßige Beschäftigung mit dem Blutdruck und die Vorstellung des Krankseins vermieden wird.

SCHWANGERSCHAFT

Hypertonie in der Schwangerschaft ist nach wie vor eine der Hauptursachen von perinataler und mütterlicher Mortalität und Morbidität. Die Betreuung hypertensiver Schwangerer soll in Zusammenarbeit des betreuenden Arztes mit dem Geburtshelfer und einem Spezialisten erfolgen, der mit dem Problem besondere Erfahrung hat. Die Entbindung soll in einem Krankenhaus erfolgen, das entsprechende Reanimationsmöglichkeiten und unmittelbaren Zugang zum Neonatologen bietet.

Hypertonie in der Schwangerschaft kann die Fortsetzung einer vorbestehenden Hochdruckerkrankung sein, oder aber als Teil des komplexen Syndroms einer Präeklampsie auftreten, welches Nierenschädigung, Gerinnungsstörungen, Thrombocytenverbrauch und in seiner schweren Form Krampfanfälle und Nieren- und Leberinsuffizienz umfaßt. Oft ist das intrauterine Wachstum verzögert und es kann in Verbindung mit einer retroplazentaren Blutung zur Totgeburt kommen. Eine Präeklampsie ist bei der ersten Schwangerschaft häufiger und tritt oft zu einer vorbestehenden Hypertonie hinzu. Möglicherweise ist eine Störung der immunologischen Beziehung zwischen Fetus und Mutter die Ursache, und pathophysiologisch wird ein Ungleichgewicht zwischen supprimiertem Prostazyklin (vasodilatorisch) und überschießend freigesetztem Thromboxan (vasokonstriktorisch und proaggregatorisch) vermutet, die zur plazentaren Ischämie und renalen und systemischen Vasokonstriktion beiträgt.

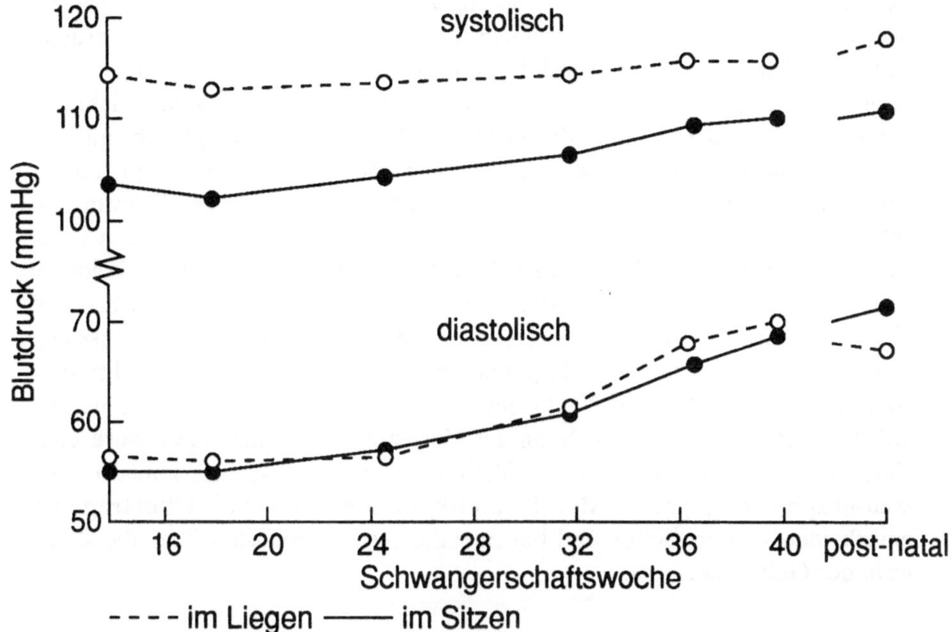

Abbildung 2. Durchschnittswerte des Blutdrucks bei 226 Erstgebärenden. Messung mit dem London School of Hygiene sphygmomanometer zum Ausschluß von Beobachter-Voreingenommenheit. Reproduziert mit Erlaubnis von *Clinical Science*: MacGillivray, Rose and Rowe (1969): 37: 395.

Normalerweise geht der Blutdruck in der Frühschwangerschaft zurück aufgrund einer starken systemischen Vasodilatation, die den Anstieg des Herzauswurfs disproportional übersteigt (Abbildung 2). Auch wenn - willkürlich - erst ein Druckniveau über 140/90 mmHg einer Hypertonie zugeordnet wird, so müssen doch Werte über 130/80 mmHg vor der 20. Schwangerschaftswoche als verdächtig angesehen werden. Verdachtsmomente für eine Präeklampsie sind bei einer Schwangeren mit erhöhtem Blutdruck: Wechsel im Tempo der Gewichtszunahme der Mutter; gestörtes Wachstum des Kindes; Anstieg oder Abfall der Thrombocytenzahl. Das Auftreten einer Proteinurie, ohne daß ein Harnwegsinfekt vorliegt, ist ein schwerwiegendes Zeichen einer Präeklampsie.

Diagnostische Abklärung

Die klinische und laboratoriumsmäßige Abklärung erfolgt wie sonst bei einer Hypertonie auch, nur werden in der Schwangerschaft Röntgenuntersuchungen, wenn nicht zwingend notwendig, vermieden bis nach der Geburt. Bei schwerer Hypertonie muß sorgfältig nach Zeichen von Herzinsuffizienz und retinalen Blutungen, Exsudaten oder Papillenödem gesucht werden. Indizien für einen zugrundeliegenden Harnwegsinfekt oder eine Glomerulonephritis ergeben sich aus Anamnese und Urinuntersuchung. Harnwegsobstruktion und Zystennieren können sonographisch ausgeschlossen werden unter Vermeidung von Röntgenstrahlen. Ein Phäochromocytom ist zwar selten, undiagnostiziert verläuft es in der Schwangerschaft aber oft tödlich, daher sollen die Katecholamine im 24-Stunden-Urin bestimmt werden. Die Patientin soll sich alle 14 Tage beim Gynäkologen und/oder betreuenden Arzt vorstellen, wobei zur frühzeitigen Erfassung einer Präeklampsie folgende Untersuchungen durchgeführt werden: Messung von Blutdruck (in Linksseitenlage und im Stehen) und Körpergewicht; Bestimmung des kindlichen Wachstums; Untersuchung des Mittelstrahlurins auf Proteinurie; Blutuntersuchung auf Harnstoff, Kreatinin, Harnsäure und Thrombocytenzahl. Größe und Vitalität des Kindes werden klinisch und sonographisch geprüft. Bei Komplikationen oder bei Übertragung entscheiden Geburtshelfer und betreuender Arzt gemeinsam über die Zeitwahl des Geburtstermins.

Wann soll behandelt werden?

Die antihypertensive Therapie hat die Aufgabe, die Mutter vor den Folgen der Hypertonie zu schützen und die Fortsetzung der Schwangerschaft zu ermöglichen bis zu einem Zeitpunkt, zu dem das Kind sicher entbunden werden kann. Selbstverständlich ist es wichtig, solche Antihypertensiva zu wählen, die Wachstum und Überlebenschance des Kindes nicht beeinträchtigen.

Kontrollierte Studien bei Frauen mit Blutdruckwerten im Bereich von 140/90 bis 170/110 mmHg zeigen, daß die Therapie für das Kind sicher ist, seine Überlebenschancen verbessern kann und zu einer Abnahme der Totgeburten führt. Dagegen gibt es keine überzeugenden Belege dafür, daß der Prozeß der Präeklampsie selbst beeinflußt wird. Bei Schwangeren mit unkomplizierter Hypertonie kann die Behandlung gewöhnlich ambulant begonnen werden. Eine prompte Hospitalisierung ist aber indiziert, wenn der Druck 170/110 mmHg übersteigt oder wenn Zeichen einer Präeklampsie auftreten, besonders bei Proteinurie.

Die Wahl der Antihypertensiva

Arzneimittel, die kontrollierten Studien unterworfen wurden und sich als sicher für das Kind erwiesen haben, schließen ein: Alpha-Methyldopa, Betarezeptorenblocker wie Atenolol, Alprenonol und Labetalol, sowie Clonidin. Dosierung, Nebenwirkungen und Art der Anwendung sind die gleichen wie sonst auch, nur kann der Arzneimittelbedarf bei Frauen mit vorbestehender Hypertonie in der Frühschwangerschaft zurückgehen. In der Spätschwangerschaft steigt er häufig an, besonders wenn eine Präeklampsie hinzutritt. Alpha-Methyldopa wurde den schärfsten kontrollierten Studien unterzogen, wobei eine der Studien in der 13. Schwangerschaftswoche begann und mit einer Nachbeobachtung von Mutter und Kind bis zum Alter von sieben Jahren weitergeführt wurde. Methyldopa wird selten so lange gegeben, daß sich eine hämolytische Anämie entwickelt, jedoch sind Sedierung und orthostatische Schwäche häufig. Betablocker werden in der Schwangerschaft anscheinend besser toleriert und erscheinen für das Kind sicher, obgleich manchmal Bradykardie und Blässe beim Neugeborenen beobachtet wurden und auch weiterbestehen können, wenn die Mutter stillt und gleichzeitig hohe Dosen von Betablockern weiternimmt. Vasodilatoren wie Hydralazin und die Alpharezeptorenblocker (Prazosin) können in resistenten Fällen mit Betablockern oder Methyldopa kombiniert werden, jedoch werden die peripher wirkenden Calciumantagonisten wie Nifedipin in dieser Situation heute zunehmend gebräuchlich. Verapamil ist ebenfalls wirksam, kann aber Beginn und Fortschreiten der Geburt verzögern.

Antihypertensive Mittel, die in der Schwangerschaft vermieden werden sollen, sind folgende: die Angiotensin-Converting-Enzym-Hemmer (ACE-Hemmer), die beim Tier häufig zur Totgeburt führen; Dihydroperidine wie Nifedipin, die beim Tier teratogen sind und im ersten Trimenon vermieden werden sollten; Reserpin, das in der Spätschwangerschaft unerwünscht ist, weil es eine schwere Depression beim Neugeborenen hervorrufen kann, wenn es innerhalb der letzten drei Wochen vor der Geburt gegeben wird. Ganglienblocker sind generell überholt durch Mittel, die weniger orthostatische Nebenwirkungen verursachen. Clonidin sollte man vermeiden, weil es zu einer schweren rebound-Hypertonie führen kann, wenn es plötzlich abgesetzt wird. Diuretika sollten ebenfalls vermieden werden, außer bei Stauungs-Herzinsuffizienz, weil das Plasmavolumen bei hypertensiver Schwangerschaft, und besonders bei Präeklampsie vermindert ist. Entsprechend ist auch eine diätetische Natriumrestriktion nicht angezeigt bei hypertensiver Schwangerschaft, selbst wenn Ödeme bestehen.

Das Risiko, eine Präeklampsie zu entwickeln und das Kind zu verlieren, steigt im Verhältnis zur Schwere einer vorbestehenden Hypertonie. Für Frauen, deren Blutdruck mit antihypertensiver Medikation eingestellt ist und die eine Schwangerschaft planen, ist es wahrscheinlich sicherer, ihre bisherige Medikation fortzusetzen, auch wenn ein kleines und oft unbekanntes Risiko einer Teratogenität nicht auszuschließen ist. Eine Ausnahme in dieser Hinsicht ist bei ACE-Hemmern gegeben, angesichts des bestehenden Verdachts, daß sie zum Verlust des Kindes führen könnten. Hier ist es besser, auf ein anderes Mittel überzugehen (vorher oder auch gleich nach der Konzeption, wenn diese unter der Therapie eingetreten ist). Manchmal führt die Vasodilatation der Frühschwangerschaft bei Frauen unter antihypertensiver Therapie zu abnorm niedrigen Druckwerten (zum Beispiel weniger als 110/70 mmHg). Unter diesen Umständen kann man die Dosierung vorsichtig zurücknehmen und in der späteren Schwangerschaft, wenn nötig, wieder steigern. Selbstverständlich ist eine häufige Überwachung des Verlaufs notwendig, wenn so vorgegangen wird. In ähnlicher Weise ist es, wenn der Blutdruck unter anderen als den erwähnten bevorzugten Mitteln gut eingestellt war, wahrscheinlich am besten, diese Therapie während der Schwangerschaft beizubehalten (mit Ausnahme von ACE-Hemmern, Reserpin und Diuretika).

Die Prävention einer Präeklampsie

Keines der blutdrucksenkenden Mittel, die bei milder Hypertonie in der Schwangerschaft in kontrollierten Studien geprüft wurden, hat sich gegenüber den anderen Erscheinungen der Präeklampsie als wirksam erwiesen. Bei Schwangeren mit Blutdruckwerten über 170/110 mmHg wurden keine kontrollierten Studien durchgeführt, jedoch sprechen unkontrollierte Beobachtungen zweifellos dafür, daß die Therapie eine Fortsetzung der Schwangerschaft bis zu einem lebensfähigen Kind ermöglicht in Fällen, in denen die Schwangerschaft sonst allein schon aufgrund des mütterlichen Risikos abgebrochen worden wäre. Drei kürzliche Studien sprechen dafür, daß niedrig dosiertes Aspirin eine Proteinurie verhüten, das Wachstum und Überleben des Kindes verbessern und das Auftreten einer schweren Präeklampsie reduzieren kann, untersucht bei Frauen mit milder Präeklampsie oder mit einem hohen Risiko, eine solche zu entwickeln. Man nimmt an, daß der Mechanismus in einer Hemmung der Thromboxan-Synthese besteht. Dies könnte eine äußerst wertvolle Zusatztherapie bei Präeklampsie darstellen; weitere große Studien zu dieser Frage sind in Gang.

Hypertensive Notfälle in der Schwangerschaft

Zusätzlich zu den speziellen geburtshilflichen Indikationen zur Hospitalisierung besteht die dringende Indikation zur stationär überwachten Blutdrucksenkung, wenn die Hypertonie mit Symptomen drohender Eklampsie einhergeht wie Kopfschmerz, Auftreten von Lichtblitzen oder Bauchschmerz. Beispielsweise durch 5 Tropfen Nifedipin oral kann der Blutdruck oft bereits innerhalb von 5 Minuten gesenkt werden. Diese Dosis kann bei Bedarf alle 10 Minuten wiederholt werden bis zur Gesamtmenge von 30 mg, danach in Intervallen von 2–3 Stunden. Bei Patientinnen, die erbrechen oder gegenüber oralem Nifedipin resistent sind, ist die langsame Infusion von Diazoxid (10 mg/min bis zu einer Gesamtdosis von 300 mg) oder ein wiederholter Bolus von 5 mg Hydralazin gewöhnlich wirksam, kann allerdings pochenden Kopfschmerz, Herzklopfen, Haut-Flash und Erbrechen hervorrufen. Diese Medikation sollte durch orale Betablocker oder Methyldopa ergänzt werden, und es sollte die Entbindung durch Sectio vorgenommen werden, wenn das Kind lebensfähig erscheint. Es ist zu beachten, daß Frauen unter vorbestehender antihypertensiver Therapie besonders empfindlich sind gegenüber dem hypotensiven Effekt von intravenösen Vasodilatoren oder flüssigem Nifedipin.

Bei schwerer Präeklampsie treten die höchsten Blutdruckwerte häufig während der Nacht auf, was bei der Medikation entsprechend zu berücksichtigen ist.

Die postpartale Periode

Die antihypertensive Therapie kann gewöhnlich innerhalb weniger Tage post partum reduziert werden, wenn es sich nur um eine 'reine' Präeklampsie gehandelt hat. Gelegentlich kommen aber in der ersten Woche noch vorübergehende Exazerbationen mit schwerer Hypertonie und/oder Krampfanfällen vor, und es kann einige Wochen dauern, bis der Blutdruck zurückgeht. Eine persistierende Hypertonie beruht dagegen meist auf einer vorbestehenden chronischen Hochdruckerkrankung, die möglicherweise durch die Vasodilatation in der Frühschwangerschaft maskiert wurde. Alle Frauen mit einer Hypertonie in der Schwangerschaft sind sorgfältig auf mögliche Hypertonie-Ursachen zu untersuchen, und der Blutdruck sollte bei ihnen auf unbegrenzte Zeit überwacht werden im Hinblick auf ihr erhöhtes Risiko, im späteren Leben eine schwere Hypertonie zu entwickeln.

HYPERTONIE BEIM ÄLTEREN MENSCHEN

Beim älteren Hypertoniker gehen die meisten Ärzte mit wohlberechtigter Vorsicht vor. Denn wenn auch der Nutzen der Therapie groß sein kann, so besteht doch ein signifikantes Risiko, daß mehr Schaden als Nutzen gestiftet wird, wenn man sich ungerechtfertigt zur Durchführung einer Therapie entscheidet, oder wenn diese inadaequat durchgeführt oder überwacht wird.

Das Risiko bei einer Hypertonie im Alter

Hypertonie ist der hauptsächliche Risikofaktor für Schlaganfall, Herzinsuffizienz und Herzattacken des älteren Menschen. Das Risiko steigt progressiv an mit Zunahme des systolischen und diastolischen Drucks, mindestens bis zum Alter von 80 Jahren. Der systolische Druck ist ein besserer Prädiktor eines atherosklerotischen Hirninfarkts als der diastolische. Das Risiko aufgrund eines isoliert systolischen Hochdrucks (definiert als systolischer Druck über 160 mmHg bei einem diastolischen Druck unter 90 mmHg) verhält sich ebenfalls proportional zur Blutdruckhöhe. Da für mehr als die Hälfte der Todesfälle beim älteren Menschen eine kardiovaskuläre Erkrankung verantwortlich und der Hochdruck überhaupt sehr häufig ist, hat das Problem für die medizinische Betreuung und öffentliche Gesundheitsvorsorge große Bedeutung.

Vergleichszahlen über die Häufigkeit der Hypertonie werden entscheidend beeinflußt durch die Umstände der Messung und die Definition der Hypertonie. Wenn beispielsweise beim älteren Menschen eine routinemäßige Blutdruckmessung zunächst einen systolischen Wert von über 160 mmHg ergeben hat, kann der Druck bei der zweiten Untersuchung bereits um 10 mmHg niedriger liegen und häufig weiter abfallen, wenn die Messung über mehrere Wochen wiederholt wird. Bei einem Grenzwert von 160 mmHg systolisch würde damit die Häufigkeit des Hochdrucks in der Altersgruppe über 65 Jahre von 45% auf weniger als 10% zurückgehen.

Die Ursachen der Hypertonie im Alter

Wie beim jüngeren Menschen läßt sich in den meisten Fällen kein eindeutiger ursächlicher Krankheitsprozeß identifizieren. Jedoch können die meisten renalen und endokrinen Störungen der jüngeren Altersgruppen in gleicher Weise auch beim älteren Menschen vorkommen und sollten wenigstens klinisch in Betracht gezogen werden, in schweren Fällen auch mit weiterführenden Untersuchungen. Eine atheromatöse Nierenarterienstenose nimmt im Alter an Häufigkeit zu, und wenn sie bilateral und hochgradig ist, stellt sie sich oft erst dadurch heraus, daß es bei Gabe von ACE-Hemmern zur Niereninsuffizienz kommt. Eine kürzliche Akzeleration der Hypertonie zusammen mit eingeschränkter Nierenfunktion, bei normalem Urinsediment und Fehlen einer prostatischen Obstruktion, lenkt ebenfalls den Verdacht auf eine schwere doppelseitige Nierenarterienstenose mit einseitigem Verschluß. Abdominelle Gefäßgeräusche und ein abdominelles Aortenaneurysma sind ggf. begleitende Zeichen einer schweren Atherosklerose.

Ein benignes oder malignes Phaeochromocytom ist im Alter selten, kann sich aber in den charakteristischen Anfällen von Palpitationen, pochendem Kopfschmerz und Tremor äußern, manchmal begleitet von Gewichtsverlust, Durchfall oder Diabetes. Ein primärer Aldosteronismus kann undiagnostiziert von mittleren Jahren bis ins hohe Alter persistieren, bis eine schwere Hypokaliämie manifest wird, oft in Verbindung mit diuretischer Therapie. Thyreotoxikose, Hypothyreose und Hyperparathyreoidismus sind alle mit Hypertonie assoziiert; die Entdeckung der Hypertonie kann der erste Schritt zur Diagnose sein. Chronische Nierenleiden durch Prostata-Obstruktion oder blande verlaufende chronische Glomerulonephritis oder Pyelonephritis kann einer Hypertonie beim älteren Menschen zugrundeliegen; danach sollte routinemäßig gefahndet werden an Hand von Vorgeschichte, klinischem Befund, Mittelstrahlurin und Harnstoff- und Kreatininbestimmung im Blut. Hypertonie und Diabetes sind häufig vergesellschaftet, speziell bei übergewichtigen älteren Menschen, und der Blutzucker sollte getestet werden (postprandial oder nüchtern), ehe eine Therapie mit Thiazid-Diuretika begonnen wird, und ebenso auch während einer solchen Therapie.

Obgleich bei der Mehrzahl der Fälle von ‘primärer’ oder essentieller Hypertonie kein offensichtlich zugrundeliegender Krankheitsprozeß nachweisbar ist, sind in vielen Fällen diätetische oder andere Faktoren des Lebensstils in gleicher Weise im Spiel wie bei jüngeren Menschen. Eine überschießende Körperfettmasse, ein regelmäßiger Alkoholgenuß und eine sitzende Lebensweise stehen offenbar in quantitativer Beziehung zu einem erhöhten Blutdruck. Ältere Menschen reagieren auch empfindlicher auf den pressorischen Effekt einer großen Kochsalzaufnahme, und daher läßt sich mit einer Natriumrestriktion hier auch mehr erreichen als bei jüngeren Patienten. Nicht-steroidale Antirheumatika werden von älteren Menschen in großem (oft unangemessenem) Umfang genommen und können manchmal einen Hochdruck auslösen oder der antihypertensiven Therapie entgegenwirken.

Die Abklärung bei Hypertonie im Alter

Für Personen der Altersgruppe von 65–80 Jahren kann man die folgenden Richtlinien empfehlen, wobei man bei asymptomatischen Patienten aber vernünftigerweise mehr vom biologischen als vom chronologischen Alter ausgeht.

Zusätzlich zu einer sorgfältigen Anamnese sind detaillierte Informationen einzuholen über Trink- und Rauchgewohnheiten, Gebrauch vom nichtsteroidalen Antirheumatika und sonstigen (vom Arzt verschriebenen oder rezeptfreien) Mitteln. Sozialer Hintergrund, psychologischer Status und Ernährungsgewohnheiten werden erfaßt und, falls in Frage kommend, wird nach Hinweisen (beim Patient oder über seine Angehörigen) auf eine beginnende Demenz gesucht. Diese Information braucht der Arzt notwendig, damit er abschätzen kann, wieweit der Patient in der Lage ist, die ärztlichen Ratschläge und die korrekte Einnahme der Arzneimittel zu verstehen und zu befolgen.

Die Abklärung (mit Anamnese, klinischer Untersuchung und Standardtests) konzentriert sich auf häufig vorkommende Störungen, die beim älteren Menschen die Entscheidung, ob man die Blutdrucksteigerung behandeln soll, sowie die Wahl der Mittel und die Reaktion darauf beeinflussen können. Zu suchen ist nach Hinweisen auf Myokardischämie, Diabetes, eingeschränkte Nierenfunktion, chronische Lungenleiden, zerebrale und periphere Gefäßleiden, Stimmungs- und Haltungsstörungen und Schilddrüsenkrankheiten.

Man sollte den Blutdruck zunächst über einige Wochen beobachten, sofern keine dringende Therapieindikation besteht in Form von Herzinsuffizienz, Angina pectoris, akzelerierter oder maligner Hypertonie oder anderen hypertensiven Notfällen wie hämorrhagischer Schlaganfall, Aortendissektion oder Niereninsuffizienz. Der Blutdruck wird mit einer passenden Manschettengröße im Sitzen oder Liegen sowie im Stehen gemessen. Bei der Behandlung richtet man sich nach den niedrigeren Werten, damit eine symptomatische Hypotonie, oder im schlimmsten Fall ein Hirninfarkt, vermieden wird. An die Möglichkeit einer Pseudo-Hypertonie, wie oben besprochen, sollte man denken.

Die Basisuntersuchung bei Patienten, bei denen eine Therapie erwogen wird, schließt ein: Mittelstrahlurin mit Sediment und Kultur, Serum-Kreatinin und -Elektrolyte, Blutzucker und Harnsäure, Leberfunktionstest für Hinweise auf Alkoholbelastung, Blutbild einschließlich mittlerem Erythrocytenvolumen, EKG und Thorax-Röntgen. Aufwendigere und invasive Untersuchungen auf zugrundeliegende Ursachen der Hypertonie hängen nicht nur vom klinischen Verdacht und von abnormen Basistests ab, sondern auch davon, ob das weitere Vorgehen durch das Ergebnis solcher Untersuchungen mit Wahrscheinlichkeit wesentlich beeinflußt werden würde. Die Ultraschalluntersuchung der Nieren schließlich dient zum Ausschluß einer Harnwegsobstruktion und kann nützliche Informationen über Größe und Kontur der Nieren und über Nierenzysten geben; die intravenöse Pyelographie zu solchen Zwecken ist damit weitgehend entbehrlich geworden.

Therapeutische Ansatzpunkte und Zielvorstellungen

Eine gute Blutdruckeinstellung kann Lebensqualität und Lebensquantität substantiell verbessern. Das Ausmaß, in dem sich dieser Nutzen verwirklichen läßt, wurde allerdings nur in begrenztem Umfang durch kontrollierte Studien untersucht. Besonders drei Studien sprechen aber dafür, daß die antihypertensive Therapie zu einer beträchtlichen Abnahme der Morbidität führt. Sowohl die 'Australian Blood Pressure Study' (Eingangskriterium diastolischer Blutdruck 90–100 mmHg) als auch das 'American High Blood Pressure Detection Programme' für 'stepped care' (in Spezialkliniken) versus 'usual care' (übliche Praxisbehandlung) zeigten bei Patienten über 60 Jahre eine Reduktion von tödlichem und nicht-tödlichem Schlaganfall um etwa 45%. Der 'European Working Party on Hypertension in the Elderly (EWPHE) Trial' betraf eine Placebo-kontrollierte Studie bei 840 Patienten im Alter von 60 Jahren und darüber mit Druckwerten von mehr als 160/90 mmHg und ergab, ausgewertet nach der 'Intention to Treat'-Analyse, für die Verumgruppe eine 27%ige Reduktion der kardiovaskulären und eine 38%ige der kardialen Mortalität. Ischämischer Schlaganfall und transitorische zerebrale Ischämien gingen beide ebenfalls erheblich zurück, und insgesamt traten 29% weniger kardiovaskuläre Ereignisse und 14% weniger kardiovaskuläre Todesfälle auf, bezogen auf Tausend Patientenjahre und den Vergleich von Verum- mit Placebo-Gruppe. Da die absolute Ereignishäufigkeit bei älteren Patienten weit größer ist als bei jüngeren, ist das Potential einer Prävention für den individuellen Patienten in höherem Alter entsprechend größer als beim jüngeren.

Vor diesem Hintergrund sind die speziellen Probleme der Hypertoniebehandlung beim älteren Menschen zu diskutieren.

Wann soll man eine Behandlung beginnen?

Der Entschluß zur Therapie ist leicht, wenn es sich um Patienten handelt, die Symptome von hypertensivem Linksherzversagen, begleitender Angina pectoris oder akzelerierter oder maligner Hypertonie aufweisen. Im Gegensatz dazu hängt die Entscheidung, ob eine Arzneimitteltherapie begonnen werden soll, bei relativ asymptomatischen älteren Menschen in erster Linie vom Blutdruckspiegel selbst ab, und unter diesen Umständen sollten die Messungen – solange die Initialwerte nicht außergewöhnlich hoch sind – zunächst einmal über einige Wochen hin wiederholt werden, oder in borderline-Fällen auch über 3–4 Monate. Während dieser Periode der Beobachtung und Beurteilung kann ernsthaft versucht werden, Wege der nicht-pharmakologischen Behandlung zu beschreiten. Wenn man von den begrenzten Studiendaten ausgeht, ergibt sich, daß bei asymptomatischen Patienten eine Arzneimitteltherapie dann eingesetzt werden sollte, wenn dauernde Druckwerte über 160 mmHg systolisch und über 100 mmHg diastolisch bestehen bleiben. Je schwerer die Hypertonie, desto größer ist das Risiko, und desto frühzeitiger soll die Behandlung begonnen werden. Im Falle einer schweren Hypertonie, z.B. >240 mmHg systolisch und >120 mmHg diastolisch mit nur geringem orthostatischen Abfall, sollte die Arzneimitteltherapie etwa nach zwei Wochen beginnen.

Bevor eine Therapie erwogen wird, sollte der Blutdruck stets sowohl im Stehen als auch in der üblichen Ruhelage im Sitzen oder Liegen gemessen werden, im Hinblick auf die größere Tendenz zu orthostatischer Hypotonie beim älteren Menschen (siehe auch Kapitel 1). Eine postprandiale Hypotonie ist beim älteren Menschen häufig und manchmal auch symptomatisch, sodaß der zeitliche Abstand von einer vorausgehenden größeren Mahlzeit sehr wohl Einfluß auf die Meßwerte und die Therapieentscheidung und Beurteilung der Blutdruckeinstellung haben kann.

Der behandelnde Arzt sollte auch an die sog. 'Pseudo-Hypertonie' denken, bei der der Blutdruck bei üblicher nichtinvasiver Messung überschätzt wird aufgrund exzessiv rigider Arterien. Es hieß, daß man das voraussehen kann aufgrund des Osler'schen Zeichens, bei dem es sich um die Palpierbarkeit der Brachialarterie handelt, obwohl man den arteriellen Zustrom mit der Blutdruckmanschette blockiert. Die Sensivität und Spezifität dieses Tests ist jedoch sehr gering. Andere Hinweise auf falsch überhöhte Meßwerte sind das Fehlen echokardiographischer Zeichen von Linkshypertrophie trotz offenbar hoher systolischer Druckwerte, oder können sich aus Schwächezuständen nach Gabe von Antihypertensiva, trotz Fehlens einer deutlichen Hypotension, ergeben.

Die Entscheidung, wann man beim älteren Hypertoniker mit der Therapie beginnt, hängt sehr stark von den individuellen Umständen ab. Solche anderen Faktoren, die nicht selten den Entschluß zur Behandlung beeinflussen, können kardiale, renale und zerebrale Funktionsstörungen, Begleitkrankheiten, gleichzeitige sonstige Therapie und psychosoziale Faktoren sein.

Nicht-pharmakologische Behandlung (siehe auch Kapitel 7)

Patienten mit ständigen diastolischen Druckwerten über 100 mmHg und einem systolischen Blutdruckspiegel über 160 mmHg profitieren offenbar von einer Blutdrucksenkung durch Arzneimittel. Wenn jedoch kein dringendes Bedürfnis einer Blutdrucksenkung besteht, ist es ratsam, die Behandlung zunächst mit nicht-pharmakologischen Maßnahmen zu beginnen; ebenso auch bei jüngeren Patienten. Diese schließen in entsprechenden Fällen ein: Gewichtsreduktion, Mäßigung des Alkoholgenusses auf maximal zwei Drinks am Tag, Einschränkung des Kochsalzverbrauchs sowie allmählich gesteigerte körperliche Übung in Form von Gehen, Radfahren oder Schwimmen. Bei den Diätratschlägen zur Kalorieneinschränkung soll die Reduktion gesättigter Fette und der bevorzugte Verzehr von Früchten und Vegetabilien betont werden. Besonders bei Patienten mit niedrigem Einkommen oder in sozialer Isolierung muß dafür gesorgt werden, daß die essentiellen Nährstoffe, Mineralien und Vitamine adaequat zugeführt werden. Wenn zur Schmerzlinderung bei Arthrosen gleichzeitig nichtsteroidale Antirheumatika eingenommen werden, sollte man Paracetamol als Alternative versuchen. Freiverkäufliche Präparate, die Sympathikomimetika enthalten, können hypertensive Krisen verursachen und sind zu vermeiden. Mit diesen nicht-pharmakologischen Maßnahmen kann der Patient durchaus erreichen, daß er ohne oder mit weniger Antihypertensiva auskommt.

Das Risiko, das vom Rauchen ausgeht, besteht im Alter in gleicher Weise weiter, und man kann damit rechnen, daß die Beendigung des Rauchens das Auftreten von koronaren, zerebralen und peripheren Gefäßkrankheiten verzögert und das Risiko respiratorischer Störungen vermindert. Allerdings besteht, wenn jemand mit dem Rauchen aufhört, eine Tendenz zum Blutdruckanstieg, vor allem wegen der Neigung zur Gewichtszunahme.

Sorgfältige Aufklärung, Anleitung und Ermutigung ist bei der Langzeitbetreuung des älteren Hypertonikers und seiner Familie eher noch wichtiger als bei jüngeren Patienten.

Arzneimittelbehandlung (siehe auch Kapitel 8)

Die Arzneimitteltherapie ist bei symptomatischer oder schwerer Hypertonie zu erwägen, oder wenn bei asymptomatischen Hypertonikern der Blutdruck über einen Beobachtungszeitraum von 3 bis 6 Monaten erhöht bleibt, obwohl angemessene Versuche zur nicht-pharmakologischen Beeinflussung gemacht wurden. Ausgenommen von der Arzneimitteltherapie werden asymptomatische Hypertoniker mit schwerer Demenz, terminalen Krankheitszuständen und in einigen Fällen auch mit schweren Defektzuständen nach

Schlaganfall. Generell soll um so früher mit der Behandlung begonnen werden, je höher die Druckwerte sind, einschließlich des systolischen Drucks, und je ausgeprägter eine kardiale oder renale Beteiligung ist.

Viele ältere Hypertoniker weisen überhaupt keine Symptome auf; andere haben bereits einen Schlaganfall gehabt oder sind mit kardialen oder respiratorischen Problemen behaftet oder an Claudicatio erkrankt. Wenn der Arzt die speziellen Probleme der verschiedenen Typen von Antihypertensiva bei diesen Situationen kennt und berücksichtigt, kann er seine Patienten besser an etwaigen Schwierigkeiten vorbeisteuern. Die Therapie soll also in sorgfältiger Weise für jeden Patienten individuell 'maßgeschneidert' sein, damit möglichst wenig Nebenwirkungen auftreten.

Die Reaktion auf Arzneimittel kann beeinflußt werden durch Nachlassen der Nierenfunktion, Verminderung des Plasmavolumens und Störungen der Leberfunktion. Alle diese Veränderungen führen zu höheren Arzneimittelspiegeln im Blut. Eine arzneimittelbedingte orthostatische Hypotonie kann durch verminderte kardiale Auswurfleistung, gestörte Barorezeptorenfunktion und autonome Neuropathie verstärkt werden. Die orthostatischen Störungen werden oft noch durch andere Mittel kompliziert, die wegen Begleitkrankheiten genommen werden, z.B. Digitalis und Psychopharmaka, sowie auch durch eine verstärkte Empfindlichkeit gegenüber Volumenentzug.

Die antihypertensive Therapie kann auch Störungen, die häufig mit Hypertonie vergesellschaftet sind, demaskieren, wie myokardiale Ischämie und Kontraktionsstörung, Herzinsuffizienz und Leitungsstörungen mit Bradykardie und Synkope. Wenn hochgradige koronare, cerebrale, renale oder periphere Arterienstenosen vorliegen, kann die Senkung des Blutdrucks und/oder eine Abnahme des Herzauswurfs zur Auslösung oder Verstärkung von Angina pectoris, zerebraler Ischämie und Infarzierung, Niereninsuffizienz und Claudicatio intermittens führen.

Eine Reihe weiterer Störungen kommt im Alter mit zunehmender Häufigkeit vor und kann die Reaktion auf verschiedene Typen von Antihypertensiva beeinflussen, wie chronische Lungenerkrankungen, Diabetes mellitus, Gicht, Depression, Demenz, Haltungs- und Gangstörungen und Fehlernährung. Die Fähigkeit und Motivation, die Therapieprobleme zu verstehen und sich danach zu richten, können weiter beeinflußt sein durch beeinträchtigtes Hör- und Sehvermögen, soziale Isolation, Armut und – im Fall von Immigranten – durch Sprachschwierigkeiten. Da beim älteren Menschen jedes antihypertensive Mittel zu einem plötzlichen steilen Blutdruckabfall führen kann, sind die folgenden Punkte essentiell wichtig (siehe Textkasten):

FAUSTREGELN FÜR DIE ANTIHYPERTENSIVE THERAPIE ÄLTERER PATIENTEN

* beginne mit niedrigen Dosen, maximal halb so groß wie die Standarddosis bei jüngeren Erwachsenen
* steigere die Dosis sehr viel langsamer – über mehrere Wochen hin
* titriere die Dosis nach dem Blutdruck im Stehen, damit eine exzessive orthostatische Hypotonie vermieden wird
* vermeide als Mittel erster Wahl solche, bei denen vermehrt mit orthostatischer Hypotonie zu rechnen ist (Prazosin, Methyldopa, Labetalol)
* sorge für ein möglichst einfaches Einnahmeprogramm, einmal täglich, um die Einnahmetreue zu verbessern
* vermeide zentraldepressorische Mittel (Clonidin, Methyldopa, Reserpin), die zu Depression, Verwirrung oder Pseudo-Demenz führen können
* überwache Nierenfunktion und Elektrolytstatus, wenn Diuretika und/oder ACE-Hemmer gegeben werden

Beim älteren Menschen sind kleine Dosen von Diuretika oft wirksam, die Patienten bekommen aber eher metabolische Störungen wie Kaliumveränderungen, Abnahme der Glukosetoleranz und Rückgang der Nierenfunktion. ACE-Hemmer, allein oder in Kombination mit Diuretika, eignen sich für viele Patienten und sind durchweg frei von zentraldämpfenden Wirkungen. Sie eignen sich speziell für Patienten mit gleichzeitiger Herzinsuffizienz. Schwierigkeiten können durch Reizhusten entstehen. ACE-Hemmer begünstigen, indem sie die Aldosteronsekretion hemmen, eine Kaliumretention und sollten im allgemeinen nicht zusammen mit kaliumsparenden Diuretika oder Kaliumsubstitution gegeben werden. Nichtsteroidale Antirheumatika, Betablocker sowie Niereninsuffizienz können diese Tendenz zur Hyperkaliämie verstärken. ACE-Hemmer können, wie erwähnt, eine Niereninsuffizienz auslösen, wenn eine doppelseitige Nierenarterienstenose vorliegt oder die Stenose eine allein funktionierende Niere betrifft. Calciumantagonisten sind im Alter generell wirksam. Verapamil kann beim älteren Menschen eine Obstipation verursachen und bei vorbestehender Herzerkrankung zur Dekompensation führen. Die rein peripher wirkenden Calciumantagonisten wie Nifedipin und Felodipin wirken vorwiegend als arterioläre Vasodilatoren und können auf dem Wege über eine Reflextachykardie eine Angina pectoris verstärken; sie können weiterhin statische Ödeme, Haut-Flash und Kopfschmerz verursachen.

Betablocker sind bei älteren Patienten oft gut wirksam, allerdings wird ein Erschöpfungsgefühl schlecht vertragen. Da entsprechende Vorkrankheiten im Alter häufiger sind, kommt die Exazerbation von Atemwegserkrankungen, Claudicatio oder die Auslösung einer Herzinsuffizienz öfter vor. Wiederum lassen sich solche Probleme meist vermeiden, wenn man für den individuellen Patienten die geeigneten Mittel sorgfältig auswählt.

Die Kombination von Antihypertensiva hat, ebenso wie bei jüngeren Patienten, additive oder synergistische Wirkungen; jedoch multipliziert sich auch das Risiko von Nebenwirkungen, und die Probleme der Einnahmetreue nehmen zu, je komplexer das Arzneimittelprogramm ist.

Diese Besprechung bezieht sich auf das Vorgehen bei Hypertonikern bis zum Alter von 80 Jahren. Für ältere Personen, die an Symptomen leiden oder bereits unter antihypertensiver Therapie stehen, gelten die gleichen Prinzipien. Beim sehr alten Patienten ohne Symptome ist eine antihypertensive Arzneimittelbehandlung als präventive Maßnahme jedoch fragwürdig.

Dies führt zu interessanten philosophischen und ethischen Fragen hinsichtlich Aufgaben und Kosten der präventiven Medizin. Wir sollten aber daran denken, daß vor 20 Jahren ähnliche Fragen gestellt wurden in Bezug auf die Behandlung von Patienten über 65 Jahre. Im gleichen Maße, wie der ältere Mensch heute gesünder und psychisch und physisch jünger bleibt, und gleichzeitig auch die Arzneimitteltherapie Fortschritte macht, wird sich möglicherweise auch unser therapeutisches Vorgehen ändern.

Ausgewählte Literatur

Kinder

Report of the Second Task Force on Blood Pressure Control in Children (1987): *Pediatrics* 79: 1–25.

Clarke WR, Schrott HG, Leaverton PF, Connor WE, Laver RM (1978): Tracking of blood lipids and blood pressures in school age children. The Muscatine Study. *Circulation* 58: 626–634.

Schwangerschaft

Cunningham FG, Gant NF (1989): Prevention of pre-eclampsia – A reality? *N. Engl J Med* 321: 606–607.

Redman CWG, Beilin LJ, Bonnar J, Ounsted NK (1976): Fetal outcome in trial of antihypertensive treatment in pregnancy. *Lancet* 2: 753–756.
Redman CWG, Beilin LJ, Bonnar J, Wilkinson RH (1976): Plasma urate measurement in predicting fetal death in hypertensive pregnancy. *Lancet* 1: 1370.
Rubin PC (1988): Treatment of hypertension in pregnancy. In: Handbook of Hypertension (Series Editors WH Birkenhäger, JL Reid). Volume 10 Hypertension in Pregnancy (Ed. PC Rubin). Elsevier, Amsterdam & New York.
Sibai BM (1988): Pitfalls in diagnosis and management of pre-eclampsia. *Am J Obstet Gynecol* 159 (1): 1–5.
Walters BNJ, Redman CWG (1984): Treatment of severe pregnancy associated hypertension with a calcium antagonist nifedipine. *Br J Obstet Gynaecol* 91: 330–336.

Ältere Patienten

Amery A, Birkenhäger W, Brixko P, Bulpitt C, Clement D, Deruytterre M, de Sachaepdryver A, Dollery C, Fagard R, Forette F *et al.* (1985): Mortality and morbidity results from the European Working Party on High Blood Pressure in the Elderly Trial. *Lancet* 1: 1349–1354.
Australian National Blood Pressure Study Management Committee (1980): The Australian therapeutic trial in mild hypertension. *Lancet* 1: 1261–1267.
Beilin LJ (1988): Editorial Review: The Fifth Sir George Pickering Memorial Lecture – Epitaph to Essential Hypertension – A preventable disorder of known aetiology? *J Hypertension* 6: 85–94.
Hypertension Detection and Follow-up Programme Cooperative Group. (1979): Five-year findings of the hypertension detection and follow-up programme. II. Mortality by race, sex and age. *J Am Med Assoc* 242: 2572–2577
Kannel WB (1986): Prevalence, incidence and hazards of hypertension in the elderly. *Am Heart J* 112(6): 1362–1363.
Kannel WB, Sotlie P (1975): Hypertension in Framingham. In: Epidemiology and Control of Hypertension (Ed. P Oglesby) Stratton Intercontinental Medical Book Corporation, New York, pp. 553–555.
Schoenberger JA (1986): Epidemiology of systolic and diastolic systemic blood pressure elevation in the elderly. *Am J Cardiol* 57: 45C–51C.

KAPITEL 6

Das Vorgehen bei sekundärer Hypertonie

FRANS BOOMSMA, FRANS H.M. DERKX, ARIE J. MAN IN 'T VELD, ANTON H. VAN DEN MEIRACKER und GERT J. WENTING

In diesem Kapitel soll ein Überblick über die folgenden hauptsächlichen Formen der sekundären Hypertonie gegeben werden:

* renovaskuläre Hypertonie
* Phaeochromocytom
* Mineralocorticoid-Exzess (Primärer Aldosteronismus)

RENOVASKULÄRE HYPERTONIE

Definition

Die renovaskuläre Hypertonie ist die üblichste Form einer sekundären Hypertonie. Sie wird durch die Obstruktion einer Nierenarterie oder eines ihrer Äste verursacht. Die Hypertonie ist dadurch bedingt, daß von der betroffenen Niere vermehrt Renin in den systemischen Kreislauf abgegeben wird. Das biologische Endprodukt des Renin–Angiotensin-Systems ist Angiotensin II. Angiotensin II ist ein potenter Vasokonstriktor, es stimuliert die Aldosteronsekretion in den Nebennieren, und es steigert die Aktivität des sympathischen Nervensystems. Der radiologische Nachweis einer Stenose im Nierengefäßsystem beweist jedoch nicht automatisch, daß diese Stenose auch ursächlich ist für eine gleichzeitig bestehende Hypertonie. Autopsiestudien haben ergeben, daß bis zu 30% der Personen mit normalem Blutdruck eine Nierenarterienstenose von einem gewissen Ausmaß aufweisen. Auf der anderen Seite können aber auch Patienten mit lange bestehender *essentieller* Hypertonie eine obstruktive arteriosklerotische Läsion im Nierengefäßbereich entwickeln. Dic renovaskuläre Hypertonie wird daher definiert als eine obliterative Erkrankung der Nierenarterien, die durch Korrektur der Läsion geheilt wird, d.h. nach technisch adaequater transluminaler perkutaner renaler Angioplastie (PTRA), chirurgischer Korrektur oder Nephrektomie. Wenn eine Nierenarterienstenose bei einem Patienten mit essentieller Hypertonie korrigiert wird, kann dies die Hypertonie naturgemäß nicht beseitigen.

Häufigkeit, Pathophysiologie und Ursachen

Die Häufigkeit der renovaskulären Hypertonie in der allgemeinen Bevölkerung ist unbekannt. In Referenzzentren wurde sie auf 1–5% geschätzt.

Die Ursachen der renovaskulären Hypertonie sind nachstehend zusammengefaßt:

URSACHEN DER RENOVASKULÄREN HYPERTONIE

* atherosklerotische Läsionen
* fibromuskuläre Dysplasie
* Thromboembolie
* Kompression der Nierenarterie von außen
* Aneurysma
* Arteriitis: Polyarteriitis nodosa, Takayashu-Krankheit

Die erforderliche Lumeneinengung der Nierenarterie, bei der es zur Stimulation des Renin–Angiotensin-Systems und zur Auslösung einer Hypertonie kommt, wird auf mehr als 60% des Durchmessers geschätzt.

Artherosklerotische Plaques kommen am häufigsten im proximalen Drittel der Arteria renalis vor. Aber auch Plaques der Aorta können den Abgang der Nierenarterie verlegen. Eine poststenotische Dilatation, ein stark ausgeprägter Kollateralkreislauf und/oder eine Größenabnahme der Niere sind alles Hinweise auf eine klinisch signifikante Stenose. In etwa ein Drittel der Fälle von renovaskulärer Hypertonie liegt eine doppelseitige Nierenarterienstenose vor. Wenn keine Behandlung erfolgt, besteht eine hohe Wahrscheinlichkeit, daß die Stenose innerhalb absehbarer Zeit in einen kompletten Verschluß übergeht.

Die *fibromuskuläre Dysplasie* ist charakterisiert durch ein 'perlschnurartiges' Bild der Arteria renalis, infolge einer Mediaverdickung, die mit aneurysmatischen Erweiterungen abwechselt. Prädilektionsort sind die distalen zwei Drittel der Nierenarterie, oft mit Ausdehnung in die segmentalen Nierengefäße hinein. Histologisch wird eine Dysplasie der Intima, der Media und eine periarterielle Dysplasie unterschieden. Bis zu 95% der Fälle sind durch eine Media-Dysplasie bedingt. Bevorzugt betroffen sind junge Frauen; die Läsionen sind dabei nicht beschränkt auf die Arteria renalis, sondern können auch an den Karotiden und den zerebralen und iliakalen Arterien auftreten. Im Gegensatz zu atherosklerotischen Läsionen kommt eine Progression zum totalen Verschluß nur selten vor.

Andere Ursachen der Nierenarterienstenose sind selten. Beispiele sind: Äußere Kompression durch ein Hämatom, durch einen anomalen fibrotischen Strang oder durch eine Zyste.

Klinisches Bild

In den meisten Fällen ist die Hypertonie ein asymptomatischer Zustand, und es gibt keine klinischen Zeichen, die eine zuverlässige Unterscheidung zwischen der renovaskulären und der essentiellen Hypertonie ermöglichen. Einige klinische Hinweise können jedoch für eine renovaskuläre Hypertonie sprechen (siehe Textkasten):

Suchmethoden und diagnostische Tests

Die diagnostische Abklärung und Sicherung bei Verdacht auf renovaskuläre Hypertonie erfolgt in zwei Schritten. Der erste ist der Nachweis einer anatomischen Obstruktion durch Angiographie. Der zweite besteht darin zu prüfen, ob die bestehende Hypertonie durch die Obstruktion verursacht ist und durch eine Angioplastie (PTRA) oder Operation geheilt werden kann.

Die radiographische Darstellung ist die einzig zuverlässige Methode, um eine Obstruktion der Nierenarterie oder ihrer Hauptäste nachzuweisen. Es handelt sich aber um eine invasive und teure Untersuchung, die nicht routinemäßig bei allen Patienten mit hohem Blutdruck durchgeführt werden kann. Wenn klinische Hinweise auf eine renovaskuläre Genese der Hypertonie bestehen, läßt sich durch folgende Screening-Tests und Suchmethoden eine maximale Chance erreichen, bei der anschließenden Angiographie tatsächlich eine Läsion aufzudecken:

KLINISCHE HINWEISE AUF DIE DIAGNOSE EINER RENOVASKULÄREN HYPERTONIE

* Hypertonie von kürzerer Dauer und größerer Schwere als bei essentieller Hypertonie
* plötzliches Einsetzen der Hypertonie, in jedem Lebensalter
* Verschlechterung einer zuvor gut eingestellten Hypertonie
* Assoziation mit koronarer Herzerkrankung, zerebralem Gefäßleiden oder Claudicatio intermittens
* seltenes Vorkommen bei der schwarzen Rasse
* Raucher-Vorgeschichte, sowohl bei arteriosklerotischen Läsionen als auch bei fibromuskulärer Dysplasie
* äußere Untersuchung: kontinuierliches systolisch–diastolisches Geräusch über dem Abdomen
* Retinopathie häufiger (Blutungen, Exsudate, Papillenödem)
* Proteinurie nicht ungewöhnlich
* erhöhtes Serum-Kreatinin
* Anstieg des Serum-Kreatinins bei Therapie mit ACE-Hemmern
* Hypokaliämie selten

1. Intravenöse Pyelographie (IVP), und zwar als Frühurogramm mit schneller Bildfolge

Die Kriterien für einen positiven Test sind:

a) ein um mehr als 1 min verspätetes Erscheinen des Röntgenkontrasts in der Kelchregion der betroffenen Niere
b) eine Zunahme des Kontrasts auf der betroffenen Seite 10–20 min nach Injektion, und
c) eine Verkleinerung der Niere um mindestens 1,5 cm.

Etwa 80% der Patienten mit Nierenarterienstenose erfüllen eines oder mehrere dieser Kriterien, wenngleich auch falsch positive Befunde bei essentieller Hypertonie in bis zu 15–20% der Fälle vorkommen. Andere Untersuchungen haben ergeben, daß bis zu 50% der Patienten mit einer chirurgisch geheilten renovaskulären Hypertonie ein normales Pyelogramm gehabt hatten. Außerdem zeigen Patienten mit bilateraler Stenose meist ein diagnostisch nicht verwertbares Pyelogramm.

Andere Nierenkrankheiten, die mit Hypertonie vergesellschaftet sind, wie Pyelonephritis, Harnwegsobstruktion, Zystennieren und Nierentumoren, können beim Pyelogramm ebenfalls entdeckt werden.

2. Intravenöse digitale Subtraktions-Angiographie (DSA) der Nierenarterien

Diese Methode ist weniger invasiv als das Arteriogramm, da das Kontrastmittel in eine periphere oder zentrale Vene injiziert wird. Die Methode hat jedoch wesentliche Nachteile, wie mangelhafte Auflösung, ungenügende Darstellung der Hauptäste der Nierenarterie und die relativ hohe Kontrastmitteldosis, die zur Gefäßdarstellung im Nierenbereich erforderlich ist. Darüber hinaus ist der diagnostische Wert wahrscheinlich nicht größer als der des Pyelogramms. Derzeit wird die intravenöse DSA der Nierenarterien daher als Suchmethode bei Verdacht auf Nierenarterienstenose nicht empfohlen.

3. Nierenszintigraphie

Die Radionukliddarstellung kann wertvolle Informationen über Nierenblutfluß, Ausscheidungsfunktion und Perfusions–Exkretions-Quotient erbringen. ^{99m}Technetium-diäthylentriamin-pentaacetat (^{99m}Tc-DPTA) kann zur Bestimmung des Glomerulusfiltrats benutzt werden, und mittels komputerisierter Szintillationstechnik läßt sich auch die Niere selbst darstellen. Die ^{99m}Tc-DPTA hat das klassische Renogramm ersetzt und wird sowohl zur qualitativen als auch zur quantitativen Funktionsprüfung der betroffenen und der nichtbetroffenen Niere benutzt. Die diskriminative Potenz der ^{99m}Tc-DPTA-Szintigraphie wird durch die gleichzeitige Gabe eines ACE-Hemmers gesteigert.

Die folgenden Tests werden empfohlen, um zu beweisen oder auszuschließen, daß eine bestehende Nierenarterienstenose tatsächlich die Ursache der Hypertonie ist.

4. Plasma-Renin-Aktivität (PRA)

Die PRA wird durch Messung der Angiotensin I-Bildung in vitro bestimmt und ist ein Maß der Renin-Konzentration im Plasma. Der PRA-Spiegel im peripheren Venenblut kann als Meßgröße der renalen Reninsekretion angesehen werden. Wenn die PRA unter streng standardisierten Bedingungen gemessen und die Relation zur Natriumausscheidung zugrunde gelegt wird, weisen etwa 50% der Patienten mit renovaskulärer Hypertonie eine erhöhte Plasma-Renin-Aktivität auf. Jedoch wird auch in bis zu 14% der Patienten mit essentieller Hypertonie ein erhöhter Plasma-Reninspiegel gefunden. Eine ungezielte Bestimmung der PRA hat deshalb wenig diagnostischen Wert.

5. Der Captopril-Renin-Test

Patienten mit renovaskulärer Hypertonie und normalem peripheren Reninspiegel zeigen einen abnormen Anstieg der PRA auf verschiedene Stimuli wie Natrium-Entzug, Orthostase oder Gabe eines ACE-Hemmers. Captopril war der erste dafür verfügbare ACE-Hemmer, sein maximaler Blutspiegel wird in etwa 0,5 bis 1,5 Stunden nach oraler Gabe erreicht. Die Reninabgabe aus den juxtaglomerulären Zellen ist durch Angiotensin II gehemmt, und dieser negative feed-back-Mechanismus wird durch den ACE-Hemmer unterbrochen. Die diskriminative Potenz der PRA-Bestimmung im Venenblut wird daher verbessert, wenn die Blutabnahme 1–2 Stunden nach Renin-Stimulation durch eine einzelne (erste) Dosis von Captopril erfolgt.

6. Seitengetrennte Reninbestimmung im Nierenvenenblut

Dieser Test hat sich als wertvolles Verfahren zur Identifizierung einer korrigierbaren renovaskulären Hypertonie herausgestellt. Unter normalen Bedingungen beträgt der Quotient der Reninkonzentration in der Nierenvene gegenüber der arteriellen Konzentration 1,25. Eine Quotient Nierenvene/arteriell von 1,5 gilt als erhöht. Ein erhöhter Renin-Quotient auf der betroffenen Seite wird vor allem durch die herabgesetzte Nierenperfusion und weniger durch die Zunahme der Renin-Sekretion bewirkt. Ein erhöhter Renin-Quotient auf der betroffenen und ein supprimierter Renin-Quotient auf der kontralateralen Seite gilt als Prädiktor für ein positives Ergebnis der operativen Stenosebeseitigung.

Das klinische Vorgehen bei renovaskulärer Hypertonie

Die Ziele der Revaskularisation mittels perkutaner transluminaler renaler

Angioplastie oder operativer Stenosebeseitigung bestehen darin, Hypertonie-Komplikationen durch Beherrschung des Blutdrucks zu verhüten und eine Verschlechterung (oder weitere Verschlechterung) der Nierenfunktion zu verzögern. Die medikamentöse Therapie verwendet bei der renovaskulären Hypertonie die gleichen Prinzipien wie bei der essentiellen Hypertonie. Es sind derzeit keine prospektiven Studien verfügbar, in denen die chirurgische Rekonstruktion der Nierenarterie oder die Angioplastie mit der konservativen pharmakologischen Therapie verglichen worden wäre hinsichtlich Langzeiterfolg und Risiko.

Die **perkutane transluminale renale Angioplastie (PTRA)** eröffnet die Möglichkeit, die Nierenarterienstenose auf nicht-chirurgische Weise zu behandeln. Die Gesamt-Heilungsrate bei renovaskulärer Hypertonie beträgt etwa 25%, und 40% der Patienten werden gebessert. Damit hat also etwa ein Drittel der Patienten keinen Nutzen von der Therapie. Die PTRA wird aber befürwortet für Patienten mit fibromuskulärer Dysplasie, weil hier die Heilungsrate bei 50% liegt, verglichen mit 19% bei Patienten mit atherosklerotischen Läsionen. Die **Nephrektomie** war das erste erfolgreiche Verfahren zur Behandlung der renovaskulären Hypertonie. Mit den Techniken der rekonstruktiven Gefäßchirurgie ist es heute möglich, **Bypass-Operationen** mit autologen oder synthetischen Transplantaten durchzuführen. Ein Bypass-Verschluss oder eine Restenosierung nach renaler Revaskularisation ist selten. Atherosklerotische Läsionen sind ihrer Natur nach progressiv und können unbehandelt zur terminalen Niereninsuffizienz führen; deshalb müssen Angioplastie oder operative Revaskularisation im Interesse der Erhaltung der Nierenfunktion selbst dann erwogen werden, wenn keine Hypertonie besteht. Durch die **Pharmakotherapie** mit Mitteln, welche das Renin–Angiotensin-System blockieren, läßt sich die renovaskuläre Hypertonie in den meisten Fällen erfolgreich beherrschen. Dabei müssen Patienten mit hochgradiger einseitiger oder mit doppelseitiger Stenose genau überwacht werden, da die Besserung des Blutdrucks mit einem Rückgang der Nierenfunktion einhergehen kann. Wenn sich die Nierenfunktion verschlechtert, muß die Therapie unterbrochen oder geändert werden. Patienten, die mit ACE-Hemmern behandelt werden, müssen auf einen Rückgang der Nierenfunktion hin besonders überwacht werden, und zwar nicht nur durch Bestimmung des Serum-Kreatinins, sondern auch mittels ^{99m}Tc-DTPA eine Woche nach Therapiebeginn, weil bei einseitiger Stenose das Glomerulusfiltrat der betroffenen Niere bis auf Null abfallen kann, ohne daß sich das Serum-Kreatinin signifikant verändert. Man sollte im Auge behalten, daß alternative Mittel (Betablocker, Calciumantagonisten) wahrscheinlich ebenfalls wirksam und dabei weniger gefährlich sind, wenn es um die Aufrechterhaltung des glomerulären Filtrationsdrucks geht.

PHAEOCHROMOCYTOM-LOKALISATIONEN

Lokalisation	Prozentsatz
abdominal insgesamt	>97%
Nebenniere	80–90%
- unilateral	80%
- bilateral	10%
extra-adrenal*	10–20%
extra-abdominal	<3%
thorakal	<2%
Nacken	<2%

* häufige Lokalisationen: Lumbal-paravertebral, Zuckerkandl'sches Organ, Harnblase, para-aortal.

PHAEOCHROMOCYTOM

Definition

Ein Phaeochromocytom ist ein Tumor chromaffiner Zellen neuroektodermalen Ursprungs. Phaeochromocytome treten hauptsächlich in der Nebenniere auf, können aber am gesamten sympathischen Nervensystem vorkommen, vom Glomus jugulare bis zur Harnblase.

Phaeochromocytome außerhalb des Nebennierenmarks werden als extra-adrenale Phaeochromocytome oder funktionelle Paragangliome klassifiziert. 90% der Phaeochromocytome sind einseitig und treten sporadisch auf, während 10% multipel und/oder familiär vorkommen. Bei familiärem Auftreten stellen ein- oder doppelseitige Phaeochromocytome in der Hälfte der Fälle die einzige Manifestation dar, während bei der anderen Hälfte eine Assoziation mit familiären endokrinen Tumorsyndromen vorliegt, wie der multiplen endokrinen Neoplasie (MEN) Typ IIa (medulläres Schilddrüsencarcinom, Hyperparathyreoidismus und Phaeochromocytom) und MEN Typ IIb (medulläres Schilddrüsencarcinom, Schleimhautneurome, verdickte Cornealnerven, Phaeochromocytom und häufig Marfan-ähnlicher Habitus). Phaeochromocytome kommen auch in Verbindung mit Neurofibromatose (von Recklinghausen'scher Krankheit) vor. Die Häufigkeit eines Phaeochromocytoms bei Neurofibromatose beträgt weniger als 1%, während umgekehrt eine Neurofibromatose bei Patienten mit Phaeochromocytom in 5% der Fälle vorhanden ist. Selten kommt ein Phaeochromocytom zusammen mit der von-Hippel-Lindau'schen Krankheit vor (cerebellares Hämangioblastom und retinales Angiom). Etwa 10% der Phaeochromocytome sind maligne. Da die Histologie keine Unterscheidung zwischen benignen und malignen Formen erlaubt, besteht das Kriterium der Malignität im Auftreten von Fernmetastasen.

Pathophysiologie

Die Pathophysiologie des Phaeochromocytoms ist in erster Linie durch die Sekretion exzessiver Mengen von Katecholaminen bestimmt. Die chromaffinen Zellen synthetisieren Katecholamine aus der Prekursor-Aminosäure Tyrosin, wobei Noradrenalin das Endprodukt darstellt, außer im Nebennierenmark, wo etwa 75% des Noradrenalins methyliert wird zu Adrenalin. Dementsprechend sezernieren die meisten Phaeochromocytome des Nebennierenmarks mindestens eine gewisse Menge von Adrenalin, während Paragangliome, wenn sie funktionell aktiv sind, nur Noradrenalin abgeben. Die Sekretion der Katecholamine aus Phaeochromocytomen variiert beträchtlich. Kleine Tumoren tendieren dazu, eine relativ größere Menge aktiver Katecholamine freizusetzen, während größere Tumoren entsprechend ihrer Kapazität, große Mengen von Katecholaminen zu speichern und zu metabolisieren, dazu neigen, nur relativ geringe Mengen der in ihnen enthaltenen Hormone zu sezernieren, und den größten Teil davon bereits in inaktiver Form.

Beschwerden und Befunde

Die meisten Patienten mit Phaeochromocytom weisen Symptome auf. Am häufigsten sind Kopfschmerz, Herzklopfen mit oder ohne Tachykardie und exzessives und inadaequates Schwitzen. Weniger häufig sind Angst, Nervosität, Zittern, Blässe, Übelkeit, Schwäche, Erschöpfung und Gewichtsverlust. In bis zu 50% der Fälle von Phaeochromocytom treten diese Symptome und die Hypertonie anfallsweise auf, mit normotensiven und symptomfreien Intervallen zwischen den Anfällen. Bei den Attacken kommen spektakuläre Blutdruckanstiege vor. Die Anfälle variieren nach Häufigkeit, Dauer und Schwere. Meist beginnen sie plötzlich und klingen langsamer ab. Bei den meisten Patienten dauern sie kürzer als eine Stunde. Die Attacken können mehrmals im Monat vorkommen oder auch mehrmals am Tag. Sie können spontan auftreten oder durch verschiedene Umstände ausgelöst werden wie mechanischen Druck auf die Tumorregion, körperliche Anstrengung, Harndrang, Aufnahme von Tyramin-haltigen Speisen und Getränken (ausgereifter Käse, Bier, Wein), Gabe bestimmter Pharmaka (z.B. Histamin, Glukagon, Tyramin, Phenothiazine, Metoclopramid), Intubation, Anaesthesie und operative Manipulationen. Das klinische Bild des Anfalls kann an eine Reihe anderer Zustände denken lassen. Differentialdiagnostisch kommen in Frage: Angstzustände mit Hyperventilation, Hypoglykämie, Angina pectoris, Herzinfarkt, akutes Lungenödem, Migräne und Cluster-Kopfschmerz, Hirntumor, Schlaganfall, Carcinoidsyndrom, Komplizieren, können die Anfälle, ohne daß der Blutdruck extrem hoch sein muß, zu Angina pectoris, Herzinfarkt oder akutem Lungenödem führen. Besonders bedeutsam sind rezidivierende Symptome von orthostatischer Hypotonie. Ihr Mechanismus kann in herabgesetzter Empfindlichkeit der Adrenorezeptoren, verminderter reflektorischer Sympathikusreaktion auf Orthostase und einem reduzierten Blutvolumen bestehen.

Diagnose

1. Katecholamine und Katecholamin-Metabolite in Plasma und Urin

Die Bestimmung der Plasma-Katecholamine und der Katecholamine und ihrer Metabolite im Urin ist ein wertvoller initialer Test zum Nachweis eines Phaeochromocytoms. Bei Patienten mit gesichertem Phaeochromocytom sind die Plasma-Katecholamine fast immer erhöht. Heute sind zuverlässige Meßmethoden weitgehend verfügbar und werden zunehmend häufig diagnostisch eingesetzt. Um falsch positive Ergebnisse soweit als möglich auszuschließen, ist es notwendig, daß die Blutabnahme unter strikt basalen Bedingungen erfolgt (liegende Venenkanüle, Blutabnahme nach 30-minütiger Ruheperiode im Liegen). Die Bestimmung der Vanillinmandelsäure im Urin ist beim primären Screening noch immer eine hergebrachte Methode, obwohl Urin-Katecholamine und/oder (Nor)Metanephrin gewöhnlich als spezifischer und empfindlicher angegeben werden.

2. Clonidin-Suppressionstest

Bei Personen mit erhöhten Plasma-Katecholaminen, bei denen jedoch ein Phaeochromocytom mit einer der Lokalisationstechniken nicht nachgewiesen werden konnte, kann der Clonidin-Test hilfreich sein. Clonidin ist ein zentral wirkender Alpha-adrenerger Agonist, der die periphere sympathische Impuls- und Katecholaminabgabe unterdrückt. Der Test beruht auf dem

Prinzip, daß ein Anstieg der Plasma-Katecholamine normalerweise durch eine Aktivierung des sympathischen Nervensystems vermittelt wird, während der Anstieg beim Phaeochromocytom von einer freien Diffusion der Exzess-Katecholamine aus dem Tumor in die Zirkulation herrührt, unter Umgehung der normalen Speicher- und Freisetzungsmechanismen. Daher ist zu erwarten, daß Clonidin bei Patienten mit Phaeochromocytom die Katecholaminfreisetzung nicht supprimiert, während es bei Personen ohne Phaeochromocytom regelmäßig zum Abfall der Plasma-Katecholamine führt. Als klinischer Test werden Blutproben zur Katecholaminbestimmung vor und 1, 2 und 3 Stunden nach oraler Gabe von 0,3 mg Clonidin abgenommen.

3. Glukagon-Stimulationstest

Wenn starker Verdacht auf ein Phaeochromocytom besteht, die Katecholaminbestimmung in Plasma und Urin jedoch nicht eindeutig ausfällt, kommt ein pharmakologischer Stimulationstest in Frage. Dazu ist gegenwärtig Glukagon in Gebrauch wegen seiner relativ geringen Nebenwirkungen. Glukagon wird als i.v. Bolus von 1,0 mg gegeben. Bei Patienten mit Phaeochromocytom kann Glukagon Arrhythmien und starke Blutdruckanstiege provozieren. Es ist daher unbedingt notwendig, daß sowohl das EKG als auch der Blutdruck kontinuierlich überwacht werden. Zusätzlich müssen Spritzen mit Phentolamin und Propranolol zum sofortigen Gebrauch bereitliegen. Es ist zu beachten, daß Glukagon auch bei Personen ohne Phaeochromocytom zu einem beträchtlichen Anstieg des Adrenalinspiegels führen kann (Tabelle 1).

In Verbindung mit dem Anstieg des Adrenalinspiegels ist häufig eine Zunahme der Herzfrequenz um etwa 10 Schläge pro Minute und ein leichter Anstieg des systolischen Blutdrucks zu beobachten. Es ist zu beachten, daß regelmäßig Übelkeit auftritt, manchmal mit Erbrechen.

Lokalisationsdiagnostik

Ein Phaeochromocytom kann durch verschiedene nicht-invasive Techniken nachgewiesen werden, einschließlich Sonographie, axialer Computer-Tomographie (CT), Kernspin-Tomographie (NMR, MRI) und ^{123}I- oder ^{131}I-MIBG-Szintigraphie. Diese Methoden haben die (potentiell gefährliche) Arteriographie weitgehend entbehrlich gemacht. Da die Computer-Tomographie außerordentlich genau ist im Nachweis von Nebennierenprozessen bis hin zu einem Durchmesser von 1 cm, und da die Mehrzahl der Phaeochromocytome in den Nebennieren lokalisiert ist, stellt das CT die Methode der ersten Wahl zur Lokalisation eines Phaeochromocytoms dar. Die Anwendung der Radio-Pharmazeutika ^{131}Iod- oder ^{131}Iod-Metajodobenzylguanidin (^{131}I, ^{131}-I-MIBG) ist eine relativ neue Technik sowohl zur Diagnose als auch zur Lokalisation eines Phaeochromocytoms. MIBG ist ein Noradrenalin-Analog, welcher sich in Tumoren chromaffiner Zellen anreichert. Diese Anreicherung von ^{131}I-MIBG ist aber sehr variabel, und bis zu 15% der Phaeochromocytome entgehen dadurch dem Nachweis mit dieser Technik. Die MIBG-Szintigraphie ist aber wertvoll zur Entdeckung extraadrenaler und matastatischer Tumoren, bei denen die Computer-Tomographie weniger erfolgreich sein kann.

Tabelle 1. Basalwerte von Noradrenalin, Adrenalin und Dopamin im Plasma und ihre Reaktion auf Glukagon (1 mg i.v.), bei Fehlen und bei Vorhandensein eines Phaeochromocytoms

	ohne Phaeochromocytoms (n=15)		*bei vorhandenem Phaeochromocytom (n=5)*	
	Basalwert Mittelwert (Bereich) pg/ml	*Reaktion auf Glukagon Mittelwert (Bereich)* pg/ml	*Basalwert Mittelwert (Bereich)* pg/ml	*Reaktion auf Glukagon Mittelwert (Bereich)* pg/ml
Noradrenalin	294 (84 - 442)	27 (-21 - 102)	635 (271 - 906)	6770 (250 - 14000)
Adrenalin	78 (21 - 176)	86 (4 - 142)	289 (105 - 528)	2320 (700 - 4000)
Dopamin	17 (6 - 46)	-2 (-12 - 3)	53 (16 - 86)	45 (2 - 120)

Pharmakologische Therapie

Obgleich nur eine chirurgische Entfernung des Tumors die endgültige Heilung darstellt, ist eine präoperative Behandlung mit alpha-adrenergen Blockern fast immer erforderlich, um die Symptome unter Kontrolle zu halten, das Plasmavolumen wieder ansteigen zu lassen und Blutdruckschwankungen bei Einleitung der Anaesthesie und während der Operation möglichst zu gering zu halten.

Am häufigsten wird Phenoxybenzamin (Dibenzyline^{R}, in Deutschland Dibenzyran^{R}) verwendet, ein langwirkender und mäßig selektiver alpha-1-Rezeptorenblocker. Phenoxybenzamin wird gewöhnlich in zwei täglichen Dosen von 10–20 mg oral gegeben. Häufige Nebenwirkungen sind orthostatische Hypotonie, Sedierung und verstopfte Nase. Alternativen zu Phenoxybenzamin sind die in höherem Grade selektiven Alpha-1-Blocker

Prazosin, Doxazosin und Urapidil, jedoch sind die Erfahrungen mit diesen Mitteln bei Phaeochromocytom noch begrenzt.

Betarezeptorenblocker werden ebenfalls häufig gegeben. Spezielle Indikationen für ihre Anwendung sind supraventrikuläre Tachykardien und andere Arrhythmien. Betablocker dürfen nicht gegeben werden, ehe nicht eine wirksame Blockade der Alpha-Rezeptoren erreicht ist, da die Betablockade *per se* erhebliche Blutdruckanstiege verursachen kann. Solche Blutdruckanstiege sind ausgeprägter nach nicht-selektiven als nach Beta-1-selektiven Blockern, weil die erstere auch die vasodilatorischen Beta-2-Rezeptoren hemmen. Deshalb werden Beta-1-selektive Blocker wie Atenolol oder Metoprolol gegenüber nicht-selektiven Betablockern wie Propranolol oder Nadolol bevorzugt. Labetolol (Labetalol, Trandate^{R}), eine Substanz, die sowohl Alpha- als auch Beta-blockierende Eigenschaften hat, wurde ebenfalls als wirksam gegenüber Phaeochromocytom-Symptomen berichtet. Da aber sein Wirkungsmuster als Alpha- und Betarezeptor-Antagonist gerade das Gegenteil dessen darstellt, was man theoretisch fordern müßte, empfehlen wir Vorsicht mit diesem Mittel beim Phaeochromocytom.

Alpha-Methylparatyrosin (Metyrosine, Demser^{R}, in Deutschland nicht im Handel) blockiert die Synthese der Katecholamine durch eine kompetitive Hemmung der Tyrosin-Hydroxylase (Kapseln mit 250 mg, übliche Dosierung 250–1000 mg viermal täglich). Die Substanz kann alternativ oder zusätzlich zur Standardtherapie mit Alpha-adrenergen Blockern angewendet werden. Da ihre Hauptmenge im Urin ausgeschieden wird und die Aminosäure schlecht wasserlöslich ist, stellt die Bildung von Harnkristallen ein mögliches Risiko dar. Daher muß bei Therapie mit Metyrosine für eine angemessene Flüssigkeitsaufnahme gesorgt werden.

Bei hypertensiven Krisen, die bei Einleitung der Anaesthesie, bei der Intubation und bei chirurgischen Manipulationen am Tumor während der Operation auftreten können, werden Phentolamin und Nitroprussid-Natrium angewandt. Der kurzwirkende, nicht-selektive Alphablocker Phentolamin (Regitin^{R}) wird mit initial 2–5 mg i.v. und anschließenden wiederholten Injektionen oder einer Infusion von 1 mg pro Minute dosiert, Natrium-Nitroprussid (Nipruss^{R}) wird als Infusion mit initial 0,5–1,5 Mikrogramm pro kg pro Minute titriert.

Operation

Da trotz Vorbehandlung mit Alpha-Rezeptorenblockern bei Einleitung der Anaesthesie und bei der Operation hypertensive Krisen auftreten können, müssen EKG und Blutdruck kontinuierlich überwacht werden. Ein intraoperativer Blutdruckanstieg wird mit i.v. Infusion von Phentolamin und

Nitroprussid-Natrium behandelt. Bei der großen Mehrzahl der Patienten ist der Tumor in einer der Nebennieren lokalisiert, und angesichts der Präzision, mit der diese Tumoren heute präoperativ lokalisiert werden können, ist eine Laparatomie nicht mehr erforderlich und ein Zugang von der Flanke her ausreichend. Bei extraadrenal, aber intraabdominell lokalisierten Tumoren und bei bilateralen Läsionen wie bei den familiären Syndromen ist der abdominelle Zugang vorzuziehen. Die Hypotonie, die beim Abklemmen der Tumorgefäße und bei der Entfernung des Tumors auftreten kann, läßt sich gewöhnlich durch einen angemessenen Volumenersatz mit Plasma oder Blut beherrschen. Bei schwerer Hypotonie sind aber manchmal zusätzlich Noradrenalininfusionen erforderlich (0,1–1,0 Mikrogramm pro kg pro Minute). Es ist entscheidend wichtig, daß diese Infusionen nur schrittweise reduziert werden dürfen.

Das maligne Phaeochromocytom

Maligne Phaeochromocytome verlaufen gewöhnlich schmerzlos. Da Tumoren und Metastasen gegenüber Bestrahlung und Chemotherapie wenig empfindlich sind, hat die chirurgische Entfernung Priorität. Manifestationen, die durch exzessive Katecholaminfreisetzung bedingt sind, werden pharmakologisch behandelt. Örtliche Symptome, die von Metastasen ausgehen, können oftmals durch Bestrahlung vorübergehend beherrscht werden. Bei disseminierter Metastasierung läßt sich durch kombinierte Chemotherapie in über 50 Prozent der Fälle noch eine objektive und subjektive Besserung erzielen. Wenn der Tumor ^{131}I-MIBG anreichert, können hohe Dosen (100–200 mCi) der Substanz die Tumorgröße reduzieren und manchmal eine langanhaltende Symptombesserung bei disseminierten Prozessen bewirken.

HYPERTONIE DURCH MINERALOKORTIKOIDE UND ANDERE STEROIDE

Einführung

Die verschiedenen Ursachen Endokrin-bedingter Hochdruckformen sind nachstehend aufgeführt. Die meisten dieser Krankheitsbilder sind extrem selten. Deshalb wird die Anwendung spezieller diagnostischer Verfahren nur durch einen dringenden klinischen Verdacht seitens entsprechender Experten bestimmt. Für praktische Zwecke konzentrieren wir uns hier auf den primären Aldosteronismus wegen seiner vergleichsweisen Häufigkeit.

FORMEN DER ENDOKRIN-BEDINGTEN HYPERTONIE

* Primärer Aldosteronismus
  - Adenom
  - bilaterale Hyperplasie
  - Dexamethason-supprimierbarer Hyperaldosteronismus
  - Aldosteron-produzierendes Carcinom
* Syndrome mit Desoxycorticosteron-Exzess
  - Nebennierentumoren
  - 11-Beta-Hydroxylasemangel
  - 17-Alpha-Hydroxylasemangel
* Liddle-Syndrom
* Syndrome mit Cortisol-Exzess
  - Cushing'sche Krankheit
  - Cushing-Syndrom
    - Nebennierentumor
    - ektopisch
    - iatrogen
* Orale Kontrazeptiva
* Glyzyrrhetinsäure (Succus liquiritiae, Lakritze), Carbenoxolon

Primärer Aldosteronismus

Eine exzessive und relativ autonome Bildung von Aldosteron, bei Nebennierenrinden-Adenom oder Nebennierenrinden-Hyperplasie, ist offenbar bei weniger als 0,5% aller Patienten die Ursache der Hypertonie. Nichtsdestoweniger ist die Erkennung wichtig, da die Hypertonie bei Nebennierenadenom heilbar ist. Die einseitige Adrenalektomie kann dem Patienten eine lebenslange Einnahme von Medikamenten ersparen. Primärer Aldosteronismus ist in der Altersgruppe von 30–40 Jahren am häufigsten und kommt mehr bei Frauen vor, insbesondere sind Aldosteron-produzierende Adenome bei Frauen häufiger (im Verhältnis 2:1).

Diagnose

Serum-Kalium

Der klinische Verdacht eines primären Hyperaldosteronismus geht am häufigsten von einer Hypokaliämie aus. Das diagnostische Vorgehen bei einem Patienten mit hypokaliämischer Hypertonie ist in Abbildung 1 dargestellt. Damit der Kaliumspiegel als verläßlicher Screening-Test dienen kann, muß der Patient aber bei Abnahme der Blutprobe mindestens zwei Wochen frei von Diuretika gewesen sein. Außerdem muß die Natriumzufuhr uneingeschränkt sein, da eine Natriumrestriktion die Tendenz zur Hypokaliämie maskieren kann, weil die Kaliumausscheidung dabei zurückgeht.

Plasma-Renin-Aktivität (PRA)

Nachdem die Erniedrigung des Serum-Kaliums gesichert ist, wird die Diagnose des primären Hyperaldosteronismus durch die Bestimmung der PRA gestellt. Eine deutlich supprimierte PRA, die auf Stimulation mit Furosemid oder Captopril nicht ansteigt, ist eine *conditio sine qua non* für die Diagnose des primären Aldosteronismus.

Plasma-Aldosteron

Hohe Aldosteronwerte im Plasma müssen nicht unbedingt vorliegen; der Aldosteronspiegel muß vielmehr beurteilt werden in Relation zum Ausmaß der Hypokaliämie, welche die Aldosteronsekretion supprimieren kann. Auffallend niedrige Aldosteronwerte bei gleichzeitig niedrigem Renin lassen an Lakritzen-Einnahme oder an einen Corticosteron-Exzess denken (Tumor, Enzymdefekte).

Computer-Tomographie

Die Computer-Tomographie (CT) erbringt den definitiven Beweis entweder eines Adenoms oder einer bilateralen Hyperplasie. Die jüngsten Verbesserungen der CT-Technik erlauben eine zuverlässige Identifikation eines Adenoms bis hinab zu einer Größe von 0,5 cm, womit die mühsame Darstellung mit Radio-Jod-markierten Cholesterin-Analogen entfällt.

Aldosteronbestimmung im Nebennierenvenenblut

In gelegentlichen Fällen, bei denen der CT-Befund nicht eindeutig ist, ergibt die seitengetrennte Gewinnung von Nebennierenvenenblut zur Aldosteronbestimmung den definitiven Beweis einer einseitigen Mehrproduktion.

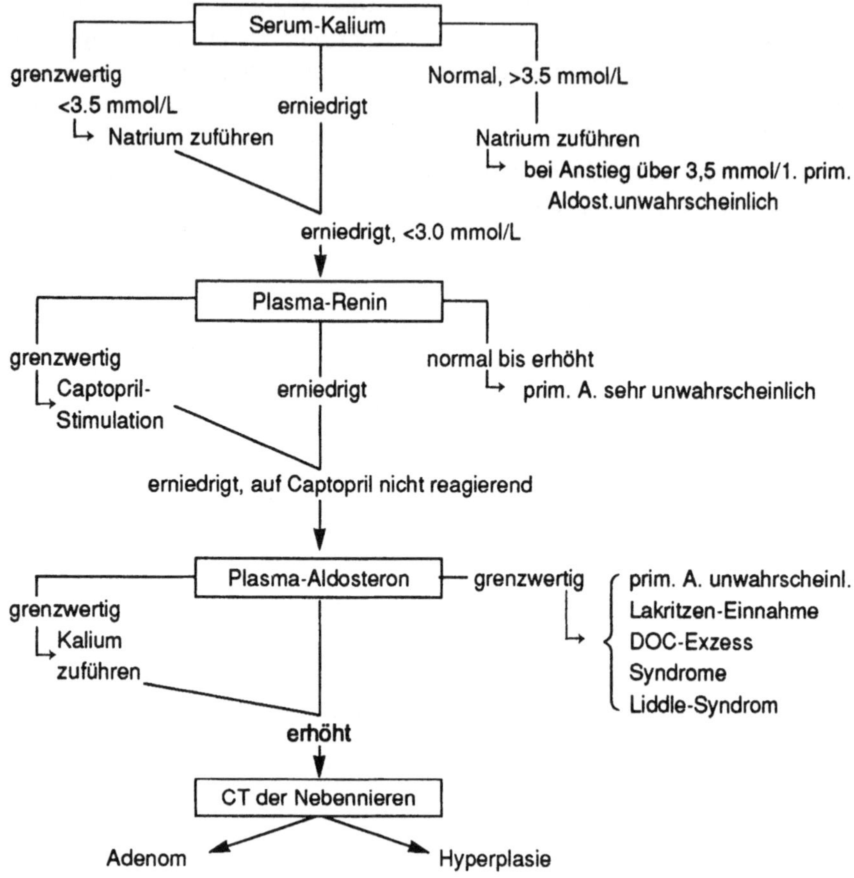

Abbildung 1. Das stufenweise diagnostische Vorgehen bei hypokaliämischer Hypertonie

Therapie

Die endgültige Therapie bei einem Aldosteron-produzierenden Nebennierenrindenadenom besteht in der einseitigen Adrenalektomie. Patienten mit bilateraler Hyperplasie sollten konservativ behandelt werden. Wir gehen so vor, daß wir alle Patienten mit Verdacht auf primären Aldosteronismus zunächst mit Spironolacton behandeln (100–400 mg/Tag), für mindestens ein Monat. Bei dieser Therapie kommt es gewöhnlich zur Normalisierung des Blutdrucks und zur Korrektur der Hypokaliämie. Anschließend werden die Fälle mit nachgewiesenem Adenom operativ behandelt. Bei bilateraler Hyperplasie sollte man zur Dauerbehandlung auf die niedrigste wirksame Dosis von Spironolacton zurückgehen.

Ausgewählte Literatur

Hamet P (1980): Endocrine hypertension: Cushing's syndrome, acromegaly, hyperparathyroidism, thyrotoxicosis and hypothyroidism. In Genest J, Koiw E, Kuchel O (Eds.) *Hypertension*. McGraw-Hill, New York, pp.964–977.

Manger WM, Gifford Jr RW (1990): Pheochromocytoma. In Laragh JH, Brenner BM (Eds.) *Hypertension: Pathophysiology, Diagnosis and Management*. Raven Press, New York, pp.1639–1659.

Ramsey LE, Waller PC (1990): Blood pressure response to percutaneous transluminal angioplasty for renovascular hypertension: an overview of published series. *Br Med J* 300: 569–572.

Vaughan ED, Atlas S, Carey RM (1989): Hyperaldosteronism. In Vaughan ED, Carey RM (Eds.) *Adrenal Disorders*. Thieme Medical Publishers, New York, pp.243–258.

Velchik MG, Alavi A, Kressel HY, Engelman K (1989): Localization of pheochromocytoma: MIBG, CT and MRI correlation. *J Nucl Med* 30: 328–336.

Wenting GJ, Tan-Tjiong HL, Derkx FHM, De Bruyn JHB, Man in't Veld AJ, Schalekamp MAHD (1984): Split renal function after captopril in unilateral renal artery stenosis. *Br Med J* 288: 886–890.

Working Group on Renovascular Hypertension (1987): Detection, evaluation and treatment of renovascular hypertension. *Arch Intern Med* 147: 820–829.

KAPITEL 7

Nicht-pharmakologische Interventionen

ROGER A. SHINTON und GARETH BEEVERS

EINFÜHRUNG

Nur wenige Menschen nehmen gern Arzneimittel ein. Noch dazu hat ein beträchtlicher Teil der Bevölkerung Blutdruckwerte, die sich in einem Bereich bewegen, wo der Nutzen einer Medikation alles andere als spektakulär ist. Aus diesen beiden Gründen finden nicht-pharmakologische Interventionen bei vielen Patienten und ihren Betreuern großes Interesse.

Traditionell wird bei der nicht-pharmakologischen Behandlung eine Reihe von Verhaltensänderungen versucht, die zur Blutdrucksenkung führen können und zusätzlich den Anreiz bieten, daß damit eine Arzneimitteltherapie entbehrlich werden kann. Hier soll ein anderes Prinzip vertreten werden. Der Arzt wendet sich heute beim Hypertoniker zunehmend einem Vorgehen zu, das vor allem auf eine Reduzierung des Risikos kardiovaskulärer Erkrankungen ausgerichtet ist. Diese Betrachtungsweise kann unter Umständen sogar zu dem Paradox führen, daß auf dem Weg zu einer kardiovaskulären Risikoverminderung auch etwas höhere Blutdruckwerte akzeptiert werden.

Die allgemeinen Prinzipien bei diesem Vorgehen sind die Aufrechterhaltung oder Verbesserung der Lebensqualität und die Reduktion der Gesamtmorbidität und Gesamtmortalität. Dazu werden die nachstehenden Maßnahmen besprochen, wobei die Reihenfolge als Gradmesser ihrer Bedeutung angesehen werden kann:

EINSTELLUNG DES RAUCHENS

Rauchen als kardiovaskulärer Risikofaktor

Wir die wir jetzt in den 1990er Jahren leben, haben den Vorteil, daß inzwischen die Ergebnisse zahlreicher epidemiologischer Untersuchungen über

die Ursachen von Herzattacken und Schlaganfall vorliegen. Bezüglich der Herzinfarkts wurde seit den 1960er Jahren allgemein argumentiert, daß Rauchen (speziell Zigarettenrauchen) einen wichtigen ursächlichen Faktor darstellt. Alle größeren Kohortenstudien haben gezeigt, daß bei aktiven Rauchern das Risiko eines Herzinfarkts mindestens doppelt so groß ist wie bei Nichtrauchern. Erst in jüngerer Zeit wurde klar, daß auch der Schlaganfall bei Rauchern häufiger auftritt als bei Nichtrauchern. Diese Erkenntnis setzte sich langsamer durch, weil in bei einer Minderzahl früherer Studien ein wesentliches zusätzliches Risiko nicht gefunden wurde, und weil der Schlaganfall in einem Alter auftritt, wo sich das erhöhte Risiko weniger deutlich abgrenzen läßt. Wenn man bedenkt, daß der hauptsächliche Nutzen einer antihypertensiven Therapie (jedenfalls durch Arzneimittel) in der Reduktion von zerebrovaskulären Komplikationen und weniger von koronaren Erkrankungen besteht, ist die Erkenntnis, daß Zigaretten ursächlich sein können für den Schlaganfall, besonders wichtig.

VERMINDERUNG DES KARDIOVASKULÄREN RISIKOS BEI HYPERTONIE

wichtige Maßnahmen
* Einstellung des Rauchens
* Vermeidung von Übergewicht
* Aufrechterhaltung körperlicher Aktivität
* Einschränkung gesättigter Fettsäuren in der Ernährung

wahrscheinlich nützlich
* Alkohol-Einschränkung

möglicherweise nützlich
* salzarme Kost
* Entspannungstherapie

Ergebnisse der British Regional Heart Study, einer australischen Fall-Kontroll-Studie bei Schlaganfall und einer Meta-Analyse epidemiologischer Apoplexie-Studien haben übereinstimmend gezeigt, daß auch bei Ex-Rauchern noch ein erhöhtes Risiko für Herzinfarkt und Schlaganfall besteht. Dieses Risiko kann noch bis 20 Jahre nach Einstellung des Rauchens weiterbestehen. Das könnte dafür sprechen, daß durch Rauchen die Entwicklung der Atherosklerose selbst gefördert und weniger ein akutes Ereignis an der bereits erkrankten Gefäßwand ausgelöst wird.

Der Nutzen bei Einstellung des Rauchens

Zwar haben viele Untersucher gezeigt, daß zwischen 5% und 50% der Patienten dem Rat zur Einstellung des Rauchens folgen, jedoch hat sich in den gleichen Studien nicht nachweisen lassen, daß diejenigen, die den Rat befolgen, einen wesentlichen Nutzen davon haben. Sowohl der amerikanische Multiple Risk Factor Intervention Trial (MRFT) als auch die Intervention der Whitehall-Kohortenstudie von Beamten führten zu enttäuschenden Resultaten. Die neuen Daten über das prolongierte Risiko bei Ex-Rauchern mögen einer der Gründe für diese Beobachtungen sein. Daß man vernünftigerweise jedem Patienten raten sollte, das Rauchen sofort einzustellen, wird aber niemand bezweifeln. Wenn der Patient noch jung ist – umso besser.

WIE KANN MAN DIE NICHTRAUCHER-COMPLIANCE VERBESSERN?

* dem Patienten das Einstellen des Rauchens als Maßnahme höchster Priorität vorstellen
* den Vorteil so vollständig wie möglich erklären, etwa mit Besprechung
  - der Mechanismen der Atherogenese
  - der Multiplikation in der Auswirkung von Risikofaktoren
  - eines verbesserten Gesundheitsverhaltens
  - anderer gesundheitlicher Vorteile, z.B. im Hinblick auf die Lunge
* den Raucher-Status registrieren, mit angemessenen Nachkontrollen
* möglichst eine Druckschrift zur Verfügung stellen
* dem Patienten klarmachen, daß er die Entscheidung selbst in der Hand hat
* teure Hilfsmaßnahmen (z.B. Akupunktur, Nikorette) nur als letztes Mittel empfehlen

Wie kann man den Menschen dabei helfen, das Rauchen einzustellen?

Manche Leute glauben, daß Ärzte und andere Berater nur eine Menge Zeit verschwenden, wenn sie die Gefahren des Rauchens erklären. Die eigene Erfahrung, und ebenso eine Reihe von Publikationen, spricht jedoch durchaus dafür, daß die Patienten zuhören und nicht selten den Ratschlägen auch folgen. Fünf Minuten konzentrierte Diskussion mit einem Menschen in den 20er Jahren kann möglicherweise einen Gewinn von Dekaden an Leben und Wohlbefinden bedeuten.

Wie der Arzt oder Berater vorgeht, um eine Einstellung des Rauchens zu erreichen, ist ganz individuell. Manche Ärzte machen es gern so, daß sie zornig zu explodieren pflegen, andere bevorzugen die ruhige und logische Argumentation. Manche Kollegen unterstützen die Beratung durch Druckschriften und viele andere Methoden, um die Wirkung der Botschaft zu verstärken. Vielleicht sollte ein bevorzugter Weg darin bestehen, den Patienten so vollständig wie möglich über die Epidemiologie und Pathologie der Herzkreislaufkrankheiten zu informieren. Es sollte gelingen, mit dieser Unterrichtung den Patienten auch zu motivieren.

DIE VERMEIDUNG VON ÜBERGEWICHT

Die Risiken eines Übergewichts

Die Analyse verschiedener großer Studien läßt kaum einen Zweifel, daß Personen mit Übergewicht einen höheren Blutdruck haben als magere Menschen. Bei Personen jüngeren Alters ist die Hypertonie-Wahrscheinlichkeit um ein mehrfaches größer, wenn eine Fettsucht vorliegt, im Vergleich zu mageren Personen. Mit fortschreitendem Lebensalter wird diese Assoziation undeutlicher, was wahrscheinlich dadurch bedingt ist, daß im Laufe der Zeit andere Einflüsse auf den Blutdruck hinzukommen wie z.B. Arzneimittel und möglicherweise eine Verselbständigung von Hypertonie und myokardialen und anderen Erkrankungen.

Ob Übergewicht das Risiko für Herzinfarkt und Schlaganfall steigert, ist zweifelhaft. Nicht alle Studien haben zu dem Ergebnis geführt, daß Übergewicht einen wesentlichen unabhängigen Risikofaktor darstellt. Die meisten Kliniker haben allerdings den dringenden Verdacht, daß Übergewicht mit einem beträchtlichen kardiovaskulären Risiko verbunden ist, zum Teil wegen seiner Assoziation mit Hypertonie, Hyperlipidämie und Glukoseintoleranz. Möglicherweise wurde die Bedeutung des Übergewichts auch unterschätzt aufgrund des Umstands, daß Raucher häufig mager sind. Die Entwicklung von Gefäßschäden kann Jahrzehnte dauern, und Arteriosklerotiker im

Endstadium können abgemagert sein. Die Statistiker haben, indem sie die Auswertung für Blutdruck, Diabetes und Hypercholesterinämie korrigierten, die Zusammenhänge mit Übergewicht eher verundeutlicht. Insgesamt erscheint es durchaus wahrscheinlich, daß Übergewicht eine wichtige Morbiditäts- und Mortalitätsursache darstellt, und zwar ist dies umso offensichtlicher, wenn es sich um junge Menschen handelt, die nie geraucht haben. Wenn man die Stammfettsucht berücksichtigt, etwa den Quotienten aus Taillen- und Hüftumfang, dann wird die Gefährdung umso mehr evident.

GEWICHTSREDUKTION UND HYPERTONIE

Vorteile
* effektiv
* senkt gleichzeitig auch Cholesterin und Diabetes-Risiko
* reduziert auch andere Krankheitsrisiken, wie Arthrosen und Cholelithiasis
* gut geklärt und leicht zu überwachen

Probleme
* begrenzte Compliance
* Effekt weniger deutlich als bei pharmakologischer Therapie
* kann im Widerspruch zu kulturellen Normen stehen
* erfordert idealerweise Beginn in den ersten Lebensjahrzehnten

Wird der Blutdruck durch Gewichtsreduktion gesenkt?

Es gibt inzwischen mindestens 15 Studien über Gewichtsreduktion als Mittel zur Blutdrucksenkung. In fast allen war der Gewichtsrückgang von einem Abfall des Blutdrucks begleitet. Das Ausmaß der Blutdrucksenkung war aber in den einzelnen Studien außerordentlich verschieden. Manche zeigten dramatische Besserungen, und andere dagegen nur wenig eindrucksvolle Resultate. Die übereinstimmende Meinung geht heute dahin, daß die Gewichtsreduktion zu einer nützlichen Senkung des Blutdrucks führt, daß man dem Patienten aber einen substantiellen Abfall nicht mit Sicherheit garantieren kann. Insgesamt ist das Bild so, daß mit jedem Kg Gewichtsrückgang eine Reduktion des systolischen oder diastolischen Blutdrucks um 1 mmHg erzielt wird. Der Blutdruck eines Menschen hat sich über Jahrzehnte hin entwickelt und eingestellt, und es wäre überraschend, wenn eine zweimonatige Diät die Wirkung lebenslanger Trends rückgängig machen würde. Die letzte und wichtigste Frage, ob die Gewichtsreduktion auch die kardiovaskuläre Morbidität und Mortalität vermindern kann, ist noch nicht in einer kontrollierten Studie untersucht worden. Immerhin ergibt sich aus der University Diabetes Programme-Studie für Diabetes-Patienten, daß bei dieser Krankheit diejenigen, deren Programm eine diätetische Beratung einschloß, einen relativ günstigen Verlauf zeigten im Verhältnis zu anderen Behandlungsgruppen. Wenn man alle Befunde abwägt, so ergibt das eine Unterstützung der Auffassung, daß die Gewichtsreduktion einen wichtigen Teil einer erfolgreichen nicht-pharmakologischen Behandlung von Hypertonikern, und ebenso auch von anderen Personengruppen mit erhöhtem kardiovaskulären Risiko darstellt.

EIN VERNÜNFTIGER WEG ZUR GEWICHTSREDUKTION BEI HYPERTONIKERN

* vermeide Nörgeln, Tadel, Vorwürfe oder verständnisloses Vorgehen
* unterrichte über die verschiedenen Gefahren des Übergewichts
* akzeptiere, daß manche Menschen einen verlangsamten Basalstoffwechsel haben
* bestehe darauf, daß jeder in der Lage ist, sein Gewicht zu reduzieren
* ermutige zu geeigneter körperlicher Aktivität
* führe eine laufende Gewichtsüberwachung durch
* setze eine angemessene diätetische Beratung ein
* akzeptiere, daß das Gewichtsproblem für einige Menschen nie Priorität haben wird
* denke daran: Je jünger der Patient ist, desto mehr läßt sich gewinnen

Wie läßt sich eine Gewichtsreduktion erzielen?

Jeder Arzt weiß, daß die Compliance gegenüber dem Ratschlag zur Gewichtsreduktion schlecht ist. Viele Ärzte haben deshalb solche Bemühungen aufgegeben. Dies ist vielleicht etwas zu pessimistisch, auch wenn schon eine große Zahl von Strategien, um die Gewichtsreduktion zu unterstützen, von der Ärzteschaft versucht worden sind.

Krankenhausärzte bekommen vielleicht einen zu ungünstigen Eindruck von der Compliance, da vor allem Patienten mit intraktablen Problemen in die Klinik kommen. In Wirklichkeit wird ein Teil der Patienten sein Gewicht wesentlich reduzieren, wenn er auf die Gefahren aufmerksam gemacht wird. Daß einige, aber vielleicht doch nicht alle Patienten später wieder mit dem Gewicht ansteigen, muß man akzeptieren. Der Arzt sollte den Patienten über die Vorteile der Gewichtsreduktion unterrichten und auf diese Weise möglicherweise auch die erforderliche Motivation erzielen.

Es gibt Belege dafür, daß Diätberater die Ergebnisse durch sorgfältige Analysen und Empfehlungen noch verbessern können. Ebenso gilt dies für das Setzen von konkreten Zielen und für den Beitritt zu Übungs- und Trimmgruppen. Der Arzt sollte über die Obergrenze des idealen Körpergewichts beraten, die etwa einem Körpermassenindex (Body Mass Index, BMI) von 25 kg pro m^2 Körperoberfläche entspricht (Tabelle 1).

Übergewicht läßt sich wahrscheinlich leichter vermeiden als wieder zur Rückbildung bringen, wenn es erst einmal entstanden ist. Besondere Aufmerksamkeit sollte man jungen Leuten widmen, bei denen ein erhöhtes Risiko für die Entwicklung einer Hypertonie oder von Gefäßkrankheiten besteht. Ein wichtiges Gebiet, auf das man sich konzentrieren muß, ist die Rückkehr zum Normalgewicht nach einer Schwangerschaft. Priorität im Interesse der Gesundheit der Bevölkerung hat weiterhin die leichte Zugänglichkeit zu Sportmöglichkeiten und eine gesunde Ernährung.

KÖRPERLICHES TRAINING

Das Risiko körperlicher Inaktivität

Die Gefahren körperlicher Inaktivität in der Verursachung einer Hypertonie lassen sich nicht leicht in einer völlig befriedigenden Weise untersuchen. Das Hauptproblem besteht darin, daß es schwierig ist, die körperliche Aktivität eines Menschen in geeigneter Weise zu messen. Doch konnte Paffenbarger zeigen, daß Studenten, die nicht am Universitätssport teilnehmen, mit größerer Wahrscheinlichkeit in späteren Jahren einen Hochdruck entwickeln. Auch scheinen Meßwerte gesteigerter körperlicher Leistungsfähigkeit mit niedrigen Blutdruckwerten zu korrelieren.

Die Rolle körperlicher Übung bei der Entwicklung der koronaren Herzkrankheit wurde in vielen großen epidemiologischen Studien untersucht. Die meisten führten zu der Schlußfolgerung, daß hier ein günstiger Einfluß existiert. Bei Abwägung der Ergebnisse ergibt sich auch ein Schutzeffekt gegenüber dem Schlaganfall. Über das Ausmaß der körperlichen Betätigung, die zur Senkung des kardiovaskulären Risikos erforderlich ist, besteht keine

Klarheit. Es ist aber sehr wahrscheinlich, daß das kardiovaskuläre Risiko umso mehr zurückgeht, je größer die aufgewandte körperliche Energie ist. Fast alle Studienergebnisse stehen im Einklang mit diesem Konzept. Das Risiko eines scharfen Trainings bei Herzkreislaufkrankheiten wurde wahrscheinlich überschätzt.

Tabelle 1. Empfohlene Obergrenze des Körpergewichts (Body Mass Index, BMI, 25 kg/m^2 Körperoberfläche)

Körpergröße (Meter)	*Körpergewicht* (kg)
1.42	50
1.45	53
1.47	54
1.50	56
1.52	58
1.55	60
1.57	62
1.60	64
1.63	66
1.65	68
1.68	71
1.70	72
1.73	75
1.75	77
1.78	79
1.80	81
1.83	84
1.85	86
1.88	88
1.90	90
1.93	93
1.96	96

Körperliche Übung bei Hypertonikern

Es gibt mittlerweile eine Reihe von randomisierten Studien, in denen der blutdrucksenkende Effekt der körperlichen Aktivität untersucht wurde. Die Ergebnisse zeigen deutlich, daß es zu einem leichten, aber durchaus lohnenden Rückgang des Blutdrucks kommt. Heute ist weitgehend akzeptiert, daß die Bevölkerung im allgemeinen und die Gruppe der Hypertoniker im besonderen ermutigt werden sollte, sich an regelmäßigen und vorzugsweise kinetischen (nicht statischen) körperlichen Aktivitäten zu beteiligen. Dadurch wird wahrscheinlich der Blutdruck gesenkt, und gleichzeitig nehmen auch Serumcholesterin, Körpergewicht und das kardiovaskuläre Gesamtrisiko ab.

Wenn man zu einem solchen körperlichen Training ermutigen will, gilt es, eine Hürde der Angst zu überwinden. Die Ärzte und auch ihre Patienten wissen, daß der Blutdruck beim Sport ansteigt, oft in beträchtlichem Maße. Das wird dann als Risiko angesehen, welches man ja mit Vorteil leicht vermeiden kann. Jedoch führt körperliche Belastung, die den Blutdruck vorübergehend steigert, paradoxerweise gerade zur Erniedrigung des 'klinischen' oder 'häuslichen' Blutdrucks und senkt damit das gesamte kardiovaskuläre Risiko. Die Angst spiegelt sich auch darin wieder, daß bei einer Reihe von Sportarten verlangt wird, daß Hypertoniker erst ein ärztliches Attest beibringen, ehe sie teilnehmen dürfen. Diese Barriere ist für sonst körperlich völlig taugliche Hypertoniker höchst unglücklich.

Die Bedenken bezüglich körperlicher Aktvität und Herzkreislaufkrankheiten basieren auf Fallsammlungen, in denen eine Herzattacke während intensiver sportlicher Betätigung auftrat, besonders beim Squasch. Zur Zeit fehlt aber jeder befriedigende epidemiologische Beleg, daß es sich hier um mehr als eine Koinzidenz handelt. Trotzdem sind verbleibende Bedenken legitim. Dies gilt für isometrische viel mehr als für dynamische Belastung.

Eine Möglichkeit des Vorgehens, welche sowohl den Bedenken, aber zugleich auch dem möglichen Nutzen des Trainings gerecht wird, besteht in einer allmählichen, graduellen Steigerung der körperlichen Betätigung. Dies Verfahren ist heute beim Zustand nach Herzinfarkt eingeführt mit sehr akzeptablen Ergebnissen. Wenn man Hypertoniker zum körperlichen Training ermutigt, tauchen verschiedene praktische Probleme auf. Eine prinzipielle Schwierigkeit besteht darin, daß die Gewohnheit einer körperlicher Betätigung oft überhaupt nicht entwickelt ist. Auch gehen Sport und soziale Aktivitäten gern Hand in Hand, und so werden viele Patienten durch soziale Hemmungen, die leicht zu verstehen sind, abgehalten. Außerdem sind die Sportanlagen in vielen Ländern weit leichter zugänglich für diejenigen, die ein höheres Einkommen haben.

KÖRPERLICHES TRAINING BEI HYPERTONIKERN

Probleme

* nur wenige Patienten haben sich in letzter Zeit überhaupt körperlich betätigt
* ein Teil der Patienten ist durch Angina pectoris, periphere Gefäßkrankheiten, Arthrosen usw. limitiert
* die Gelegenheiten und äußeren Voraussetzungen für ein körperliches Training sind möglicherweise beschränkt

Vorschläge

* die körperliche Aktivität soll sehr langsam und graduell aufgebaut werden
* der Nutzen des Trainings bei diesen Krankheitszuständen muß entsprechend betont werden
* es muß deutlich gemacht werden, daß der erforderliche Zeitaufwand nur von untergeordneter Bedeutung ist
* man sollte zu solchen Sportarten und Aktivitäten raten, die dem Patienten Spaß machen

Weitere Probleme entstehen durch häufige Begleitkrankheiten, welche die körperliche Betätigung limitieren, wie z.B. Angina pectoris, Claudicatio intermittens, zerebrovaskuläre Erkrankungen, Arthrose der Kniegelenke und Gicht. Bei solchen Patienten lassen sich Einschränkungen nicht leicht überwinden und müssen akzeptiert werden. Es ist aber ermutigend, daß auch für die Mehrzahl dieser Zustände der Nutzen eines körperlichen Trainings klar nachgewiesen ist. Sogar ein Patient mit Herzinsuffizienz kann, wie jetzt gezeigt wurde, von einer angemessenen Steigerung der körperlichen Betätigung profitieren.

NAHRUNGSFETTE UND BLUTDRUCK

Nahrungsfette und kardiovaskuläre Erkrankungen

Über die Bedeutung der Nahrungsfette bei kardiovaskulären Erkrankungen sind nach wie vor heftige Kontroversen in Gang. Allgemeine Übereinstimmung besteht darüber, daß kardiovaskuläre Ereignisse mit dem

Cholesterinspiegel zunehmen. Dagegen wird nicht ausnahmslos akzeptiert, daß eine Ernährung mit Reduktion der gesättigten Fettsäuren einen wesentlichen gesundheitlichen Gesamtgewinn mit sich bringt. Die Mehrzahl der Ärzte stimmt aber darin überein, daß von einer Ernährung, die viel gesättigte Fettsäuren enthält, abgeraten werden muß. Diese Empfehlung gilt für die gesamte Bevölkerung, besonders aber für alle Personen mit einem erhöhten kardiovaskulären Risiko. Das Risiko einer Ernährung mit einem hohen Anteil an gesättigten Fettsäuren betrifft, wie deutlich geworden ist, zerebrale Thrombosen und die koronare Herzerkrankung. Allerdings ist nicht völlig auszuschließen, daß zerebrale Blutungen mit einem erniedrigten Cholesterinspiegel assoziiert sind (und dementsprechend wahrscheinlich auch mit einem erniedrigten Nahrungs-Cholesterin). Dies beeinträchtigt die generellen Schlußfolgerungen für die diätetische Beratung jedoch nicht, zumal die zerebrale Blutung eine relativ seltene Form des Schlaganfalls darstellt.

Nahrungsfette und Hypertonie

Die Beobachtung, daß Vegetarier wesentlich niedrigere Blutdruckwerte aufweisen als Fleisch-Esser, hat großes Interesse gefunden. Der Grund kann in der niedrigen Zufuhr gesättigter Fette liegen, es können dabei aber auch andere Variable mitspielen wie weniger Übergewicht und mehr körperliche Bewegung. Mittlerweile gibt es mehr als 10 Studien, in denen ein möglicher hypotensiver Effekt verschiedener diätetischer Modifikationen der Fettzufuhr untersucht wurde. Der Übergang auf vegetarische Kost oder auf eine Diät mit reduziertem Gehalt an gesättigten Fettsäuren kann zu einer leichten Blutdrucksenkung führen; es handelte sich in diesen Studien aber nur um eine Beobachtungszeit von Wochen oder Monaten. Ob sich durch die Langzeitanwendung von vegetarischer Kost eine entscheidende Blutdrucksenkung erzielen läßt, ist derzeit noch unklar.

Es wurde postuliert, daß eine Ernährung, die mit Fischöl angereichert ist, hypotensive und andere günstige kardiovaskuläre Wirkungen ausübt. Dieses Gebiet ist aussichtsreich, aber auch hier sind die Ergebnisse zur Zeit noch nicht schlüssig.

Zweifellos kann es oft nützlich sein, Hypertonikern zu empfehlen, die gesättigten Fettsäuren in der Ernährung zu reduzieren. Es wäre aber irreführend, wenn man dabei eine stärkere Abnahme des Blutdrucks voraussagen würde. Der hauptsächliche Nutzen besteht in der Abnahme des gesamten kardiovaskulären Risikos. Man kann die Vermeidung von Übergewicht und ein körperliches Training empfehlen als Maßnahmen, die sowohl den Blutdruck als auch das Blut-Cholesterin günstig beeinflussen.

Es ist zunehmend üblich, bei Hochdruckpatienten das Serum-Cholesterin und seine Unterfraktionen zu bestimmen. Ein solches Screening ist zwar nicht als unbedingt notwendig zu fordern, es hilft aber dem Arzt, seine diätetischen Ratschläge auf diejenigen Patienten zu konzentrieren, die besonders hohe Fettspiegel haben. Offensichtlich liegt der Cholesterinspiegel bei der Mehrzahl der Hypertoniker deutlich oberhalb des Idealwerts von 5,2 mmol/l bzw. 200 mg%.

Eine Ernährungsberatung, am besten durch einen Diätberater, sollte allen Patienten zur Verfügung stehen, die genauere Ratschläge zur Verbesserung der Fettbilanz in ihrer Ernährung wünschen. Dabei kann eine Anhebung des Quotienten zwischen ungesättigten und gesättigten Fettsäuren in der Ernährung sehr vernünftig sein; fraglich bleibt aber, ob es gut ist, einfach mehr ungesättigte Fette zu essen.

ALKOHOL

Alkohol und Blutdruck

Eine Reihe von epidemiologischen und klinischen Studien weist darauf hin, daß Alkohol ein blutdrucksteigerndes Agens ist. Die epidemiologischen Daten der Kaiser-Permanente-Studie sprechen dafür, daß 'leichtes' Trinken mit unterdurchschnittlichen Blutdruckwerten vergesellschaftet ist, daß aber 'schweres' Trinken eine Blutdrucksteigerung verursacht. Der hypertensive Effekt von starkem Trinken scheint für alle Formen des Alkohols zu gelten wie Bier, Wein, Spirituosen und Stärkungsweine.

Es gilt als durchaus möglich, daß der pressorische Effekt des Alkohols nur kurzlebig ist. Alkohol kann also möglicherweise eher eine 'Pseudo-Hypertonie' als eine 'echte' Hypertonie hervorrufen. Diese Unsicherheit über Nutzen und Risiko von Alkohol bei kardiovaskulären Erkrankungen erfordert, daß die wichtigen Endpunkte der Hochdruck-Erkrankung wie Herzattacken und Schlaganfall analysiert werden müssen. Fallkontrollstudien zum Schlaganfallrisiko durch Alkohol haben meist, allerdings nicht immer gezeigt, daß 'schweres' Trinken ein erhöhtes Risiko mit sich bringt. 'Leichtes' Trinken ist mit einem reduzierten Risiko verbunden, wobei diese Assoziation aber möglicherweise nicht kausal ist. In einer Kohortenstudie bei amerikanischen Krankenschwestern schien Alkohol (meist in mäßigem Maße genossen) einen insgesamt protektiven Effekt gegenüber Schlaganfall auszuüben. Andere Gruppenuntersuchungen haben wenig Einfluß gezeigt.

In Kohortenstudien wurde das Risiko starken Trinkens bezüglich der koronaren Herzerkrankung untersucht. Dabei wurde im allgemeinen keine überzeugende Beziehung gefunden, von der sichere Schlußfolgerungen abgeleitet werden können. Aus diesem Grunde ist es verfrüht, genaue Angaben über bestimmte Alkoholmengen zu machen, deren Einhaltung zur Vermeidung kardiovaskulärer Erkrankungen zu empfehlen ist. Selbstverständlich bleibt der Alkohol gefährlich im Hinblick auf eine Reihe weiterer ernstzunehmender medizinischer und sozialer Probleme.

ALKOHOLBERATUNG BEI HYPERTONIKERN

- die Patienten reagieren offenbar häufig auf die Beratung
- regelmäßiges schweres Trinken sollte widerraten werden, sowohl aus anderen medizinischen und sozialen Gründen als auch im Hinblick auf mögliche kardiovaskuläre Vorteile
- die große Kalorienzufuhr bei Bier und Exportbier kann ein zusätzliches Risiko darstellen
- die Definition des 'schweren' oder exzessiven Trinkens wird diskutiert und variiert zwischen 14 und 71 'Drinks' oder Einheiten* pro Woche; 30 Einheiten scheinen ein vernünftiger Kompromiß zu sein. Er sollte bei der Frau vielleicht niedriger liegen
- das mittlere Erythrocytenvolumen und der Enzymwert der Gamma-GT sind nützliche Marker, aber weniger zuverlässig als das Wort des Patienten

Der Ratschlag zur Alkohol-Einschränkung

Wohl jeder Arzt wird zustimmen, daß eine Alkoholrestriktion auf weniger als 30 Einheiten* pro Woche, bei Frauen wahrscheinlich weniger, kardiovaskuläre und/oder andere gesundheitliche Vorteile bringt. Der Hypertoniker wird sicherlich erfreut sein, eine Abnahme seines Blutdrucks zu sehen, die er mit einem gewissen Grad von Abstinenz zustandegebracht hat. Im nördlichen Europa wird Alkohol häufig in Form von Bier genossen. Biertrinken ist aber mit Übergewicht verbunden; eine Mäßigung bedeutet also auch, daß die Gewichtskontrolle erleichtert ist.

Welche Beweise liegen vor, daß die Menschen nach einer angemessenen Beratung ihre Trinkgewohnheiten auch tatsächlich ändern? Eine kleine

---

* 1 Einheit = 8–10 g Alkohol = ½ Pint oder etwa ¼ L Bier, 1 Gläschen Spirituosen oder 1 Glas Wein, Sherry oder Port.

randomisierte Studie, die in Birmingham durchgeführt wurde, ergab eine beträchtliche Abnahme der Alkohol-Marker im Blut (Gamma-GT), bei denen, die den Rat zur Alkoholeinschränkung bekommen hatten. Ein leichter, aber nicht signifikanter Rückgang des Blutdrucks wurde ebenfalls beobachtet. Die meisten Ärzte teilen die Erfahrung, daß die Mühe der Beratung lohnt, weil es doch genug Menschen gibt, die den Rat annehmen.

KOCHSALZ

Es bleibt eine ungelöste Frage, ob Kochsalz eine wichtige Rolle als Ursache kardiovaskulärer Erkrankungen spielt. Das weltweite 'Intersalt'-Projekt hat quer durch die verschiedenen Populationen nicht zeigen können, daß Kochsalz eine wichtige Ursache der Hypertonie darstellt. Allerdings verdient der nur äußerst geringe Blutdruckanstieg mit dem Lebensalter, der in primitiven Populationen mit geringer Salzaufnahme zu beobachten ist, weiterhin großes Interesse. Die Salz-Story wird also noch weitergehen.

Interventionsstudien mit salzarmer Kost zur Blutdruck-Reduktion haben ein gewisses Maß an Erfolg gezeitigt. Das Bild war jedoch nicht einheitlich, und zur Zeit ist es eher möglich als wahrscheinlich, daß eine Verminderung des Salzverzehrs den Gesundheitszustand beeinflußt. Es ist möglich, daß sich bei bestimmten Subgruppen wie nicht-insulinbedürftigen Diabetikern eine deutlicherer Einfluß herausstellen wird.

Eine Reduzierung der täglichen Natriumaufnahme auf 80–100 mmol (etwa 5 g Kochsalz) läßt sich erreichen, ohne daß die Kost für eine westliche Bevölkerung unschmackhaft wird.

Es wäre voreilig vorzuschlagen, daß man allen Hypertonikern den Rat zur Salzrestriktion geben solle. Kliniker betonen einen möglichen Nutzen gern gegenüber denjenigen Patienten, die danach fragen oder die sich lohnende nicht-pharmakologische Maßnahmen zur Blutdrucksenkung wünschen.

Sowohl die Kaliumaufnahme als auch der Kochsalzverzehr wurde in Verbindung mit Hochdruck untersucht. Es gibt einige Hinweise, daß eine hohe Kaliumausscheidung (ein Hinweis auf eine wahrscheinlich hohe Kaliumzufuhr) mit einem niedrigen Blutdruck assoziiert ist. Verständlicherweise wurde daher auch der Natrium/Kalium-Quotient im Urin untersucht. Beim gegenwärtigen Stand sind die Schlußfolgerungen begrenzt; aufgrund vieler Argumente scheint es aber vernünftig, den Verzehr von Vegetabilien (mit einem hohen Kalium- und niedrigen Natriumgehalt) anzuraten. Zusätzliche Kalium-Supplementierung hat sich als ohne offenbaren Nutzen hinsichtlich einer Blutdrucksenkung erwiesen.

STRESS

Dem Stress wurde große Bedeutung für die Entwicklung kardiovaskulärer Krankheiten zugeschrieben. Manche Leute halten es für sicher, daß Stress ein kardinaler Faktor ist, der Herzattacken, Schlaganfall und hohen Blutdruck heraufbeschwört. Die Analyse der wissenschaftlichen Literatur erbringt jedoch keine substantielle Unterstützung der Stress-Hypothese. Das Hauptproblem ist natürlich, daß jede Definition von 'Stress' inadaequat ist. Plausibler ist dagegen das Konzept, daß Menschen, die unter besonderem Druck stehen, zu einem Lebensstil tendieren, der förderlich für die Entwicklung kardiovaskulärer Krankheiten ist. Zweifellos ist eine niedrige soziale Klasse eng verbunden mit einem gesteigerten Risiko für alle kardiovaskulären Erkrankungen. Es kann sein, daß dies zum Teil mit der Erziehung zusammenhängt; es ist aber unwahrscheinlich, daß das die ganze Wahrheit ist.

Studien über Entspannungstherapie haben eine gewisse Verbesserung der Blutdrucklage ergeben. Ob dieser Effekt klinische Bedeutung hat, ist noch ungeklärt.

MEHRERE RISIKOFAKTOR-BEEINFLUSSUNG

Es ist offensichtlich, daß die vorausgehend besprochenen Punkte keine alternativen Strategien betreffen, sondern häufig komplementär sind. Es dürfte allgemeine Zustimmung finden, daß man Ratschläge hinsichtlich aller wichtigen Lebensstil-Faktoren geben sollte, sowohl Hypertonikern als auch Nicht-Hypertonikern, wenn sich Gelegenheit dazu bietet. Eine randomisierte Studie dieses nicht-pharmakologischen Vorgehens mit den Endpunkten Herzattacke oder Schlaganfall wurde jedoch nie durchgeführt. Ein indirekter Hinweis, der das Vorgehen unterstützt, kommt unter anderem aus Chicago, wo ein beträchtlicher Blutdruckabfall bei denjenigen beobachtet wurde, die eine Reihe ungünstiger Einflüsse für Hypertonie modifizieren konnten. Es würde heute schwierig sein, eine geeignete Studie durchzuführen, da viele Ärzte es als unethisch und undurchführbar ansehen, ihren Patienten angemessene Ratschläge zu Lebensstil-abhängigen Risikofaktoren vorzuenthalten.

Großstudien zur 'Multiple-Risk-Factor-Intervention', die sowohl pharmakologische als auch nicht-pharmakologische Maßnahmen einschließen, wurden während der letzten zwei Dekaden in Europa und Amerika durchgeführt. Enttäuschenderweise zeigten die Ergebnisse keine nennenswerte Unterschiede zwischen Interventions- und Kontrollgruppen. Die hauptsächliche Beobachtung war jedoch ein deutlicher Rückgang der kardiovaskulären Morbidität und Mortalität in allen Studiengruppen. Offenbar schien die Botschaft alle Teilnehmer zu erreichen!

Nur eine Minderzahl praktizierenden Ärzte steht den günstigen Auswirkungen der Aufklärung von Patienten und Öffentlichkeit über gesundheitsfördernden Lebensstil noch skeptisch gegenüber. Einige wenige mögen auch diskutieren, ob politische Aktionen und Steuerpolitik dazu beitragen können, daß die Menschen gesündere Lebensgewohnheiten annehmen. Es ist wahrscheinlich, daß Fortschritte der Erziehung im Streben nach verbesserter kardiovaskulärer Gesundheit letztlich auch zu entsprechenden politischen Entwicklungen führen.

VERSAGEN DER NICHT-PHARMAKOLOGISCHEN BEHANDLUNG

Nicht alle, die sich von nicht-pharmakologischen Methoden eine Beherrschung des Blutdrucks erhoffen, werden damit Erfolg haben. Einige Patienten werden ihren Lebensstil ändern, aber immer noch Blutdruckwerte haben, bei denen sie von einer pharmakologischen Blutdrucksenkung wahrscheinlich profitieren. Bei anderen läßt sich eine Beeinflussung der persönlichen Gewohnheiten nicht erreichen aus einer Reihe von komplexen persönlichen und sozialen Gründen. Der Arzt muß mit den Erfolgen auch diese Versager akzeptieren und eine konstruktive und mitfühlende Haltung wahren. Die derzeitigen Ergebnisse sprechen dafür, daß mit der Arzneimittelbehandlung begonnen werden sollte, wenn der diastolische Blutdruck trotz mehrmonatiger nicht-pharmakologischer Behandlung ständig oberhalb von 100 mmHg bleibt.

Ausgewählte Literatur

Cook DG, Shaper AG, Pocock SJ, Kussick SJ (1986): Giving up smoking and the risk of heart attacks. *Lancet* 2: 1376–1380.

Donnan GA, Adena MA, O'Malley HM, McNeill JJ, Doyle AE, Neill GC (1989): Smoking as a risk factor for cerebral ischaemia. *Lancet* 2: 643–647.

Intersalt Co-operative Research Group (1988): Intersalt: an international study of electrolyte excretion and blood pressure. Results for 24 hour urinary sodium and potassium excretion. *Br Med J* 297: 319–328.

Kannel WB, Brand N, Skinner JJ, Dawker TR, McNamara PM (1967): The relation of adiposity to blood pressure and development of hypertension. The Framingham Study. *Ann Int Med* 67: 48–59.

Klatsky AL, Friedman GD, Siegelamh AB, Gerard MJ (1977): Alcohol consumption among white, black or oriental men and women: Kaiser-Permanente multiphasic health examination data. *Am J Epidemiol* 105: 311–323.

Maheswaran R, Beevers M, Beevers DG (1988): Evaluation of alcohol advice in hypertensive patients. *J Hypertension* 6: 946.

Nelson L, Jennings GL, Elser MD, Korner PI (1986): Effects of changing levels of physical activity on blood pressure and haemodynamics in essential hypertension. *Lancet* 2: 473–476.
Paffenbarger RS, Thorne MC, Wing AL (1968): Chronic disease in former college students VIII. Characteristics in youth predisposing to hypertension in later life. *Am J Epidemiol* 88: 25–32.
Patel C, Marmot MG, Terry DJ, Carruthers M, Hunt B, Patel M (1985): Trial of relaxation in reducing coronary risk: four year follow up. *Br Med J* 290: 1103–1106.
Potter JF, Beevers DG (1984): Pressor effect of alcohol in hypertension. *Lancet* 1: 119–122.
Rose G, Hamilton PJS (1978): A randomised controlled trial of the effect on middle-aged men of advice to stop smoking. *J Epidemiol Comm Health* 32: 275–281.
Shinton RA, Beevers DG (1989): Meta-analysis of the relation between cigarette smoking and stroke. *Br Med J* 298: 789–794.
Shinton RA, Dodson PM, Beevers DG (1989): Hypertension and dietary fat. *J Human Hypertension* 3: 73–78.
Staessen J, Fagard R, Amery A (1988): The relationship between body weight and blood pressure. *J Human Hypertension* 2: 207–217.
Stampfer MJ, Colditz GA, Willett WC, Speizer FE, Hennekens CH (1988): A prospective study of moderate alcohol consumption and the risk of coronary disease and stroke in women. *N Engl J Med* 319: 267–273.
Welin L, Svardsudd K, Wilhelmsen L, Larsson B, Tibblin G (1987): Analysis of risk factors for stroke in a cohort of men born in 1913. *N Engl J Med* 317: 521–526.

KAPITEL 8

Arzneimitteltherapie: Wirksamkeit und Nebenwirkungen. Ansprechen und therapeutisches Vorgehen bei Subgruppen

GASTONE LEONETTI und CESARE CUSPIDI

Einführung

Wenn die Diagnose einer Hypertonie gestellt und die Basisuntersuchung durchgeführt ist, muß der Arzt entscheiden, ob er eine nicht-pharmakologische und/oder eine pharmakologische Therapie beginnt, und im letzteren Fall, welche Mittel er aus dem heute verfügbaren großen Arsenal auswählt. Heute hat die Therapie von Patienten mit Hypertonie einen beträchtlichen Grad von intellektueller Differenziertheit, 'Sophistikation' erreicht.

Die Thiazid-Diuretika und in jüngerer Zeit die Betablocker waren die traditionellen Mittel für die Initialbehandlung im Rahmen der Stufentherapie der Hypertonie. Die Stufentherapie war nicht als rigides Schema gedacht, dem man stets folgen muß. Sie war vielmehr zu verstehen als eine Reihe von therapeutischen Richtlinien, die auf Erfahrung basieren und den Status eines allgemeinen Konsens erreicht haben. Als die Stufentherapie entsprechend dem ersten Vorschlag (Abbildung 1) eingeführt wurde, gab es an Optionen für die Initialtherapie, neben den Diuretika, nur Methyldopa, Reserpin, Guanethidin und Hydralazin. Dabei waren die Diuretika bei weitem vorzuziehen gegenüber allen anderen Mitteln, oder man mußte sie ohnehin mit diesen kombinieren, um eine 'Pseudotoleranz' durch Salz-Wasser-Retention zu verhüten oder zu korrigieren. Im Jahr 1978 machte die WHO (Abbildung 2) und später 1984 das dritte Joint National Committee on Detection, Evaluation and Treatment of High Blood Pressure (JNC) einen anderen Vorschlag für die erste Stufe: entweder ein Thiazid-Diuretikum, oder ein Betablocker, beides in einer geringeren als einer vollen Dosierung. Neuerdings empfahlen WHO und der vierte JNC-Report weitere Alternativen für die Initialbehandlung (Stufe 1), wobei Calciumantagonisten, Angiotensin-Conversions-Enzym-Hemmer (ACE-Hemmer) und Alpha-1-Rezeptoren-Blocker in Stufe 1 eingeschlossen sind. Ein noch darüber hinaus gehender Vorschlag zur Liberalisierung der Stufentherapie wird am Ende dieses Kapitels diskutiert.

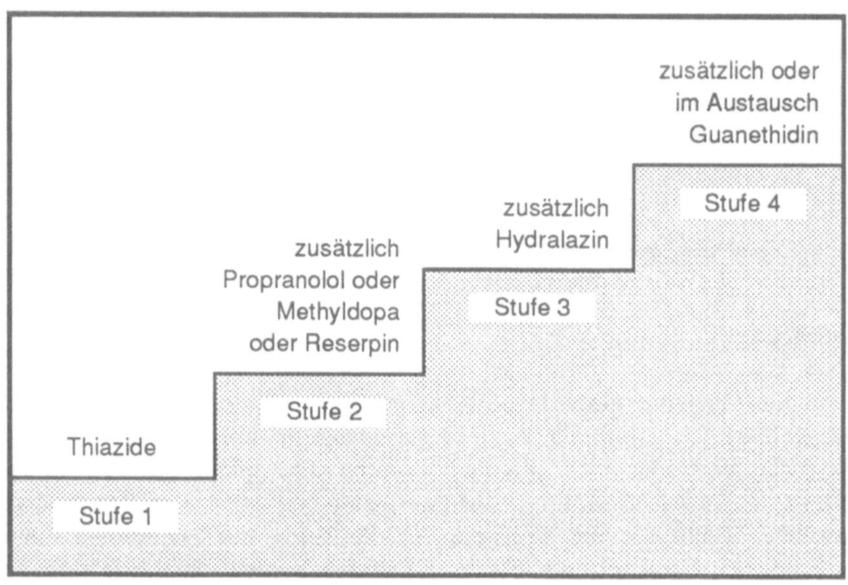

Abbildung 1. Das Schema der antihypertensiven Stufentherapie vom Jahr 1977 (Stepped Care Antihypertensive Program nach dem Vorschlag des US Joint National Committee on Detection, Evaluation and Treatment of High Blood Pressure)

DAS POTENTIAL DER ANTIHYPERTENSIVEN ARZNEIMITTEL

Wenn ein Hochdruckpatient auf die nicht-pharmakologische Therapie nicht anspricht, dann ist klar, daß er eine Arzneimitteltherapie benötigt. Die Entscheidung, welches Mittel für die Initialtherapie gewählt werden soll, hängt dabei von vielen Faktoren ab, insbesondere: Wirksamkeit, Nebenwirkungen, Begleitkrankheiten, Dosierungs- und Applikationsweise, demographische Gesichtspunkte, Kosten, Mechanismus der Arzneimittelwirkung und individuelle Aspekte der Pathophysiologie der Hypertonie beim einzelnen Patienten. Die Auswahl des antihypertensiven Arzneimittels für den individuellen Patienten muß auf der Summe aller verfügbaren Kenntnisse beruhen, die sowohl durch pharmakologische Studien als auch aus der epidemiologischen und klinischen Empirie gewonnen sind. Auf den folgenden Seiten werden die Vorzüge und möglichen Nachteile der verschiedenen Klassen heutiger Anthypertensiva diskutiert, und zwar in folgender Reihenfolge: Diuretika, Betablocker, Calciumantagonisten, ACE-Hemmer, Alphablocker, sowie der einzige verfügbare Serotonin-2-Blocker.

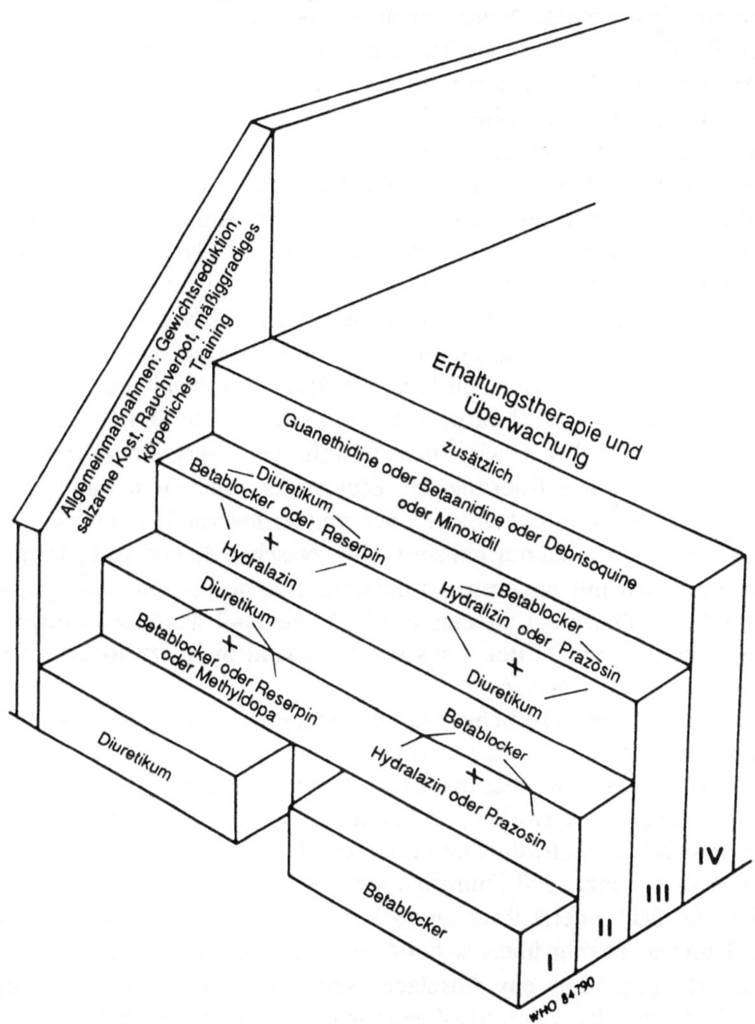

Abbildung 2. Schema der antihypertensiven Stufentherapie nach dem Vorschlag des WHO-Experten-Kommittees von 1978

Diuretika

Die Thiazid-Diuretika wurden 1958 eingeführt, nachdem die Entdeckung des Chlorothiazids vorausgegangen war. Sie waren ursprünglich für die Therapie anderer Krankheiten bestimmt, so für Zustände mit Salz-Wasserretention infolge von Herzinsuffizienz, Nierenversagen usw. Im weiteren Verlauf stellte sich aber die Therapie des Hochdrucks als breitestes Anwendungsgebiet der Diuretika heraus. Die ursprüngliche Verwendung der Diuretika bei Ödempatienten, wo eine offensichtliche Dosis-Wirkungs-Beziehung hinsichtlich des natriuretischen und diuretischen Effekts besteht, kann vielleicht zur Erklärung dafür dienen, daß man die Diuretika – ohne daß hinsichtlich des antihypertensiven Effekts auch nur irgendein Anhalt für eine Dosis-Wirkungs-Beziehung existierte – in der Therapie der Hypertonie anfangs in sehr hohen Dosierungen angewendet hat.

Wirksamkeit. Die klinische Erfahrung mit Diuretika (vor allem mit denen vom Thiazid-Typ) ist sehr ausgedehnt. Es wurde gezeigt, daß die Diuretika einen statistisch und klinisch signifikanten Rückgang sowohl des systolischen als auch des diastolischen Blutdrucks bewirken (im Mittel um 10–12 mmHg bzw. um 6–8 mmHg). Wenn wir einen diastolischen Wert von 90 mmHg als Kriterium für die Normalisierung des Blutdrucks annehmen, dann variiert der Anteil von Patienten mit milder oder mittelschwerer Hypertonie, deren Blutdruck durch Diuretika normalisiert wird, zwischen 40 und 70 Prozent.

Beim Vergleich mit anderen Antihypertensiva der ersten Stufe hat sich gezeigt, daß die Diuretika zu einem Blutdruckabfall ähnlichen Ausmaßes führen wie die anderen Mittel. Dies wurde sowohl in Kurzzeit- als auch in Langzeitstudien nachgewiesen.

Subjektive und metabolische Nebenwirkungen. Alle Antihypertensiva haben sowohl tolerable als auch ernste subjektive und metabolische Nebenwirkungen. Es ist klar, daß dies auch für die Thiazide gilt. Der Arzt muß die Häufigkeit solcher Nebenwirkungen kennen und sich ein Urteil darüber bilden, wie sie sich beim individuellen Patienten auswirken können.

Wenn man bedenkt, daß Diuretika von JNC und WHO als Mittel der 1. Therapiestufe nicht zuletzt ihrer guten Verträglichkeit wegen vorgeschlagen wurden, dann war es sehr überraschend, aus dem 'Medical Research Council Trial' zu erfahren, daß ein Absetzen wegen Nebenwirkungen bei nicht weniger als 17,1% der Diuretika-behandelten Männer und bei 12,8% der Frauen vorkam. Die häufigsten subjektiven Nebenwirkungen bei den Männern waren Störungen der Sexualfunktion (22,6% gegenüber 10,1% unter Placebo, $p<0{,}05$), Belastungs-Dyspnoe und Muskelschmerzen; bei den Frauen Mundtrockenheit (28,1% versus 13,6% unter Placebo, $p<0{,}05$), Belastungs-Dyspnoe, Paraesthesien und verstopfte Nase.

DIE HÄUFIGKEIT ÜBLICHER NEBENWIRKUNGEN DER THIAZIDE
(Vorkommen bei 425 Patienten aus 10 verschiedenen Studien)*

>3%	*1–3%*	*<1%*
Kopfschmerz	Schwindel	Hyponatriämie
Müdigkeit	Herzklopfen	Depression
Schwäche	Schwindigkeit ***	Nachlassen der Libido
	Übelkeit	Hypotonie
	Haut-Rash	Brustschmerz
		Sehstörungen

* modifiziert nach McMahon, Management of Essential Hypertension. Futura Publishing Company Inc. 1978, 35.

Thiazide erhöhen den Lipidspiegel im Plasma, vermindern die Glukosetoleranz und senken den Kalium- und Magnesiumspiegel; diese metabolischen Veränderungen können auch über die ersten Monate der Therapie hinaus persistieren (wenngleich es hier bezüglich der Lipide einige Kontroversen gibt). In verschiedenen Studien wurde gezeigt (Hypertension Detection and Follow-up Study; Medical Research Council Trial), daß die Stoffwechselveränderungen und die Erniedrigung des Kaliumspiegels bei diuretischer Therapie noch nach Jahren vorhanden sind, verglichen mit der Placebo-Gruppe. Es ist aber wichtig anzumerken, daß die Diuretika-Dosen, die bei diesen Studien verwendet wurden, höher lagen als die niedrigen Dosen, die bei der heutigen Behandlung üblich sind und die bei ähnlicher antihypertensiver Wirksamkeit den Kaliumspiegel und die Glukosetoleranz weniger stören.

Co-Morbidität. Das Vorliegen von Begleitkrankheiten, die möglicherweise gebessert oder auch verschlechtert werden durch die antihypertensive Therapie, sollte als wichtiger Faktor bei der Wahl der antihypertensiven Initialtherapie berücksichtigt werden.

Hochdruckpatienten mit Gicht oder erhöhtem Harnsäurespiegel sollten nicht mit Diuretika behandelt werden, weil diese die Harnsäureausscheidung vermindern und damit zum Anstieg des Harnsäurespiegels im Blut führen. Entsprechend bieten sich Patienten mit Hypercholesterinämie ebenfalls nicht für eine Behandlung mit Diuretika an.

Im Gegensatz dazu sind Patienten mit Stauungs-Herzinsuffizienz infolge systolischer Dysfunktion natürlich begünstigt, wenn sie Diuretika erhalten. Bei chronischer Niereninsuffizienz besteht die Tendenz, daß der Blutdruck positiv korreliert ist mit dem Plasmavolumen; daher sollten wirksame diuretische Substanzen, hier dann Schleifen-Diuretika, das Mittel der ersten Wahl sein. Bei Fettsucht besteht eine gewisse Vergrößerung des Gesamtkörper-Flüssigkeitsvolumens, was Thiazide als erste Wahl rechtfertigen mag. Diuretika vom Thiazid-Typ reduzieren die Calcium-Ausscheidung und kommen daher in Frage bei Patienten mit Hypercalciurie, Calciumoxalat-Nephrolithiasis oder chronischem Calciumdefizit.

Diabetiker stellen eine wichtige Subgruppe hypertensiver Patienten dar, bei der stets Anlaß zur Besorgnis besteht. Es ist bekannt, daß Diuretika eine Insulinresistenz hervorrufen und die Glukosetoleranz verschlechtern können; dieser Effekt ist aber weniger ausgeprägt, wenn das Gesamtkörper-Kalium aufrecht erhalten ist. Andere antihypertensive Mittel, die im Hinblick auf die Glukosetoleranz neutral sind, wird man bei Diabetes natürlich vorziehen.

Dosierungsprogramm und Kosten. Da alle Klassen von Antihypertensiva heute in Präparationen verfügbar sind, die sich zur täglich ein- oder zweimaligen Einnahme eignen, stellt der simple Einnahmeplan bei den Thiaziden – mit entsprechend günstigem Effekt auf die Einnahmetreue – kein Argument mehr dar, welches speziell nur für diese Mittel gilt.

Obgleich die Kosten der Arzneimittel kein erstrangiges Problem darstellen dürften, kann ihre Bedeutung doch nicht übergangen werden; nicht wenige Patienten müssen ihre Arzneimittel selbst bezahlen. In dieser Hinsicht ist hervorzuheben, daß die Thiazide bei weitem die billigsten Antihypertensiva sind, die für eine Monotherapie zur Verfügung stehen. Auch die Kombination mit einem Kaliumsparer (Triamteren oder Amilorid) hat nur eine bescheidene Auswirkung auf den Preis.

Betarezeptorenblocker

Die Betarezeptorenblocker wurden 1965 eingeführt und waren, ähnlich wie die Diuretika, ursprünglich für die Behandlung einer anderen Krankheit (der Angina pectoris) gedacht. Ihre Anwendung wurde aber, initiiert von Prichard, bald auf die Therapie der Hypertonie ausgedehnt.

Wirksamkeit. Betablocker sind wirksame Antihypertensiva und führen zu einer signifikanten Blutdrucksenkung über den Effekt einer Placeboanwendung hinaus.

Gute Vergleichsdaten über Thiazid-Diuretika und Betablocker als Monotherapie wurden in einigen Langzeitstudien und zahlreichen Kurzzeituntersuchungen gewonnen. Im Ergebnis haben sich die Betablocker als aequipotent zu Diuretika, sowie auch zu Calciumantagonisten und ACE-Hemmern erwiesen; einige Variationen in verschiedenen Studien mögen durch eine Präselektion der Studienpopulation bedingt sein.

Subjektive und metabolische Nebenwirkungen. Betablocker wurden ebenso wie Diuretika als Mittel der ersten Wahl zur Behandlung der Hypertonie empfohlen, da sie nur wenig symptomatische Nebenwirkungen hervorrufen. Mittlerweile hat der Medical Research Council Trial aber doch gezeigt, daß in der Propranolol-behandelten Gruppe die Therapie bei 15,5% der Männer und 18% der Frauen, vor allem wegen Nebenwirkungen, abgesetzt werden mußte. Der häufigste unerwünschte Effekt bestand bei Männern und Frauen in Belastungs-Dyspnoe (27,9%, gegenüber 16,4% bei Placebo, $p<0{,}05$), verstopfter Nase, Gangunsicherheit und Paraesthesien, sowie speziell bei Frauen in kalten oder tauben Fingern (20,3% versus 15,6% bei Placebo, $p<0{,}05$). Außerdem wurde in mehreren Studien nachgewiesen, daß Betablocker zu einem signifikanten Anstieg der Serum-Triglyzeride und zu einer Abnahme der protektiven HDL-Cholesterinfraktion führen; diese Effekte sind abgeschwächt oder fehlen bei Betablockern mit stärkerer intrinsischer sympathikomimetischer Aktivität oder mit vasodilatorischen Eigenschaften.

Co-Morbidität. Betablocker erfordern spezielle Aufmerksamkeit hinsichtlich Begleitkrankheiten, da sie sowohl nützlich als auch schädlich sein können je nachdem, welche Vorgeschichte und welcher Untersuchungsbefund vorliegt. Patienten mit chronisch-obstruktiver Lungenerkrankung oder mit Stauungs-Herzinsuffizienz sollten nicht mit Betablockern behandelt werden, da sich die Symptome dieser Begleitkrankheiten verschlimmern können. Ebenso sind Sick-Sinus-Syndrom, periphere arterielle Verschlußkrankheit und Raynaud-Syndrom prohibitiv. Diese Kontraindikationen gegen Betablocker beruhen auf der Hemmung sowohl von Beta-1- als auch von Beta-2-vermittelten Effekten, sie lassen sich daher auch durch die Verwendung Beta-1-selektiver Blocker nicht umgehen, besonders wenn hohe Dosen verwendet werden.

Im Gegensatz dazu können sich Patienten mit koronarer Herzerkrankung unter Betablockern verbessern dank der Abnahme von Herzarbeit und Sauerstoffbedarf. Unangenehme Palpitationen, wie sie bei Hyperthyreose oder starker Angst vorkommen, lassen sich mit Betablockern gut beherrschen.

Dosierungsplan und Kosten. Die derzeit verfügbaren Betablocker sind zur Anwendung in ein oder zwei täglichen Dosen geeignet, wie bei 24-Stunden-Blutdrucküberwachung gezeigt wurde.

Die Behandlungskosten liegen bei Betablockern höher als bei Diuretika, aber noch immer weit unter dem Preis der neueren Antihypertensiva.

Wirkungsweise und 'individuelle Pathophysiologie' der Hypertonie. Die meisten Betablocker senken den Blutdruck, indem sie den Herzauswurf reduzieren und gleichzeitig den peripheren Gefäßwiderstand unverändert lassen. Damit erscheinen sie ideal für die Therapie des jungen Hypertonikers mit hyperkinetischem Kreislauf, der ja durch ein erhöhtes Herzzeitvolumen charakterisiert ist. Praktisch pflegt der Durchschnitts-Hypertoniker mit normalem oder sogar niedrigem Herzauswurf, normaler Herzfrequenz und gesteigertem peripheren Gefäßwiderstand aber ebensogut auf die Betablocker-Therapie zu reagieren wie diese zuvor angesprochene spezielle Kategorie junger Hypertoniker.

In ähnlicher Weise glaubte man die Betablocker besonders wirksam bei Patienten mit 'Renin-abhängigem' Hochdruck; diese Erwartung fußte auf der Annahme, daß der primäre Mechanismus der Betablockerwirkung in ihrer Fähigkeit bestehe, das hyperaktive Renin-Angiotensin-Aldosteronsystem zu dämpfen. Inzwischen ist aber klar geworden, daß Patienten ohne erkennbare Renin-Abhängigkeit ebenfalls sehr gut auf Betablocker reagieren. Daraus kann man nur schließen, daß entweder unsere Interpretation des pathophysiologischen Ablaufs oder unsere Sachkenntnis vom antihypertensiven Mechanismus der Betablockade noch der Verbesserung bedarf.

Calciumantagonisten

Calcium wurde als eines der wichtigen Ionen erkannt, die eine ganze Reihe von biologischen Funktionen steuern. Eine potentielle Rolle von Calcium in der Pathophysiologie der Hypertonie wurde vermutet bei der sympathischen Neurotransmission, bei der Freisetzung von Noradrenalin aus den Nervenendorganen, bei der Abgabe von Renin, bei der Aldosteronsekretion, beim Tonus der glatten Gefäßmuskulatur und bei der Ansprechbarkeit der Rezeptoren auf adrenerge Agonisten. Es ist daher kaum überraschend, daß Substanzen, die den Calcium-Influx in die Zelle hemmen, sich als interessante antihypertensive Agentien erwiesen haben.

Vom klinischen Standpunkt gesehen haben alle Calciumantagonisten einen hämodynamischen Mechanismus gemeinsam, nämlich daß sie den totalen peripheren Gefäßwiderstand senken. Die Substanzklasse erhielt verschiedene Bezeichnungen: Calciumantagonisten, Calciumkanal-Blocker und Calcium-Entry-Blocker. In Europa hat sich der Terminus Calciumantagonisten durchgesetzt. Chemisch sind 3 Gruppen von Calciumantagonisten zu unterscheiden: Dihydropyridine (Typ Nifedipin), Diphenylalkylamine (Typ Verapamil) und Benzothiazepine (Diltiazem). Calciumantagonisten hemmen den Calciumeintritt in Gefäß- und Herzmuskelzellen, indem sie die Potential-gesteuerten, d.h. die durch eine Veränderung des Membranpotentials aktivierten Kanäle blockieren. Allerdings kann eine Auswirkung auf Rezeptor-gesteuerte Kanäle, die durch Noradrenalin aktiviert werden, ebenfalls zu ihrer Wirkung beitragen. Am Herzen können Calciumantagonisten das kontraktile Verhalten der Myocyten verändern, und ebenso auch die Automatie des sino-atrialen und des AV-Knotens und der AV-Leitungsbahn beeinflussen.

Die Unterschiede der 3 Gruppen hinsichtlich ihrer chemischen Struktur und ihre jeweilige Gewebsaffinität sind wahrscheinlich der Grund für die unterschiedlichen Wirkungen von Verapamil, Nifedipin und Diltiazem am Herzen und am Gefäßsystem. So hat beim Menschen Verapamil die stärkste chronotrop und inotrop hemmende Wirkung, die dem Nifedipin dagegen fehlt. Die Effekte von Diltiazem liegen dazwischen. Auf der anderen Seite sind die Dihydropyridine die stärksten Vasodilatoren der drei Gruppen, und wegen dieser starken Vasodilatation tendieren sie dazu, eine Reflextachykardie auszulösen.

Wirksamkeit. Die antihypertensive Wirksamkeit von Calciumantagonisten bei milder und mittelschwerer Hypertonie wurde in Kurz- und Langzeitstudien nachgewiesen.

Verapamil hat sich im Placebo-Vergleich als wirksam erwiesen. Der Prozentsatz von Patienten, der einen diastolischen Blutdruck von weniger als 90 mmHg erreichte, variierte in drei verschiedenen Studien zwischen 31% und 92%. Bei Studien mit intraarteriellem Druckmonitoring über 24 Stunden betrug die mittlere Drucksenkung am Tag -22 und -16 mmHg systolisch bzw. diastolisch, ohne offensichtliche Änderung des zirkadianen Rhythmus. Im Durchschnitt hat sich Verapamil gegenüber Diuretika und Betablockern als aequipotent erwiesen. Ähnliche Befunde wurden mit Diltiazem und Nifedipin berichtet. Nifedipin erwies sich als aequipotent gegenüber Betablockern, Diuretika und ACE-Hemmern.

Leider gibt es kaum Informationen über die vergleichende Wirksamkeit der drei Kategorien von Calciumantagonisten. Obgleich nach klinischer Erfahrung wenige Unterschiede ihrer antihypertensiven Wirkung anzunehmen sind, sollten zur weiteren Klärung Studien über den vergleichenden therapeutischen Wert durchgeführt werden. Eine andere wichtige Unsicherheit bei allen drei Gruppen betrifft die Frage, ob die Langzeit-Blutdrucksenkung durch Calciumantagonisten hinsichtlich der Verhütung von kardiovaskulären Komplikationen der Hypertonie vergleichbar ist mit dem protektiven Effekt der früheren Hochdruckmittel.

Co-Morbidität. Begleitkrankheiten wie Koronarinsuffizienz und Stauungs-Herzinsuffizienz können sich unter Calciumantagonisten bessern und stellen möglicherweise spezielle Indikationen für ihre Anwendung bei Hochdruckpatienten dar. Eine gewisse Vorsicht sollte aber hinsichtlich der Verwendung von Verapamil bei Patienten mit Herzinsuffizienz eingehalten werden. Calciumantagonisten sind offensichtlich nicht kontraindiziert bei Patienten mit Diabetes mellitus, mit chronisch-obstruktiver Lungenerkrankung und mit

Hyperlipoproteinämien. Hochdruckpatienten mit gleichzeitiger peripherer Gefäßkrankheit, linksventrikulärer Hypertrophie oder Niereninsuffizienz können mit Calciumantagonisten auf einen niedrigeren Blutdruck eingestellt werden, ohne daß es zu einer Verschlechterung kommt, oder sogar mit einer Besserung der Begleitkrankheit.

Patienten mit Migräne sollten nicht mit Calciumantagonisten behandelt werden, speziell nicht mit denen der Dihydropyridin-Gruppe, auch wenn einige Untersucher das Gegenteil postulieren.

Besondere Vorsicht sollte man bei der Kombination von Betablockern mit Verapamil bei Patienten mit der Vorgeschichte einer Stauungs-Herzinsuffizienz einhalten. Auf der anderen Seite ist Verapamil bei Patienten mit paroxysmaler atrialer Tachykardie äußerst nützlich.

Subjektive und metabolische Nebenwirkungen. Die Calciumantagonisten haben eine unterschiedliche Neigung zu Nebenwirkungen. Viele dieser unerwünschten Wirkungen sind das Ergebnis der pharmakodynamischen Eigenschaften der Substanzen (Tabelle 1). Unter den verfügbaren Calciumantagonisten scheint Diltiazem die wenigsten unerwünschten Reaktionen hervorzurufen. Durch retard-Präparationen von Verapamil und Nifedipin werden Häufigkeit und Schwere vieler Nebenwirkungen stark reduziert.

Tabelle 1. Vorkommen (in%) der häufigsten Formen von unerwünschten Wirkungen bei Hypertonikern, die Nifedipin oder Verapamil in retard-Form erhalten

	Nifedipine (%)	*Verapamil (%)*
Kopfschmerz	7.2	1.9
anfallsweise Hautrötung (Flush)	5.3	0.1
Schwindelanfall	3.1	3.5
gastrointestinale Beschwerden	5.2	2.7
Knöchelödeme	2.1	1.5
Bradykardie	0.0	1.3
Obstipation	2.3	8.1

Calciumantagonisten haben keine metabolischen Nebenwirkungen und werden entsprechend gut von Diabetikern toleriert, auch wenn gewisse Einflüsse von Calciumantagonisten auf die pankreatische Insulinfreisetzung und die zelluläre Insulinwirkung vermutet werden.

Dosierungsprogramm und Kosten. Die ersten Präparationen von Nifedipin, Verapamil und Diltiazem hatten den Nachteil einer nur kurzen Wirkungsdauer. Mittlerweile ist dies Problem gelöst durch neue Mittel und neue pharmazeutische Präparationen, die mit ein- oder zweimaliger täglicher Gabe eine adaequate 24-Stunden-Blutdruckwirkung erzielen.

Der Preis der Calciumantagonisten ist weit höher als der von Thiaziden und auch höher als der von Betablockern.

Mechanismus der Arzneimittelwirkung und Pathophysiologie der Hypertonie. Ein erhöhter Blutdruck beruht gewöhnlich auf einem erhöhten peripheren Gefäßwiderstand. Vom pathophysiologischen Standpunkt aus müßten Calciumantagonisten, indem sie den peripherten Gefäßwiderstand ohne klinisch relevante negativ inotrope Wirkung reduzieren, ein optimales Wirkungsprinzip darstellen. Darüber hinaus verursachen die Calciumantagonisten, im Gegensatz zu früheren Vasodilatoren, keine Salz-Wasser-Retention und keine anhaltende Stimulierung der sympathischen Aktivität.

Angiotensin-Conversions-Enzym-Hemmer (ACE-Hemmer)

Die Einführung der ACE-Hemmer hat eine Neubewertung der antihypertensiven Therapie möglich gemacht, sowohl hinsichtlich der Initialbehandlung als auch hinsichtlich der nachfolgenden Therapiestufen. Die ACE-Hemmer wurden aufgrund der Erkenntnisse über die Bedeutung des Renin-Angiotensin-Aldosteron-Systems in der Pathophysiologie der Hypertonie entwickelt. Die Einführung der ACE-Hemmer hat auch insofern Fortschritte gebracht, als sie eine bessere Anpassung an die speziellen Bedürfnisse des individuellen Patienten erlaubt.

Wirksamkeit. Ursprünglich wurden die ACE-Hemmer eingeführt zur Therapie Angiotensin-abhängiger Formen der Hypertonie (z.B. bei Nierenarterienstenose), und von Patienten mit schwerer, gegenüber anderen Formen der antihypertensiven Therapie refraktärer Hypertonie. Überdies wurde der erste verfügbare ACE-Hemmer, Captopril, bei der Behandlung schwer hypertensiver Patienten mit Kollagenkrankheiten angewendet, bei denen meist eine renoparenchymatöse Funktionsstörung vorlag. Bei diesen Patienten wurden ursprünglich sehr hohe Dosen gegeben, was zu häufigen Nebenwirkungen führte (siehe unten).

Später stellte sich heraus, daß ACE-Hemmer in niedriger Dosierung auch bei normalen Patienten mit unkomplizierter Hypertonie wirksam sind, unabhängig vom Renin-Status dieser Patienten. Wenn man die Wirkung mit der von Diuretika, Betablockern und Calciumantagonisten vergleicht, führen ACE-Hemmer zu einer Blutdrucksenkung ähnlichen Ausmaßes, und der Prozentsatz von Patienten, der einen diastolischen Wert unter 90 mmHg erreicht, schwankt zwischen 40% und 70%.

Obwohl es an Daten über einen Wirkungsvergleich verschiedener ACE-Hemmer (Captopril, Enalapril, Lisinopril usw.) mangelt, sind nach der klinischen Erfahrung wenige Unterschiede anzunehmen.

Co-Morbidität. Die ACE-Hemmer sind speziell günstig bei Hypertonikern mit gleichzeitiger Herzinsuffizienz, da sowohl die Blutdrucksenkung *via* Abnahme des peripheren Gefäßwiderstandes als auch die Verbesserung der venösen Compliance das Herz entlastet. ACE-Hemmer sind weiterhin bei der Rückbildung der linksventrikulären Hypertrophie und der Verbesserung der diastolischen Funktion wirksam. Sie weisen keine ungünstigen Interferenzen mit dem Lipoprotein- und Glukosestoffwechsel auf. Es ist weiterhin gezeigt worden, daß sie die Verschlechterung des Glomerulusfiltrats bei Diabetikern mit diabetischer Nephropathie und Proteinurie verzögern können. Bei Niereninsuffizienz müssen die ACE-Hemmer niedriger dosiert werden, aber nur deswegen, weil ihre Ausscheidung (meist in aktiver Form) mit dem Urin erfolgt; mit dieser Vorsichtsmaßnahme läßt sich eine Arzneimittelkumulation vermeiden.

ACE-Hemmer sind bei renovaskulärer Hypertonie zwar wirksame Blutdrucksenker, jedoch kann ihre Anwendung in dieser Situation kontraproduktiv sein, da sie die Angiotensin II-abhängige, kompensatorische Konstriktion des Vas efferens aufheben und dadurch einen dramatischen Abfall des glomerulären Filtrationsdrucks und des Glomerulusfiltrats verursachen können.

Metabolische und subjektive Nebenwirkungen. Proteinurie und Neutropenie verursachten früher die hauptsächlichen Bedenken, als Captopril in hohen Dosen und/oder bei Patienten mit fortgeschrittener Niereninsuffizienz bei Kollagen- oder Autoimmunkrankheiten gegeben wurde. Seit die ACE-Hemmer in niedrigeren Dosen und bei Patienten mit unkomplizierter milder und mittelschwerer Hypertonie verwendet werden, ist das Auftreten von Neutropenie und/oder Proteinurie rapide zurückgegangen.

Weniger schwere Nebenwirkungen schließen ein: Hauterythem (Rash; 6%), Geschmacksstörung (3,1%), Kopfschmerz (5,6%) und Müdigkeit oder Erschöpfung (2,5%). Alle diese Nebenwirkungen verschwinden wieder, wenn das Mittel abgesetzt wird, oder sogar schon bei einer Reduzierung der Dosis. Eine wichtige Nebenwirkung besteht in einem lästigen Reizhusten, der ebenfalls bei Absetzen wieder verschwindet. Der Husten war ursprünglich nicht als Nebenwirkung erkannt worden, weil man ihn interkurrenten Erkrankungen zuzuschreiben pflegte. Damit erklären sich die unterschiedlichen Angaben über die Häufigkeit. Ein erhöhter Kininspiegel in der Lunge, der gleichfalls von der Konversionsenzymhemmung herrührt, wurde als Mechanismus vermutet. Eine seltene, aber potentiell gefährliche Nebenwirkung ist das angioneurotische Ödem. Zwar können alle diese Nebenwirkungen bei sämtlichen im Handel befindlichen ACE-Hemmern vorkommen, jedoch scheinen Hautrash und Geschmacksstörungen bei Captopril, und Kopfschmerz und Erschöpfung bei Enalapril häufiger zu sein. Klinisch relevante Veränderungen des Kaliumspiegels traten nicht auf, sofern nicht gleichzeitig Kaliumgaben verordnet oder kaliumsparende Mittel angewandt wurden; unter diesen Umständen kann es zu einer Hyperkaliämie kommen.

Dosierungsprogramm und Kosten. Captopril wurde ursprünglich in drei Dosen pro Tag gegeben. Spätere Untersuchungen zeigten aber, daß 25 oder 50 mg zweimal täglich ebenso wirksam sind. Neuerdings wurde beobachtet, daß eine einmalige orale Dosis von 100 mg Captopril eine 24-stündige Blutdrucksenkung bewirken kann. Enalapril und Lisinopril sind offenbar bei einer einmal täglichen Gabe wirksam.

Der Preis der ACE-Hemmer ist einer der höchsten von allen Antihypertensiva.

Mechanismus der Arzneimittelwirkung und Pathophysiologie der Hypertonie. Ähnlich wie die Calciumantagonisten wirken die ACE-Hemmer vasodilatierend und senken den Blutdruck, indem sie den peripheren Gefäßwiderstand vermindern. Der Mechanismus, welcher der Vasodilatation zugrundeliegt, ist komplex und noch nicht völlig klar. Während sich der akute antihypertensive Effekt proportional zum systemischen Plasma-Renin-Spiegel verhält, besteht diese Beziehung bei der Langzeitbehandlung mit ACE-Hemmern nicht mehr. Zusätzlich zu alternativen Hypothesen, die zur Erklärung des hypotensiven Langzeiteffekts vorgeschlagen wurden (Hemmung des Bradykinin-Abbaus, Beeinflussung von Katecholaminfreisetzung und -wiederaufnahme, Barorezeptorenverstellung) wurde kürzlich vermutet, daß die Blockade des Gewebs-Renin-Angiotensin-Systems eine entscheidende Rolle spielen könne. Die Hemmung dieses autokrin/parakrinen Systems könnte auch das Fehlen von Reflextachykardie und von Salz-Wasser-Retention erklären, sowie die nicht-mechanische Komponente der Hypertrophie-Regression des linken Ventrikels.

ANDERE KLASSEN VON ANTIHYPERTENSIVA

Alpha-1-adrenerge Blocker

Prazosin, der erste selektive Alpha-1-Inhibitor, wurde 1976 in die Therapie der arteriellen Hypertonie eingeführt und war offensichtlich gegenüber nicht-selektiven Alphablockern vorzuziehen, da er das lokale Rezeptor-Operator-Kontrollsystem aufrecht erhält und damit Tachykardie und Pseudo-Toleranz verhütet. Terazosin und Doxazosin haben eine sehr ähnliche chemische Struktur, aber im Unterschied zu Prazosin sind sie für eine einmal tägliche Anwendung geeignet.

Selektive Alpha-1-Blocker führen zu einer wirksamen Blutdrucksenkung, indem sie den Tonus der Widerstands- und Kapazitätsgefäße senken. Prazosin und Doxazosin erweisen sich hinsichtlich der Senkung des systolischen und diastolischen Blutdrucks als aequipotent gegenüber verschiedenen Betablockern.

Ein wesentlicher Vorteil der Alphablocker besteht darin, daß sie von ungünstigen Stoffwechselwirkungen völlig frei sind und sogar zu einer Senkung von Gesamt-Cholesterin, LDL-Cholesterin und Triglyzeriden führen und den Spiegel des HDL-Cholesterins erhöhen. Die Bedeutung dieser Lipidveränderungen für das kardiovaskuläre Risiko bei der Therapie mit Alphablockern ist zwar nicht bekannt, jedoch stehen die günstigen Einflüsse in scharfem Kontrast zu den ungünstigen Lipidwirkungen der Thiazide und der meisten Betablocker. Theoretisch könnten die unterschiedlichen Lipidwirkungen verschiedener Antihypertensiva eine wesentliche Bedeutung für die Wirksamkeit von präventiven Therapieprogrammen gegen kardiovaskuläre Erkrankungen haben.

Prazosin, Terazosin und Doxazosin weisen offenbar ein ähnliches Nebenwirkungsprofil auf. In Langzeitversuchen kam es bei etwa 10–15% der Patienten zum Absetzen wegen Nebenwirkungen. Manifeste Synkopen sind selten (<1%), ein starker initialer Blutdruckabfall, das 'first-dose-Phänomen', ließ sich weitgehend reduzieren durch eine niedrige Erstdosis, zur Zeit der Bettruhe gegeben. Im Vergleich mit Placebo sind häufige Nebenwirkungen der Doxazosintherapie: Benommenheit oder Schwindel (11% gegenüber 5% mit Placebo), Somnolenz (5% versus 1%) und Ermüdung/Schwäche (12% versus 6%); viele dieser Nebenwirkungen sind nur leicht bis mäßiggradig. Impotenz, ein häufiger unerwünschter Effekt bei anderen Antihypertensiva, kommt bei Alpha-1-Inhibitoren nur selten vor. Eine leichte Gewichtszunahme (gewöhnlich um 1 bis 1,5 kg) wurde häufig beobachtet.

S_2-Serotonin-Rezeptor-Antagonisten

Ketanserin, der einzige verfügbare S_2-HT (Hydroxytyramin, Serotonin)-Rezeptorantagonist, mit einer zusätzlichen Alpha-1-Rezeptor-blockierenden Wirkung, stellt ein erfolgreiches Antihypertensivum dar, das über eine Abnahme des totalen peripheren Gefäßwiderstandes zur Blutdrucksenkung führt.

Obwohl die Substanz erst kürzlich in die Hypertoniebehandlung eingeführt wurde, ist Ketanserin bereits bei einer großen Zahl von Patienten mit milder bis mittelschwerer Hypertonie eingesetzt worden. Es wurde gezeigt, daß Ketanserin zu einer Blutdrucksenkung führt, die größer ist als bei Placebo und aequipotent gegenüber Hydrochlorothiazid, Betablockern, Calciumantagonisten und ACE-Hemmern. Die häufigste Nebenwirkung besteht in Somnolenz (7% versus 5% bei Placebo), während Schwindel, Erschöpfung und gasterointestinale Störungen nicht häufiger als unter Placebo auftraten.

Ketanserin führt zu keinen nennenswerten Veränderungen von Blutzucker, Serumlipoproteinen und Serumelektrolyten, und es besteht keine Kontraindikation bei Diabetes mellitus, Herzinsuffizienz, peripheren Gefäßkrankheiten, obstruktiver Lungenerkrankung, Gicht, Niereninsuffizienz und Leberversagen.

SPEZIELLE ASPEKTE DER ANTIHYPERTENSIVEN THERAPIE

Lebensalter

Von einigen Autoren wurde die Ansicht geäußert, daß das Lebensalter die antihypertensive Reaktion auf die pharmakologische Therapie beeinflußt. Diuretika, Calciumantagonisten und Ketanserin wurden speziell für die Therapie älterer Hypertoniker empfohlen; Betablocker und ACE-Hemmer sollen bei jüngeren Hypertonikern besser sein, während Alpha-1-Inhibitoren als neutral gelten. Man gewinnt nicht viel, wenn man diesen Hinweisen folgt; die antihypertensive Wirksamkeit ist in erster Linie und vor allem vom Ausgangsblutdruck abhängig.

Allgemeine Regeln, die für die Anwendung aller antihypertensiven Arzneimittel bei älteren Patienten gelten, sind folgende (siehe auch Kapitel 5).

REGELN FÜR DIE ANTIHYPERTENSIVE THERAPIE ÄLTERER HYPERTONIKER

* beginne mit der Hälfte der üblichen Erwachsenen-Dosis
* titriere die Dosierung nach dem Steh-Blutdruck
* steigere die Dosierung nur in längeren Intervallen

Einflüsse der Rasse

Hypertoniker der schwarzen Rasse reagieren auf Betablocker und ACE-Inhibitoren weniger gut als Weiße, während hinsichtlich des Ansprechens auf

Diuretika, Calciumantagonisten, Ketanserin und Alpha-1-Inhibitoren keine überzeugenden Unterschiede bestehen. Es wurde vermutet, daß die Blutdrucksteigerung bei Schwarzen volumenabhängig ist und dazu tendiert, mit einem sehr niedrigen Reninspiegel einherzugehen. Dieses pathophysiologische Muster sei der Grund dafür, daß Schwarze auf einige Antihypertensiva besser ansprechen als auf andere.

Körperliches Training

Körperliche Aktivität in Form von statischer Belastung ist bei allen Hypertonikern kontraindiziert, weil der periphere Gefäßwiderstand dabei ansteigt. Dagegen kann körperliche Aktivität, die in dynamischer Belastung besteht, erlaubt werden, allerdings unter Vermeidung von Wettkampfsituationen. Bei Hypertonikern, die gern trainieren, können Calciumantagonisten, ACE-Hemmer und Diuretika ohne besondere Vorkehrungen gegeben werden, während man dagegen Betablocker vermeiden sollte. Der Grund besteht darin, daß die erste Gruppe von Antihypertensiva nicht mit dem physiologischen Anstieg des Herzauswurfs und Abfall des Gefäßwiderstands – den charakteristischen hämodynamischen Reaktionen bei dynamischer Belastung – interferiert. Dagegen können die Betablocker den physiologischen Blutdruckanstieg bei dynamischer Belastung abschwächen, indem sie die Auswurfsteigerung vermindern. Dies bedeutet, daß die Zunahme der Muskeldurchblutung dem Mehrbedarf nicht mehr gerecht werden kann. Man muß daher damit rechnen, daß Leistung und Ausdauer durch Betablocker beeinträchtigt werden.

Schwangerschaft

Bisher wurde nur von Alphamethyldopa und Betablockern gezeigt, daß sie mütterliche und fetale 'Ereignisse' bei Schwangerschafts-induzierter Hypertonie reduzieren. Einzelheiten siehe Kapitel 5.

DIE STRATEGIE DER ANTIHYPERTENSIVEN THERAPIE

Wenn festgestellt worden ist, daß bei einem Patienten eine permanente Blutdrucksteigerung besteht, hat der Arzt eine Entscheidung über die Therapie zu treffen. Er beginnt mit einem nicht-pharmakologischen Programm und setzt die Behandlung dann mit der Arzneimitteltherapie fort, um den Blutdruck soweit wie möglich zu normalisieren. Das Ziel dieses

Vorgehens ist die Prävention, zumindest eine teilweise Verhütung, der Hypertonie-abhängigen kardiovaskulären Komplikationen.

Es besteht kein Zweifel, daß der logische Weg der Therapie darin bestehen würde, die Pharmaka so auszuwählen, daß die pharmakologischen Eigenschaften des in Betracht gezogenen Mittels auf das pathophysiologische Profil des betreffenden Patienten abgestimmt sind. Wir sind jedoch, wie schon betont wurde, weit davon entfernt, beim konkreten Patienten jeweils den hypertensiven Mechanismus bestimmen zu können. Der arterielle Blutdruck wird durch einen ganzen Komplex von Faktoren reguliert, und beim durchschnittlichen hypertensiven Patienten ist selbst die Bestimmung nur einiger weniger davon kaum vorstellbar. Und eine Klassifizierung von Hypertonikern auf der Basis einiger weniger willkürlich herausgegriffener Parameter würde sowohl voreilig als auch irreführend sein.

Die andere Seite der Medaille ist gleichermaßen unklar, insofern als noch viele Unsicherheiten hinsichtlich des antihypertensiven Mechanismus der verschiedenen Arzneimittel bestehen; dies umso mehr, als etliche von Ihnen multiple pharmakologische Eigenschaften haben.

Unser Unvermögen, das Muster der Arzneimittel-Eigenschaften mit dem pathophysiologischen Profil des Patienten jeweils korrekt in Einklang zu bringen, war der Grund für das andere Extrem, nämlich das Konzept der Stufentherapie. Der zugrundeliegende Gedanke, der hinter dem Programm jeder Stufentherapie steht, besagt, daß das, worauf es bei der Behandlung wirklich ankommt, die Blutdrucksenkung ist, und nicht der Mechanismus, durch den sie bewirkt wird. Die Therapie soll einfach sein, in der Regel mit einer Monotherapie in niedriger Dosierung beginnen und erst später, wenn notwendig, zu einem komplexeren Therapieprogramm aufgebaut werden. Zusätzliche Forderungen sind, daß die Blutdrucksenkung allmählich erfolgen soll, und daß die ausgewählten Arzneimittel gute Wirksamkeit bei einem Minimum an Beschwerden erwarten lassen.

Wie schon erwähnt, bot das erste Stufenprogramm, wie es 1977 von dem US Joint National Committee on Detection and Treament of High Blood Pressure vorgeschlagen wurde (Abbildung 1), nur eine sehr begrenzte Auswahl für die Initialtherapie (nämlich nur die Thiazide), mit dem Vorschlag, daß die Dosis der Thiazide zunächst erst ganz beträchtlich gesteigert werden solle, ehe man ein zusätzliches Mittel zu Hilfe nehmen solle. Wenn auch durch ein günstiges Kosten–Nutzen-Verhältnis der Thiazide gerechtfertigt, im Vergleich zu den damals verfügbaren anderen Mitteln, war dies Stufenprogramm mit lediglich nur einer Substanzklasse als erste Stufe zu rigide. Schon ein Jahr später, 1978, formulierte das WHO-Kommittee flexiblere Empfehlungen (Abbildung 2), indem es als ersten Schritt die Auswahl zwischen einem Thiazid-Diuretikum und einem Betablocker anbot.

Seit 1978 hat die weitere Erfahrung einige dieser Grundvorstellungen der

Stufentherapie in Frage gestellt. Als die Ergebnisse des Medical Research Council Trial ausgewertet wurden, erwies sich das durch Diuretika und Betablocker verursachte Auftreten von Nebenwirkungen (wie in diesem Kapitel schon erwähnt) doch als ungünstiger als erwartet.

Außerdem wurde man sich der Tatsache bewußt, daß die antihypertensive Therapie mit den konventionellen Mitteln nicht alle Arten von kardiovaskulären Ereignissen in gleicher Weise zu reduzieren vermag. In diesem Zusammenhang tauchten Bedenken auf hinsichtlich der unerwünschten metabolischen Begleitwirkungen der Diuretika, in geringerem Ausmaß auch der Betablocker.

Schließlich kamen während der letzten 10 Jahre eine ganze Menge weiterer Informationen hinzu, betreffend Wirksamkeit, Sicherheit und Verträglichkeit neuer Klassen von Antihypertensiva, besonders der ACE-Hemmer und der Calciumantagonisten. Diese neuen Befunde muß man berücksichtigen, wenn man Richtlinien für die antihypertensive Behandlung formuliert.

Die Überlegungen führten kürzlich zu einem mehr liberalen Vorgehen bei der Behandlung der Hypertonie (Abbildung 3). Die Stufe 1 der Therapie wurde erweitert, sodaß sie jetzt auch Calciumantagonisten und ACE-Hemmer einschließt, was die Auswahl für den behandelnden Arzt erleichtert.

Im Hinblick auf diese erweiterten Optionen taucht die Frage auf, ob es überhaupt noch Richtlinien für die Auswahl des ersten anzuwendenden Mittels gibt. Wie erwähnt, sind die Therapeutika, die zur Initialtherapie vorgesehen sind, aequipotent. Die Wirksamkeit kann also nicht als Richtlinie für die Wahl des ersten Mittels dienen. Stattdessen wird die Auswahl zwischen den verschiedenen Antihypertensiva aufgrund einer einfachen klinischen Bewertung der speziellen Kontraindikationen und Indikationen getroffen, die bei den einzelnen Mitteln bestehen, und die im Hinblick auf die Co-Morbidität des individuellen Patienten berücksichtigt werden. Die wesentlichen Gesichtspunkte, die bei der Auswahl der heutigen Antihypertensiva nach den wichtigsten Begleitkrankheiten zu beachten sind, sind in der nebenstehenden Aufstellung zusammengefaßt (siehe Textkasten).

Wenn ein Patient eine unkomplizierte milde bis mittelschwere Hypertonie hat und keine Risikofaktoren oder Begleitkrankheiten vorliegen, steht dem behandelnden Arzt die Wahl des Mittels offenbar frei. Er kann sich dabei nach folgenden Überlegungen richten: (1) Wenn er von den kontrollierten prognostischen Langzeitstudien ausgeht, wird er ein Diuretikum oder einen Betablocker wählen. (2) Wenn er unerwünschte Effekte vermeiden will, kann seine Präferenz für die ACE-Hemmer sprechen. (3) Wenn er sich speziell Sorgen macht über mögliche Konsequenzen von metabolischen Nebenwirkungen, wird die Entscheidung zwischen Calciumantagonisten, ACE-Hemmern, Alpha-1-Inhibitoren und Ketanserin schwanken. (4) Wenn er vor allem an die Kosten für Patient und Allgemeinheit denkt, kann ein Thiazid an erster Stelle stehen.

BEGLEITKRANKHEITEN UND HYPERTONIE-KOMPLIKATIONEN ALS KRITERIEN FÜR DIE INDIVIDUELLE PRÄPARATWAHL BEI DER ANTIHYPERTENSIVEN THERAPIE

* *Diabetes mellitus*
  Vermeide: Thiazide (und Betablocker?)
  Bevorzuge: ACE-Hemmer, Calciumantagonisten

* *chronisch-obstruktive Lungenerkrankung*
  Vermeide: Betablocker
  Bevorzuge: Calciumantagonisten

* *periphere arterielle Verschlußkrankheit*
  Vermeide: Betablocker (außer solchen mit ISA)
  Bevorzuge: Calciumantagonisten, S_2-Antagonisten

* *ischämische Herzkrankheit und ventrikuläre Extrasystolie*
  Vermeide: Thiazide?
  Bevorzuge: Betablocker, Calciumantagonisten

* *Stauungs-Herzinsuffizienz*
  Vermeide: Betablocker
  Bevorzuge: ACE-Hemmer, Calciumantagonisten (Dihydropyridine), Diuretika

* *eingeschränkte Nierenfunktion*
  Vermeide: Betablocker, Thiazide
  Bevorzuge: Calciumantagonisten, ACE-Hemmer (in niedriger Dosierung),
  Schleifendiuretika.

* *linksventrikuläre Hypertrophie*
  Vermeide: Vasodilatoren (Hydralazin)
  Bevorzuge: Betablocker, Calciumantagonisten, ACE-Hemmer

EINE LIBERALISIERTE STUFENTHERAPIE. KOMBINATION, AUSTAUSCH, RÜCKSTUFUNG ('up-stepping', 'side-stepping', 'down-stepping')

Wenn die Monotherapie mit einem Mittel der ersten Stufe, ausgewählt nach den obigen Gesichtspunkten, nicht zur Normalisierung des Blutdrucks führt, kann man zur zweiten und schließlich zur dritten Stufe übergehen, indem man entsprechend ein oder zwei weitere Mittel hinzufügt (Abbildung 4).

Die wichtigsten Prinzipien, die für diese Kombinationen empfohlen werden, sind folgende: (1) Man soll Substanzen kombinieren, die ein unterschiedliches pharmakodynamisches Wirkungsprofil haben. (2) Man soll eine solche Substanz als Kombinationspartner wählen, die gegenüber den Nebenwirkungen des ersten Mittels eine korrigierende oder gegenregulierende Wirkung ausübt.

Bei einem solchen Schema ergibt sich, daß wir nicht weniger als vier Stufenleitern vor uns haben (Abbildung 4), denen eine unterschiedliche antihypertensive Substanz als Basistherapie zugrundeliegt und die als zweite und dritte Stufe jeweils verschiedene Kombinationen ermöglichen.

Anders als die antiquierte Stufentherapie (bei der nur ein 'up-stepping', d.h. ein Aufsteigen, Hinzufügen, Kombinieren vorgesehen war) erlaubt das liberale Vorgehen auch Schritte zur Seite oder und sogar abwärts. 'Side-stepping', also der Austausch von Mitteln bzw. der Übergang von einer Stufenleiter zu einer anderen, wird empfohlen, wenn die Blutdrucksenkung während Monotherapie oder einer anschließenden Kombinationstherapie offensichtlich unbefriedigend ist, oder wenn unakzeptable Nebenwirkungen auftreten.

'Down-stepping', der Übergang zu einer niedrigeren Stufe ist angezeigt, wenn die Blutdrucksenkung über die Erwartungen hinausgeht oder wenn unerwünschte Wirkungen stärker sind als vorausgesehen.

Diese Strategie hat offenbare Vorteile im Sinne der Individualisierung der Therapie, während gleichzeitig einige nützliche Elemente des Vorgehens nach einem Protokoll bewahrt bleiben.

DIE DAUER DER ANTIHYPERTENSIVEN THERAPIE

Während eine Reduzierung der Stufentherapie unter den zuvor angegebenen Umständen ein korrektes Vorgehen ist, bleibt die Frage offen, wie oft dies schließlich zu einer vollständigen Beendigung der pharmakologischen Therapie führt, wenn der Blutdruck über lange Zeit im Normalbereich gelegen hatte. Dies Problem ist aus offensichtlichen Gründen sowohl praktisch als auch theoretisch von großem Interesse.

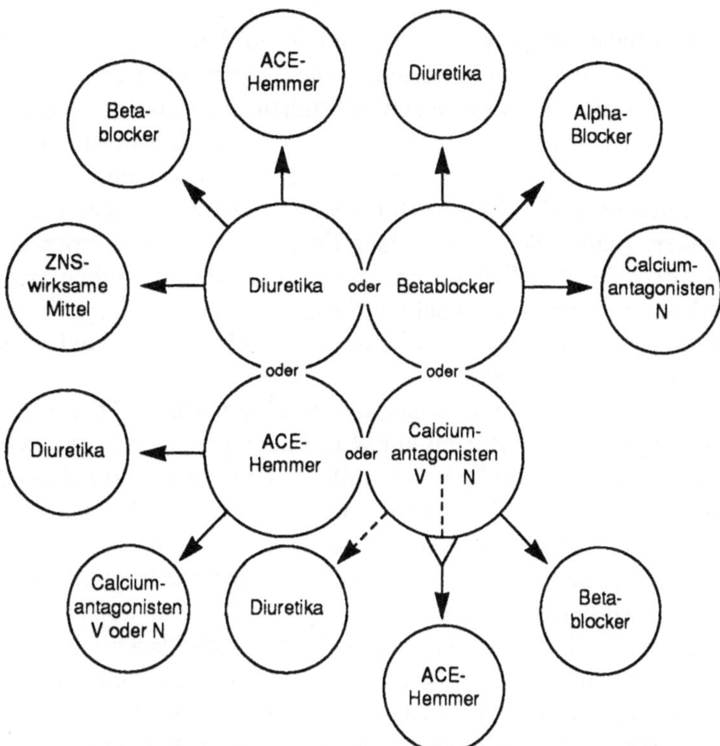

Abbildung 3. Ein liberalisiertes Stufenprogramm. Die Behandlung wird gewöhnlich mit einer der 4 Substanzklassen begonnen, die im Zentrum der Abbildung stehen. Die Pfeile deuten auf mögliche zusätzliche Mittel hin. (Aus Zanchetti, A step-wise treatment: which treatment first? In: Strasser T, Ganten D (eds.) *Mild Hypertension: From Drug Trials to Practice.* Raven, New York, pp 243–249). V = Verapamil-Typ, N = Nifedipin-Typ

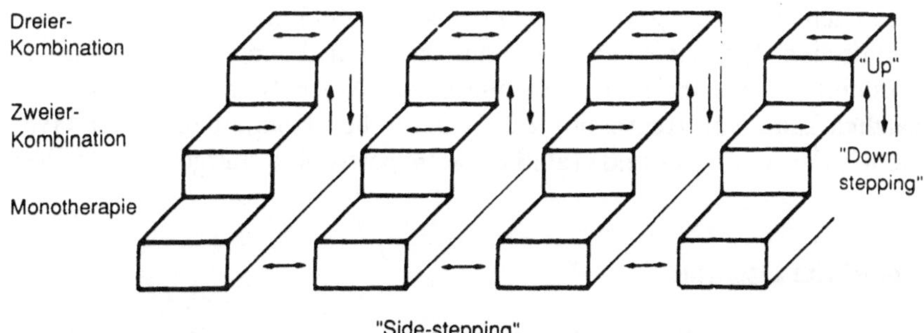

Abbildung 4. Liberalisierte Stufentherapie der Hypertonie, dargestellt als Behandlung im Sinne von parallelen Stufenleitern der Therapie, wobei auf jeder Stufe die Möglichkeit zu Kombinationen aufwärts *(Up-stepping)*, zum Wechsel seitwärts *(Side-stepping)* oder zur Rückstufung abwärts *(Down-stepping)* besteht (aus Zanchetti A (1990): Stepwise treatment in hypertension. In: Ganten D, Mulrow PJ (eds.) *Pharmacology of Antihypertensive Therapeutics* Berlin/ Heidelberg/New York: Springer-Verlag, pp. 741-763)

Aus der Analyse der verfügbaren Studien, in denen die antihypertensive Therapie nach einer langen Periode eines 'normalisierten' diastolischen Blutdrucks (definiert in verschiedenen Studien als <100 mmHg bis ≤ 85 mmHg) abgesetzt wurde, geht hervor, daß in fast allen Studien ein gewisser Anteil der zuvor behandelten Patienten auch nach dem Absetzen der Therapie einen normalen Blutdruck beibehielt. Der Anteil dieser 'geheilten' Hypertoniker (unter den zuvor langfristig therapeutisch normalisierten Patienten) ist wahrscheinlich geringer als in den meisten Studien angegeben wird, weil das Ergebnis entscheidend davon abhängt, wie lang die Nachbeobachtung durchgeführt wurde. Bei einer ganzen Reihe von Studien dauerte sie im höchsten Fall ein Jahr.

Die Vorstellung, daß eine adaequate antihypertensive Therapie auf die Dauer den hypertensiven Prozeß zur Rückbildung bringen kann, wurde bei der Auswertung der Studien bei milder Hypertonie abgelehnt. Der Australian Trial ergab, daß etwa 50% der Patienten, die bei der Randomisierung der Placebogruppe zugeordnet worden waren, im Verlauf mehrerer Jahre einen spontanen Abfall zu normalen Druckwerten zeigte. Der Medical Research Council berichtete über eine follow-up-Analyse, welche zeigte, daß nach Absetzen der aktiven Therapie und Ersatz durch Placebo der Blutdruck im Durchschnitt ähnliche Werte erreichte wie bei den Patienten, die von Anfang an kontinuierlich über 3–9 Monate nur Placebo erhielten.

Es ist daher wahrscheinlich, daß die meisten Patienten mit milder Hypertonie, die mehrere Monate nach Absetzen der aktiven Therapie normotensiv bleiben, diejenigen sind, die ohnehin zu einem normalen Blutdruck zurückgekehrt wären und daher zuvor fälschlich als hypertensiv klassifiziert worden waren.

Trotzdem ist es möglich, daß der Blutdruck in einer begrenzten Zahl von Fällen nach einer Langzeittherapie normalisiert bleibt. Es gibt eine Fülle von theoretischen Mechanismen, die das erklären könnten. So kann eine Rückstellung des arteriellen Baroreflexes auf Normalwerte erfolgt sein, und zusätzlich kann eine Regression der strukturellen Komponenten der Hypertonie wie der Myokard- und Gefäßmuskelhypertrophie stattgefunden haben.

Ausgewählte Literatur

Amery A, Birkenhäger W, Brixko P *et al.* (1985): Mortality and morbidity results from the European Working Party on High Blood Pressure in the Elderly trial. *Lancet* 1: 1349–1354.

Brunner HR, Nussberger J, Waeber B (1985): The present molecules of converting enzyme inhibitors. *J Cardiovasc Pharmacol* 7 (suppl 1): S2–S11.

Curb JD, Maxwell MH, Schneider KA *et al.* (1986): Adverse effects of antihypertensive medications in the Hypertension Detection and Follow-up Program. *Prog Cardiovasc Dis* 29 (suppl 1): 73–78.

Finnerty FA (1984): Step-down treatment of mild systemic hypertension. *Am J Cardiol* 53: 1304–1307.

Freis ED (1986): How diuretics lower blood pressure. *Am Heart J* 106: 185–187.

1988 Joint National Committee. The 1988 Report of the Joint National Committee on detection, evaluation and treatment of high blood pressure. *Arch Int Med* 148: 1023–1038.

Licht JH, Haley RJ, Pugh B, Lewis SB (1983): Diuretic regimens in essential hypertension. A comparison of hypokalemic effects, blood pressure control and cost. *Arch Int Med* 143: 1694–1699.

MacMahon SW, Cutler JA, Furberg OD, Payne CH (1986): The effects of drug treatment for hypertension on morbidity and mortality from cardiovascular disease. A review of randomized controlled trials. *Prog Cardiovasc Dis* 29 (suppl 1): 99–118.

MacMahon SW, Peto R, Cutler Y *et al.* (1990): Blood pressure, stroke and coronary heart disease. *Lancet* 1: 765–774.

Medical Research Council Working Party (1985): MRC trial of treatment of mild hypertension. Principal results. *Br Med J* 291: 97–104.

Medical Research Council Working Party (1988): Stroke and coronary heart disease in mild hypertension: risk factors and the values of treatment. *Br Med J* 296: 1565–1570.

Middeke M, Weisweiler P, Schwandt P, Holzgreve H (1987): Serum lipoproteins during antihypertensive therapy with β-blockers and diuretics: a controlled long-term comparative trial. *Clin Cardiol* 10: 94–98.

WHO/ISH (1983): Guidelines for the treatment of mild hypertension. *Bull WHO* 61: 53–56.

Zanchetti A (1987): Current drug treatment of hypertension: problems and perspectives. *Ann Life Ins Med* 81: 149–155.

Zanchetti A (1990): Stepwise treatment of hypertension. In: Ganten D, Mulrow PJ (eds.) Handbook of Experimental Pharmacology, Vol. 93, Pharmacology of Antihypertensive Therapeutics. Berlin: Springer-Verlag, pp. 741–763.

KAPITEL 9

Die Behandlung des Hypertonikers mit Diabetes mellitus

REINHARD G. BRETZEL

Einführung

Ein diabetisches Koma mit tödlichem Ausgang ist glücklicherweise heute ein seltenes Ereignis. Auf der anderen Seite sind die meisten Todesursachen bei Diabetikern Folge von Gefäßkrankheiten. So sterben etwa drei Drittel aller Diabetiker an einer koronaren Herzkrankheit, an einem Schlaganfall oder an einer generalisierten Arteriosklerose. Die Beteiligung der Nierengefäße und der Glomerulumkapillaren führt oft zur diabetischen Nephropathie, die in der Diabetiker-Statistik für etwa 6% der Todesfälle verantwortlich ist. Bei Diabetikern, deren Erkrankung im Alter unter 20 Jahren begonnen hat, stirbt sogar einer von zwei Patienten schließlich an einer Niereninsuffizienz. Diabetiker haben ein wesentlich größeres Risiko einer koronaren Herzkrankheit (im Durchschnitt fünfmal größer) und einer Nierenerkrankung (durchschnittlich 15 bis 20 mal größer) als Nicht-Diabetiker gleichen Alters.

Eine arterielle Hypertonie hat einen eindeutigen ungünstigen Einfluß auf das Fortschreiten der diabetischen Nephropathie. Das derzeitige Behandlungskonzept bei Diabetes mellitus schließt daher nicht nur eine optimale Blutzuckerkontrolle ein (Normoglykämie oder 'Nahe-Normoglykämie'), sondern auch die Normalisierung des Blutdrucks. Bei Diabetikern mit erhöhtem Blutdruck wird die Wahl der antihypertensiven Medikation durch die Tatsache diktiert, daß der Diabetes vergesellschaftet ist mit den zusätzlichen kardiovaskulären Risikofaktoren Hyperlipidämie (bei Typ I- und Typ II-Diabetes) und Hyperinsulinämie (bei Typ II-Diabetes mit Übergewicht, oder bei beiden Diabetesformen als Folge der Therapie). Daher sollte beim Diabetiker den sog. metabolisch neutralen Antihypertensiva der Vorzug gegeben werden.

Die Epidemiologie der Hypertonie bei Diabetes mellitus

Schon zu Beginn dieses Jahrhunderts war bekannt, daß eine arterielle Hypertonie beim Diabetiker weit häufiger auftritt als bei nicht-diabetischen Personen gleichen Alters. Seitdem haben zahlreiche epidemiologische Untersuchungen eine Häufigkeit der Hypertonie bei Diabetes zwischen 10% und 80% ergeben, in Abhängigkeit vom Lebensalter. Dies trifft besonders für den Diabetes Typ II zu. So wurde bei 53% von 1694 Patienten mit Typ II-Diabetes in Deutschland (Dresden-Studie) zum Zeitpunkt der Diabetes-Manifestation gleichzeitig eine arterielle Hypertonie gefunden. Die enge Co-Morbidität von Diabetes Typ I und Hypertonie erscheint etwas widersprüchlicher. In einer kürzlichen Studie bei Typ I-Diabetes ohne Zeichen einer Nephropathie (Fehlen von Mikroalbuminurie) konnte eine dänische Arbeitsgruppe keine größere Hypertonie-Häufigkeit finden als bei Nicht-Diabetikern (3,9% versus 4,4%). Im Gegensatz dazu ergab eine andere dänische Studie bei ähnlichen Patienten doch eine größere Häufigkeit (Hypertonie in 19%). Die Beobachtung, daß im allerersten Stadium der diabetischen Nephropathie (Mikroalbuminurie) bereits 40% der Patienten erhöhte Blutdruckwerte aufweisen, mag ebenfalls ein Hinweis darauf sein, daß auch bei Typ I-Diabetes eine essentielle Hypertonie häufig bereits vor Auftreten der diabetischen Nephropathie und ihrer begleitenden renalen Hypertonie vorhanden ist.

Die Rolle der Hypertonie als ein Faktor, der die Progression der diabetischen Nephropathie beschleunigt, ist unbestritten. Ihre Bedeutung als möglicher kausaler (Co-) Faktor der diabetischen Nephropathie selbst ist jedoch noch unklar.

Epidemiologische und prognostische Aspekte der diabetischen Nephropathie

Je zwei große Studien über Typ I-Diabetes (Steno Memorial Hospital, Gentofte, Dänemark; Joslin Clinic, Boston, USA) und Typ II-Diabetes (Pima Indians, USA; Osaka Study, Japan) zeigten die große Häufigkeit der diabetischen Nephropathie in Abhängigkeit von der Dauer des Diabetes (Abbildung 1).

Es ist gezeigt worden, daß der Verlauf von Diabetes-Komplikationen entscheidend von der Frühentdeckung und Frühbehandlung der (beginnenden) diabetischen Nephropathie abhängt. Eine Albuminausscheidung in der Größenordnung von 30 bis 300 mg in 24 Stunden (Mikroalbuminurie) gilt als früher Marker der Nephropathie. Zum Nachweis stehen bereits genügend zuverlässige Screening-Tests zur Verfügung, einschließlich solcher zur

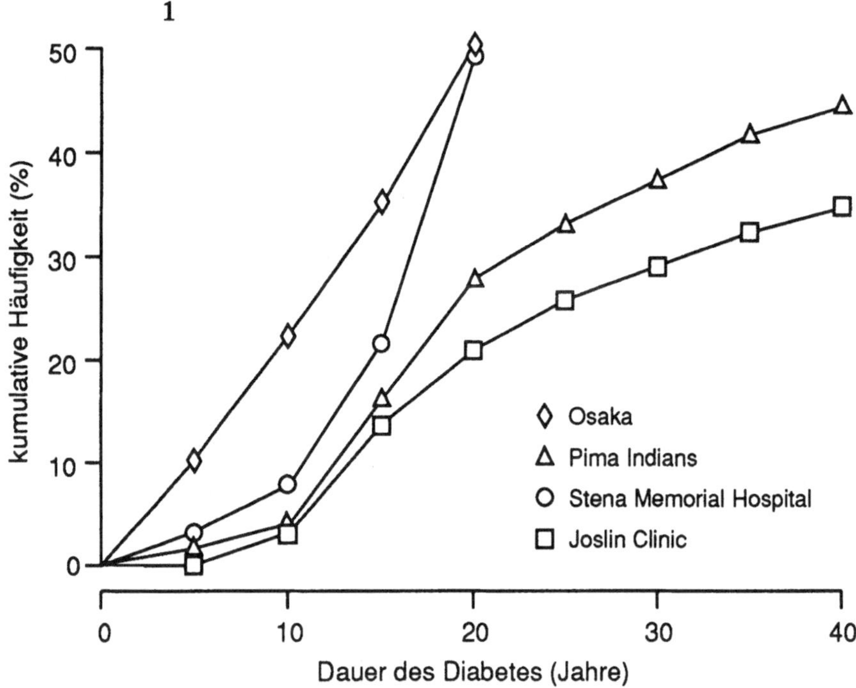

Abbildung 1. Die kumulative Häufigkeit der diabetischen Nephropathie bei Typ I-Diabetes (Steno und Joslin-Studien) und Typ II-Diabetes (Osaka und Pima Indians-Studien) als Funktion der Dauer des Diabetes

Selbstanwendung durch den Patienten (Rapitest, Behringwerke; Mikrobumin-Test, Bayer-Diagnostic; Micral-Test, Boehringer Mannheim). Ein positiver Screening-Test muß jedoch durch quantitative radioimmunologische Bestimmung, Immundiffusion oder einen ELISA-Test gesichert werden. Ein positives Ergebnis sollte außerdem durch drei Kontrollen innerhalb drei Monaten bestätigt werden. Nur dann kann eine eindeutige Mikroalbuminurie angenommen werden.

Die Mikroalbuminurie hat sich bei Diabetes Typ I und Typ II als äußerst wichtiger prognostischer Faktor für das spätere Auftreten einer Proteinurie und damit einer manifesten diabetischen Nephropathie erwiesen.

Die Proteinurie mündet schließlich in eine Mortalität, die bei Typ I-Diabetes 25 mal (bei 20 bis 50 Jahre alten Patienten) bis 100 mal (Risiko für den 35 jährigen Diabetiker) größer ist als bei Normalpersonen gleichen Alters.

Die Pathogenese der diabetischen Nephropathie

Man nimmt an, daß metabolische, hormonelle, hämodynamische, hämostaseologische, immunologische und genetische Faktoren an der Pathogenese der diabetischen Nephropathie (Glomerulosklerose) beteiligt sind. Die metabolisch- hormonellen Faktoren haben wahrscheinlich die größte Bedeutung. So besteht im Initialstadium des Diabetes eine Hyperperfusion der Nieren und der Glomerula, die zu einer Zunahme von Nierenplasmastrom und Glomerulumfiltrat führt und eine vermehrte Proteinablagerung an der Basalmembran verursachen kann. Als Faktoren, die man für mögliche Mediatoren der initialen Hyperperfusion und Hyperfiltration der Glomerula ansieht, werden Hyperglykämie, Insulinmangel, erhöhtes Plasmavolumen mit nachfolgendem Anstieg des atrialen natriuretischen Peptids (ANP), erniedrigte Reninspiegel, verminderte Ansprechbarkeit auf Katecholamine und Angiotensin II, eine gesteigerte Synthese vasodilatierender Prostaglandine und ein Mangel an Myoinositol in Erwägung gezogen.

Ein wichtiger Faktor, der zur Verdickung de Basalmembran führt, ist die nicht-enzymatische Glykosylierung der Basalmembran-Proteine. Kürz- liche Befunde haben gezeigt, daß im Rahmen der generalisierten Mikroangiopathie eine fortgeschrittene Glykosylierung solcher Strukturproteine zur Inaktivierung von Makrophagen und schließlich zu einem chronisch entzündlichen Prozeß führt.

Zahlreiche weitere metabolische Störungen der gomerulären Basalmembran sind analysiert worden mit dem Ergebnis, daß qualitative Veränderungen und Verschiebungen der relativen Anteile verschiedener Komponenten der Basalmembran vorkommen. Zusätzlich ist die Insulinabhängige Klärfunktion des Mesangiums bei Insulinmangel-Diabetes herabgesetzt. Weitere Faktoren wie Veränderungen der elektrostatischen Ladung der Basalmembran, eine gesteigerte Aldostereduktase-Aktivität mit nachfolgender Sorbitanreicherung und eine Verminderung der Myoinositol-Konzentration im Mesangium werden diskutiert. Außerdem ist die Aktivität der Na–K-ATPase reduziert. Diese Prozesse führen schließlich zu einer allgemeinen Verdickung des Mesangiums und einer Beeinträchtigung der Filtrationscharakteristik der Basalmembran. Eine endgültige Analyse der Pathogenese der diabetischen Nephropathie, in Form einer Rangordnung von ursächlichen Faktoren, läßt sich heute noch nicht definieren.

Beziehungen zwischen Diabetes mellitus und Hypertonie

Seit die Entwicklung des diabetischen Nierenschadens teilweise einer essentiellen Hypertonie zugeschrieben werden kann, hat sich die klinische und wissenschaftliche Aufmerksamkeit zunehmend auch der essentiellen Hypertonie bei solchen Diabetikern zugewendet, bei denen noch keine Zeichen einer Nephropathie vorliegen.

Verschiedene Faktoren wurden als Ursache einer essentiellen Hypertonie bei Diabetes postuliert:

MÖGLICHE PATHOGENETISCHE FAKTOREN EINER (ESSENTIELLEN) HYPERTONIE BEI DIABETES MELLITUS

* genetische Faktoren
* Störungen des Li–Na- und des H–Na-Transportsystems
* reduzierte Aktivität der Na–K-ATPase
* reduzierte Aktivität der Ca–Mg-ATPase
* gesteigerte intrazelluläre Konzentration von cAMP
* gesteigerte Reaktivität des Adenylatcyclase-Systems gegenüber Katecholaminen
* gesteigerte Empfindlichkeit gegenüber Noradrenalin und Angiotensin II
* größere Dichte der beta-adrenergen Rezeptoren auf der Zelloberfläche
* Natriumüberladung des Organismus
* Hyperinsulinämie

In den letzten Jahren haben Familienuntersuchungen vermehrte Hinweise auf eine genetische Disposition für essentielle Hypertonie bei Diabetes mellitus ergeben. Seit längerer Zeit wird angenommen, daß die Hyperglykämie zu einer extrazellulären Volumenüberlastung führt. Zusätzlich besteht bei beiden Formen des Diabetes häufig eine Natriumüberladung, und die Plasma-Renin-Aktivität ist in der Regel erniedrigt oder normal. Die Plasmakonzentration des atrialen natriuretischen Peptids (ANP) ist erhöht, und erste Daten deuten auf eine Verbindung zwischen erhöhter ANP-Konzentration und Hyperinsulinämie/Insulinresistenz hin. Eine gesteigerte Ansprechbarkeit der arteriellen Gefäße auf vasopressorische Substanzen wie Noradrenalin und Angiotensin II wurde bei Diabetes ebenfalls nachgewiesen. Schließlich könnte auch eine Störung des Kallikrein-Kinin-Prostaglandin-Systems vorliegen. Veränderungen verschiedener transmembranärer Ionentransportsysteme (Na–K-ATPase; Gegentransportsysteme für Na–H; Na–Li; Ca–Mg) sind ebenfalls nachgewiesen worden.

Verschiedene der oben beschriebenen Mechanismen bei essentieller Hypertonie, wie Natriumretention, Veränderungen des transmembranären Ionentransports und eine gesteigerte sympathische Aktivität, können durch Insulin bedingt sein. Dies rückt die Vorstellung von der pathogenetischen Bedeutung der Hyperinsulinämie und Insulinresistenz ganz ins Zentrum des wissenschaftlichen und klinischen Interesses an der Entstehung der essentiellen Hypertonie bei Diabetikern.

Hyperinsulinämie und Insulinresistenz bei essentieller Hypertonie

Verschiedene Studien haben gezeigt, daß eine gestörte Glukosetoleranz und die Entwicklung eines Typ II-Diabetes bei Patienten mit essentieller Hypertonie häufiger vorkommen als bei normotensiven Personen gleichen Alters. Bereits in den 1920er Jahren wurde die arterielle Hypertonie als ein prädiabetischer Zustand beschrieben. Seit die radioimmunologische Bestimmung von Insulin im Serum möglich wurde, ist wiederholt nachgewiesen worden, daß bei essentieller Hypertonie die Beinträchtigung der Glukosetoleranz mit Hyperinsulinämie und Insulinresistenz vergesellschaftet sein kann. Die Korrelation zwischen Hyperinsulinämie/Insulinresistenz und Blutdruck bleibt auch nach Korrektur der Daten für den Faktor Übergewicht bestehen. Dies trifft auch für Kinder zu. Bei Patienten mit essentieller Hypertonie besteht auch bei normaler Kost offenbar während des ganzen Tages eine beträchtliche Hyperinsulinämie mit Blutspiegeln bis zum Doppelten der Werte von Normalpersonen. Mit der 'euglykämischen Insulin-Clamp Methode' und anderen Untersuchungsverfahren ist jetzt das Vorliegen einer peripheren Insulinresistenz bei essentieller Hypertonie in eleganter Weise gezeigt worden. Klinische und tierexperimentelle Studien sprechen dafür, daß eine essentielle Hypertonie eher die Folge als die Ursache von Insulinresistenz/Hyperinsulinämie sei. Dies kann erklärt werden durch Natriumretention, Modifikation des transmembranären Ionentransportes und durch eine gesteigerte sympathische Aktivität, die durch Insulin leicht induziert werden kann. Eine Abnahme der Kallikrein-Kinin-Prostaglandin-Synthese scheint auch mit der Insulinresistenz korreliert zu sein.

Wenn man bei Typ I-Diabetes eine strenge Blutzuckerkontrolle durch eine intensivierte Insulinbehandlung erreichen will, muß man im Auge behalten, daß die periphere (subkutane oder intramuskuläre) Zufuhr von Insulin mit der resultierenden Umgehung der ersten Leberpassage ('first pass effect', bei dem normalerweise 60% des Insulins gebunden wird) unvermeidlich zu unphysiologisch hohen Spiegeln von zirkulierendem Insulin führt. Dies kann zur Entwicklung von Hypertonie und Atherosklerose bei Typ I-Diabetes beitragen. Im Gegensatz dazu haben die ersten Langzeitstudien bei

Typ I-Diabetes zeigen können, daß die abdominell implantierte Insulinpumpe, die eine physiologische Abgabe von Insulin in das Pfortadersystem ermöglicht (nach der peritonealen Resorption), nicht zur Hyperinsulinämie führt.

Schließlich sind Typ II-Diabetiker häufig übergewichtig und hyperinsulinämisch. Hyperinsulinämie und Insulinresistenz kommen häufiger bei Patienten mit dem androgynen Typ der Fettsucht vor, werden aber ebenso auch bei nicht-fettsüchtigen Typ II-Diabetikern beobachtet. Darüber hinaus ist auch bei Blutsverwandten die Tendenz einer genetischen Disposition für Insulinresistenz gefunden worden.

Die Konstellation: Glukoseintoleranz, Hyperinsulinämie, Erhöhung der VLDL-Triglyzeride, Abnahme von HDL-Cholesterin, zusammen mit Hypertonie, vor dem Hintergrund einer Insulinresistenz als gemeinsamem Kennzeichen, ist als 'Syndrom X' beschrieben worden, welches mit einem exzessiv hohen kardiovaskulären Risiko einhergeht (siehe auch Kapitel 3).

ANTIHYPERTENSIVE BEHANDLUNG BEI DIABETIKERN

Allgemeinmaßnahmen

Ehe eine antihypertensive Arzneimitteltherapie begonnen wird, sollte man unspezifische Allgemeinmaßnahmen zur Anwendung bringen, wie sie bei jedem Hypertoniker geeignet sind und gleichzeitig auch dazu dienen, die Insulinresistenz zu vermindern.

Bei Personen, die zu Übergewicht neigen, hat die Reduktion des Körpergewichts und eine regelmäßige körperliche Betätigung (körperliches Training) ihren Nutzen bewiesen, um die Insulinresistenz und Hyperinsulinämie abzuschwächen. Dies wird von einem Rückgang des Blutdrucks und des peripheren Gefäßwiderstands sowie einer Verbesserung des Blut-Lipidprofils begleitet. Die regelmäßige körperliche Übung kann die Blutdruckeinstellung auch bei nicht-übergewichtigen Hypertonikern verbessern. Weitere Therapieziele, wie sie oben angegeben sind, sollten soweit wie möglich an Status und Gewohnheiten des individuellen Patienten angepaßt werden.

Im Stadium der *diabetischen Nephropathie* hat sich die Einstellung der täglichen Eiweißaufnahme auf 40 g Protein oder 0,8 g/kg Körpergewicht als wirksam erwiesen: bereits nach drei Monaten sind gute Resultate zu beobachten. Ob diese Empfehlungen auch bereits für das präklinische (mikroalbuminurische) Stadium gelten oder nicht, ist ungeklärt.

ALLGEMEINMAßNAHMEN BEI HYPERTENSIVEN DIABETIKERN

* Gewichtsreduktion auf das Normalgewicht
* regelmäßiges körperliches Training
* Stress-Reduktion
* Beschränkung der täglichen Aufnahme von
  - Kochsalz <5–6 g
  - Fett <80 g
  - Cholesterin <300 mg
  - Alkohol <30 g
  - Eiweiß <0,8 g/kg Körpergewicht [+]
* vermehrte Aufnahme von Ballaststoffen (>40 g/Tag)
* Rauchverbot

[+] dieser Grenzwert wird für Diabetiker mit Proteinurie diskutiert. Eine gemeinsame Empfehlung der Fachgesellschaften liegt noch nicht vor. Ebenso ist noch offen, ob die Empfehlung auch bereits für Mikroalbuminurie gilt.

Arzneimittelbehandlung

Eine strenge antihypertensive Therapie verlangsamt die Progression des Nierenschadens erheblich, verglichen mit dem ständig fortschreitenden Verlust an glomerulärer Filtrationsleistung, der bei unbehandelten Diabetikern zu beobachten ist. Dies gilt sowohl für das Stadium der beginnenden Nephropathie (Mikroalbuminurie) als auch dann, wenn bereits eine manifeste diabetische Nephropathie (Proteinurie, 'Makroalbuminurie') vorliegt. Die monatliche Abnahme des Glomerulumfiltrats kann durch eine strenge antihypertensive Therapie im Durchschnitt auf ein Viertel der vorherigen monatlichen Einbuße reduziert werden. Diese Ergebnisse werden gewöhnlich bereits mit den sog. konventionellen Antihypertensiva erreicht, d.h mit Diuretika (Thiaziden), Betablockern und zentralwirkenden Alpha-2-adrenergen Agonisten (Clonidin).

Sowohl aufgrund der gesteigerten Empfindlichkeit der diabetischen Niere als auch des allgemein erhöhten atherosklerotischen Risikos des Diabetikers muß auch eine milde Hypertonie bereits als ein schwerwiegender Risikofaktor angesehen werden. Daher ist zu fordern, daß die Hypertoniebehandlung beim Diabetiker frühzeitig und bereits bei niedrigeren Druckwerten als bei nicht-diabetischen Hypertonikern begonnen wird.

JÄHRLICHE ABNAHME DER GLOMERULÄREN FILTRATIONSRATE (GFR) BEI DIABETISCHER NEPHROPATHIE

* Nicht-Diabetiker (Abnahme der GFR pro Jahr)+ 1,3 ml/min
* Diabetiker (im Stadium der Proteinurie) 12,0 ml/min

	Rückgang pro Monat	*Rückgang pro Jahr*
ohne spezielle Therapie	0,99 ml/min	12,0 ml/min
bei optimaler Stoffwechseleinstellung	0,70 ml/min	8,4 ml/min
bei antihypertensiver Therapie	0,25 ml/min	3,0 ml/min
bei eiweißarmer Diät	0,30 ml/min	3,6 ml/min

Kumulierte Daten aus eigenen Untersuchungen und aus der Literatur
+ Nicht-Diabetiker älter als 45 Jahre

HYPERTONIEBEHANDLUNG BEIM DIABETIKER

* Therapieziel (Sprechstunden-Blutdruckwerte)
  - <40 Jahre 120/80 mmHg
  - 40–60 Jahre 130/90 mmHg
  - >60 Jahre 140/90 mmHg

* Überwachung weiterer Parameter
  - Selbst-Messung des Blutdrucks +
  - Kontrolle der Mikroalbuminurie/Proteinurie alle 6 Monate

* Verwendung metabolisch neutraler Antihypertensiva
  - ACE-Hemmer
  - Calciumantagonisten
  - Alphablocker (?)

+ um einem zu starken Abfall des Blutdrucks vorzubeugen

Das Ausbleiben eines befriedigenden Rückgangs der Herzinfarktrate in kontrollierten Studien der Hochdrucktherapie wurde den ungünstigen metabolischen Einflüssen konventioneller Antihypertensiva zugeschrieben. So wurde gezeigt, daß Diuretika und Betablocker die Glukosetoleranz vermindern und Störungen des Lipidstoffwechsels hervorrufen (Erhöhung von Triglyzeriden und LDL-Cholesterin, Verminderung von HDL-Cholesterin). Diese letzteren Faktoren tendieren dazu, das kardiovaskuläre und atherosklerotische Risiko zu steigern, und haben möglicherweise die positiven Auswirkungen der Blutdrucksenkung zunichte gemacht.

Wirkungen konventioneller Antihypertensiva (Diuretika, Betablocker) im Hinblick auf die Anwendung beim Diabetiker

Zwei prospektive skandinavische Studien über 9–12 Jahre haben gezeigt, daß eine Langzeit-Therapie mit Diuretika und Betablockern die Entwicklung eines Typ II-Diabetes erheblich begünstigen kann. Während einer prospektiven 12-Jahres-Studie an (zu Beginn) 1462 schwedischen Frauen mittleren Alters in der Region Göteborg trat bei antihypertensiv behandelten Patientinnen ein Typ II-Diabetes häufiger auf, als bei Frauen ohne Antihypertensiva, und zwar unter Diuretika-Therapie im Mittel 3,4 mal häufiger, unter Betablockern 5,7 mal häufiger und unter kombinierter Therapie 11,5 mal häufiger.

In einer ähnlichen prospektiven Studie an schwedischen Männern mittleren Alters in der Region Uppsala trat ein Typ II-Diabetes bei 12/73 (17%) der mit Antihypertensiva (meist Betablockern und/oder Thiaziden) behandelten Patienten mit milder Hypertonie auf, dagegen nur in 2/65 (3%) der unbehandelten Gruppe. Trotz des Anspruchs der Kardioselektivität wird die Insulinempfindlichkeit auch durch Beta-1-selektive Blocker beeinträchtigt.

Die Auswirkungen von Diuretika (Thiaziden) und Betablockern auf die Blutlipide sind ebenfalls beträchtlich (siehe auch Kapitel 8). Unter Thiaziden ist ein Anstieg der Triglyzeride um bis zu 50% und des Gesamt-Cholesterins und des LDL-Cholesterins um 10–20%, gewöhnlich bei unveränderter HDL-Fraktion, berichtet worden. Im Durchschnitt steigern nicht-selektive Betablocker (Propranolol, Sotalol) die Gesamt-Triglyzeride um 20–25% und das VLDL-Cholesterin um etwa 24% und reduzieren das antiatherogene HDL-Cholesterin um etwa 13%. Die kardioselektiven Betablocker (Atenolol, Metoprolol) erhöhen die Triglyzeride um 16–29%, während das Gesamt-Cholesterin und die LDL-Fraktion unverändert bleiben und das HDL-Cholesterin um 7–10% reduziert wird.

Effekte neuer Antihypertensiva im Hinblick auf die Anwendung beim Diabetiker

Die Mehrzahl der Untersuchungen hat gezeigt, daß die antihypertensive Therapie mit Angiotensin-Converting-Enzyme-Inhibitoren (ACE-Hemmern) und mit Calciumantagonisten keine Auswirkungen auf den Glukose- und Lipidstoffwechsel hat. Die ACE-Hemmer scheinen sogar die Insulinempfindlichkeit bei Diabetikern zu verbessern.

Alpha-1-Rezeptor-Antagonisten (Prazosin, Doxazosin, Urapidil) haben positive Auswirkungen auf das Lipidprofil, indem sie die Gesamt-Triglyzeride um durchschnittlich 7–9% senken, LDL-Cholesterin um 10% erniedrigen und HDL-Cholesterin um 3–6% erhöhen. Außerdem bewirken sie keinerlei Verschlechterung des Glukosestoffwechsels und scheinen die Insulinempfindlichkeit ebenfalls zu steigern.

Da jedoch Langzeitstudien über die Hypertoniebehandlung bei Diabetikern mit diesen neuen Therapieprinzipien noch nicht vorliegen, können nur die Ergebnisse der ersten Kurzzeitstudien (Studiendauer bei Diabetespatienten in der Größenordnung bis zu 6 Monaten) vorgelegt werden, in denen die Anwendung von ACE-Hemmern und Calciumantagonisten zur antihypertensiven Therapie bei Typ I- und Typ II-Diabetes einschließlich ihrer Effekte auf die diabetische Nephropathie untersucht wurde. Über die Therapie mit Alpha-1-Rezeptor-Antagonisten bei Diabetikern im Hinblick auf eine Beeinflussung der diabetischen Nephropathie gibt es derzeit noch keine Daten.

ACE-Hemmer

Bereits 1985 – und kurze Zeit später durch weitere Studien bestätigt – wurde über einen Rückgang der Proteinurie bei Typ I- und Typ II-Diabetes mit Nephropathie als Ergebnis der Blutdrucksenkung durch ACE-Hemmer berichtet (Tabelle 1). Andere Autoren fanden allerdings auch eine vermehrte oder unveränderte Proteinurie während Therapie mit ACE-Hemmern. Die weitere Beobachtung, daß im Stadium beginnender Nephropathie (Mikroalbuminurie) die Albuminausscheidung im Urin durch ACE-Hemmer deutlich reduziert oder normalisiert wird unabhängig davon, ob die Patienten ursprünglich hypertensiv oder normotensiv waren, spricht dafür, daß die ACE-Hemmer hier auch eine direkte renale Wirkung ausüben, die nicht durch ihre systemische Wirkung auf den Blutdruck vermittelt wird. Bei normotensiven und normo-albuminurischen Typ I-Diabetikern führten die ACE-Hemmer zu einer Reduzierung der Albuminausscheidung auch innerhalb ihrer Normgrenzen.

Tabelle 1. ACE-Hemmer bei hypertensiven Diabetikern mit Nephropathie. Untersuchungen bei Typ I- und Typ II-Diabetes mit Hypertonie und Mikroalbuminurie bzw. Proteinurie. Ausgewählte Literaturbeispiele, Stand März 1989. GFR = Glomerulumfiltrat, RPF = renaler Plasmafluß

I. *Diabetes + Normotonie, keine Mikroalbuminurie*		
(Typ I-Diabetes)	Pedersen *et al.* 1988	Mikroalbuminurie vermindert GFR und RPF ±
II. *Diabetes + Normotonie + Mikroalbuminurie*		
(Typ I-Diabetes)	Mimran *et al.* 1988	Mikroalbuminurie vermindert
(Typ I/II-Diabetes)	Marre *et al.* 1987,1988	Mikroalbuminurie vermindert
III. *Diabetes + Hypertonie + Mikroalbuminurie*		
(Typ II-Diabetes)	Baba *et al.* 1989	Mikroalbuminurie vermindert GFR ±
IV. *Diabetes + Hypertonie + Proteinurie*		
(Typ I-Diabetes)	Björck *et al.* 1986	Proteinurie ± /GFR-Verlust vermindert
(Typ I-Diabetes)	Hommel *et al.* 1986	Proteinurie vermindert/GFR ±
(Typ I/II-Diabetes)	Hay *et al.* 1988	Proteinurie gesteigert/ Serum-Kreatinin erhöht

Die Erklärung, die für die 'nephroprotektive' Wirkung der ACE-Hemmer gegeben wird, besteht in der Beendigung der glomerulären Hyperperfusion und Hyperfiltration nach der Dilatation der efferenten Arteriole durch die verminderte Angiotensin II-Bildung. Andere Mechanismen wie die einer Hemmung des Bradykinabbaus, einer gesteigerten Prostaglandinsynthese und einer direkten Beeinflussung der Filtrationscharakteristik der glomerulären Basalmembran sind auch in Erwägung zu ziehen.

Calciumantagonisten

Man würde annehmen, daß Calciumantagonisten aufgrund ihrer vasodilatierenden Wirkung auf das Vas afferens den bereits gesteigerten intraglomerulären Perfusionsdruck und die damit verbundene Hyperfiltration noch weiter steigern. Die Anwendung der Calciumantagonisten bei der diabetischen Nephropathie wurde daher zunächst kritisch betrachtet. Anfängliche Kurzzeitstudien bei normotensiven, mikroalbuminurischen Typ I-Diabetikern zeigten in der Tat eine Zunahme der Mikroalbuminurie. Bei hypertensiven Typ I- und Typ II-Diabetikern mit Mikroalbuminurie wurde jedoch ein Rückgang der Albuminausscheidung oder zumindest kein weiterer Anstieg beobachtet. Auch scheinen Calciumantagonisten in der Lage zu sein, die Progression der Niereninsuffizienz zu verzögern und die Wirkung von Angiotensin II zu inhibieren. In einer offenen 12monatigen prospektiven Langzeitstudie mit einem Calciumantagonisten vom Dihydropyridin-Typ (Nitrendipin), die wir bei 23 ambulanten hypertensiven Typ I- und Typ II-Diabetikern mit beginnender Nephropathie durchführten, konnten wir in bisher 15 abgeschlossenen Fällen eine anhaltende Normalisierung (10/15) oder eine signifikante Reduzierung der Mikroalbuminurie in den grenznahen Bereich (5/15) beobachten.

Allgemeine Überlegungen

Nach gegenwärtiger Anschauung ist die konventionelle obere Normgrenze des Blutdrucks mit 140/90 mmHg zu hoch angesetzt, wenn es sich um (jüngere) Diabetiker handelt. Wie oben bereits betont, sollte als Therapieziel bei Diabetikern unter 40 Jahren ein Blutdruck von 120/80 mmHg, und von 140/90 mmHg bei Patienten über 60 Jahre angestrebt werden. Man muß jedoch vermeiden, daß die Lebensqualität mehr als notwendig durch die Therapiemaßnahmen beeinträchtigt wird. Einem exzessiven oder inadaequaten Blutdruckabfall sollte vorgebeugt werden, indem der Patient eine regelmäßige Selbstmessung des Blutdrucks praktiziert, und indem eine sorgfältige Überwachung auf ischämische Effekte durchgeführt wird (besonders im Falle von Stenosen der Koronar- und Karotisarterien). Die regelmäßigen Kontrolluntersuchungen sollten nicht nur die jährlichen Augenhintergrundkontrollen einschließen, sondern der Urin sollte in 6monatigen Intervallen auch auf Mikroalbuminurie und Proteinurie getestet werden.

Zum gegenwärtigen Zeitpunkt ist es noch nicht möglich, eine durch Daten belegte Aussage darüber zu machen, ob es auch im Langzeitverlauf des Diabetes mellitus wichtige Vorteile bringt, wenn man anstelle der konventionellen Antihypertensiva eines der metabolisch neutralen Mittel verwendet. Auch wenn diese heute als bevorzugte Antihypertensiva beim diabetischen Patienten empfohlen werden, muß doch vor einer unkritischen Anwendung gewarnt werden. Einige ACE-Hemmer (Captopril) können z.B. bei prädisponierten Patienten sogar eine Proteinurie induzieren, und bei hyporeninämischem Hypoaldosteronismus (nicht ungewöhnlich in fortgeschrittenen Stadien des Diabetes) kann eine Hyperkaliämie verstärkt werden. Bei eingeschränkter Nierenfunktion muß die Dosierung der ACE-Hemmer entsprechend reduziert werden, und bei Nierenarterienstenose (bei fortgeschrittenem Diabetes nicht selten) kann es zur Niereninsuffizienz kommen. Auch wenn die sog. metabolisch neutralen Antihypertensiva verwendet werden, erfordert die spezielle Betreuung des Patienten mit

Hochdruck und Diabetes kritische Überlegungen, sowohl vor Beginn als auch im Verlauf der Therapie.

Ausgewählte Literatur

American Diabetes Association (1990): Clinical Practice Recommendations 1989–1990. Nutritional recommendations and principles for individuals with diabetes mellitus. *Diabetes Care* 13 (suppl 1): 18–25

Baba T, Murabayashi S, Takebe K (1989): Comparison of the renal effects of angiotensin converting enzyme inhibitor and calcium antagonist in hypertensive type II (non-insulin-dependent) diabetic patients with microalbuminuria: a randomized controlled trial. *Diabetologia* 32: 40–44

Björck S, Nyberg G, Mulec H, Granerus G, Herlitz H, Aurell M (1986): Beneficial effects of angiotensin converting enzyme inhibition on renal function in patients with diabetic nephropathy. *Br Med J* 293: 471–474

Bretzel RG (1987): Die diabetische Nephropathie. *Med Welt* 38: 570–576

Christensen CK, Mogensen CE (1985): Effect of antihypertensive treatment on progression of incipient diabetic nephropathy. *Hypertension J* (suppl 2): 109–113

Deutsche Liga zur Bekämpfung des hohen Blutdruckes und Deutsche Diabetes Gesellschaft (1990): Empfehlungen für die Behandlung des Hochdruckes bei Diabetes. *Diabetol Inform* 12: 8–14

Fagard R, M'Buyamba JR, Staessen J, Vanhees L, Amery A (1985): Physical activity and blood pressure. In: Bulgitt CJ (ed) Handbook of Hypertension, Vol. 6, Epidemiology of Hypertension. Amsterdam: Elsevier, pp.104–130

Ferrannini E, Buzzigoli G, Bonadonna R, Giorico MA, Oleggini M, Graziadei L, Pedrinelli R, Brandi L, Bevilcqua S (1987). Insulin resistance in essential hypertension. *N Engl J Med* 317: 350–357

Hay U, Ludvik B, Gisinger CH, Schernthaner G (1988): Fehlender Effekt der ACE-Inhibition auf die Makroproteinurie bei diabetischer Nephropathie – eine Langzeitstudie über 6 Monate. *Schweiz Med Wschr* 118: 165–169

Hommel E, Parving H-H, Mathiesen E, Edsberg B, Damkjaer Nielsen M, Giese J (1986): Effect of captopril on kidney function in insulin-dependent diabetic patients with nephropathy. *Br J Med* 293: 467–470

Marre M, Chatellier G, Leblanc H, Guyenne T-T, Menard J, Passa P (1988): Prevention of diabetic nephropathy with enalapril in normotensive diabetics with microalbuminuria. *Br Med J* 297: 1086–1091

Mau Pedersen M, Schmitz A, Pedersen EB, Danielsen H, Christiansen JS (1988): Acute and long-term renal effects of angiotensin converting enzyme inhibition in normotensive, normoalbuminuric insulin-dependent diabetic patients. *Diabetic Med* 5: 562–569

Mimran A, Insua A, Ribstein J, Monier L, Bringer J, Mirouze J (1988): Contrasting effects of captopril and nifedipine in normotensive patients with incipient diabetic nephropathy. *J Hypertension* 6: 919–923

Mogensen CE (1982): Long-term antihypertensive treatment inhibiting progression of diabetic nephropathy. *Br Med J* 285: 685–688

Parving H-H, Hommel E, Schmidt UM (1988): Protection of kidney function and decrease in albuminuria by captopril in insulin dependent diabetics with nephropathy. *Br Med J* 297: 1086–1091

Passa P, Marre M, Menard J (1988): One year effect of enalapril in diabetic patients with microalbuminuria and no hypertension. *Diabete Metabol* 14: 230–231

Pollare T, Lithell H, Berne C (1989): A comparison of the effects of hydrochlorothiazide and captopril on glucose and lipid metabolism in patients with hypertension. *N Engl J Med* 321: 868–873

Viberti GC, Jarrett RJ, Mahmud U, Holl RD, Argyropoulos A, Keen H (1982): Microalbuminuria as a predictor of clinical nephropathy in insulin-dependent diabetes mellitus. *Lancet* 1: 1430–1432

Weidmann P (1980): Recent pathogenic aspects in essential hypertension and hypertension associated with diabetes mellitus. *Klin Wschr* 58: 1071–1089

Zatz R, Dunn BR, Meyer TW, Anderson S, Rennke HG, Brenner BM (1986): Prevention of diabetic glomerulopathy by pharmacological amelioration of glomerular capillary hypertension. *J Clin Invest* 77: 1925–1930

KAPITEL 10

Die Therapie des Hypertonikers mit Nierenkrankheiten

E. RITZ, D. FLISER und R. NOWACK

Die Niere spielt eine wichtige Rolle als Effektororgan, welches in komplizierter Weise an der Regulation des normalen Blutdrucks und ebenso auch an der Entwicklung einer Hypertonie beteiligt ist. Dieses Konzept wird durch eine kürzliche Beobachtung gestützt, nach der die Hypertonie mit der Niere spontan-hypertensiver Ratten 'transplantiert' werden kann auf normale Kontrolltiere, sogar auch dann, wenn die Entwicklung der Hypertonie im Spendertier durch antihypertensive Therapie verhindert wurde. Umgekehrt ist seit Jahrzehnten bekannt, daß die Hypertonie eine Erscheinung bei Niereninsuffizienz darstellt, umgekehrt jedoch eine Hypertonie die Nierenfunktion wieder ungünstig beeinflußt und die Progression einer Niereninsuffizienz beschleunigt. Es besteht also die eigenartige Situation, daß die Niere Täter und Opfer zugleich ist, d.h. daß die Niere einerseits Ursache einer Hypertonie sein kann und gleichzeitig aber auch durch die Hypertonie geschädigt wird.

DIE EPIDEMIOLOGIE DER HYPERTONIE BEI NIERENKRANKHEITEN

Die Nierenfunktion ist eine wesentliche Determinante für das Auftreten einer Hypertonie. Bei fortgeschrittener Niereninsuffizienz (Glomerulusfiltrat 10 ml/min oder Serum-Kreatinin etwa 10 mg%) sind mehr als 90% aller Patienten hypertensiv und eine Normotonie ist fast ausschließlich auf Patienten mit renalem Salzverlust oder mit Herzversagen beschränkt.

Chronische Glomerulonephritis

Die Häufigkeit einer Hypertonie hängt vom Typ der Glomerulonephritis (GN) ab. Bei der membranoproliferativen Glomerulonephritis und bei der fokalen segmentalen Sklerose ist eine Hypertonie besonders häufig.

HÄUFIGKEIT DER HYPERTONIE BEI VERSCHIEDENEN FORMEN DER GLOMERULONEPHRITIS (GN)

membranoproliferative GN	85%
fokale segmentale Sklerose	65%
membranöse GN	51%
mesangioproliferative GN	49%
mesangiale Ig-A Glomerulonephritis	43%
'minimal change' GN	34%

Sogar wenn die Serum-Kreatininkonzentration nicht erhöht, d.h. bevor das Glomerulusfiltrat vermindert ist, übersteigt die Häufigkeit der Hypertonie das Vorkommen in der Allgemeinbevölkerung. Mit der Progression der Niereninsuffizienz nimmt die Häufigkeit weiter zu.

Autosomal dominante polyzystische Nierenkrankheit (ADPKD)

Bei dieser hereditären Form einer renalen Fehlbildung mit dominanter Vererbung weisen etwa 75% der Anlageträger im präpubertalen Alter Blutdruckwerte auf, die oberhalb der 95%-Perzentile der Altersnorm liegen, und zwar trotz eines normalen Glomerulusfiltrats. Praktisch alle erwachsenen Patienten mit eingeschränkter Nierenfunktion haben eine Hypertonie.

Interstitielle Nephropathie

Es wird allgemein angegeben, daß eine Hypertonie bei Patienten mit interstitiellen Nierenkrankheiten weniger häufig ist. Tatsächlich gibt es nur sehr wenige epidemiologische Anhaltspunkte dafür. Unsere eigenen Beobachtungen legen nahe, daß bei Analgetika-Nephropathie, einem Prototyp der interstitiellen Nephritis eine Blutdrucksteigerung keineswegs selten ist. Etwa 80% der weiblichen Analgetika-Patienten sind hypertensiv.

MECHANISMEN DER PROGRESSION EINER NIERENINSUFFIZIENZ

Die Hypertonie spielt eine wichtige Rolle bei der Progression eines Nierenversagens. Die Mechanismen, die zum Verlust der Filtrationsleistung führen, sind jedoch nicht völlig geklärt. Offenbar gibt es zwei Hauptwege der Glomerulusschädigung. Auf der einen Seite können stenosierende Läsionen der präglomerulären Gefäße eine glomeruläre Minderperfusion, glomeruläre Ischämie und glomeruläre Verödung zur Folge haben, andererseits führt die Schädigung der glomerulären Filtrationsbarriere zur kompensatorischen Vasodilatation der präglomerulären afferenten Gefäße und zum Verlust der renalen Autoregulation. Als Folge davon wird der systemische Blutdruck vermehrt auf das glomeruläre Kapillarbett weitergegeben. Dies verursacht eine glomerulär-kapilläre Hypertonie und Glomerulosklerose.

Die ursächliche Rolle der Hypertonie bei der Progression einer Niereninsuffizienz wurde in verschiedenen Modellen experimenteller Nierenschädigung nachgewiesen. Das Hinzutreten einer Hypertonie führt zur Zunahme, eine antihypertensive Therapie zur Abnahme des Nierenfunktionsverlustes.

MECHANISMEN DER HYPERTONIE BEI NIERENKRANKHEITEN

Indem sie die tubuläre Rückresorption steuert, spielt die Niere eine entscheidende Rolle bei der Aufrechterhaltung einer ausgeglichenen Natriumbilanz. Eine erkrankte Niere 'erfordert' einen höheren Blutdruck, um das in der Nahrung enthaltene Natrium zu eliminieren. Nach Guyton ist die Beziehung zwischen Blutdruck und Natriurese bei Nierenerkrankungen verschoben (Abbildung 1). Dies kann erklären, weshalb der Blutdruck bei Nierenkranken Natrium-abhängig ist. Dementsprechend sind auch Restriktion der Natriumaufnahme und Diuretika bei hypertensiven Patienten mit Niereninsuffizienz besonders wirksam.

Gewöhnlich liegen die Plasmakonzentrationen der Komponenten des Reninsystems bei hypertensiven Nierenkranken im Normbereich. In dynamischen Tests läßt sich jedoch eine abgeschwächte Regulation nachweisen: d.h. eine mangelhafte Stimulation bei Volumenentzug und eine unzureichende Suppression bei Volumenexpansion (Abbildung 2). Dies trägt wahrscheinlich (in unterschiedlichem Ausmaß) zur Hypertonie bei Nierenkrankheiten bei.

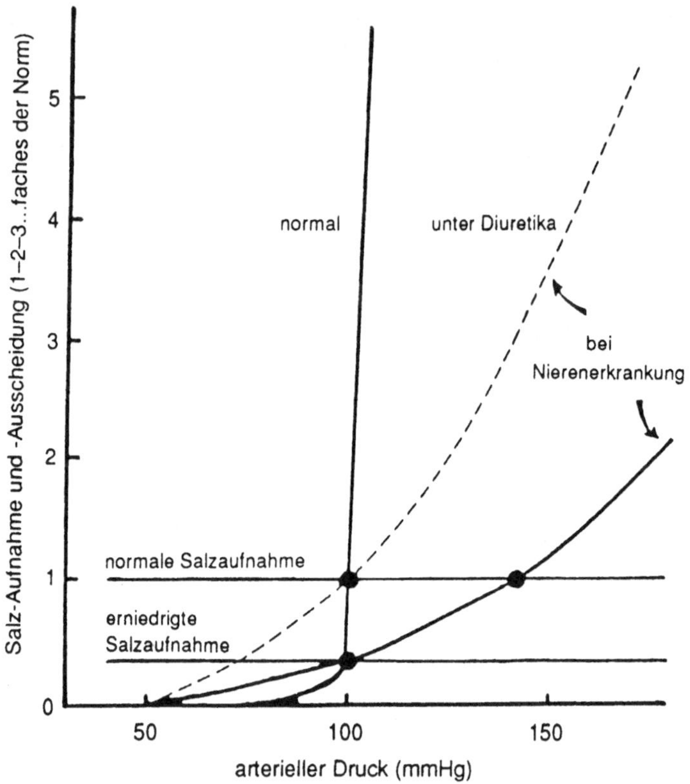

Abbildung 1. Schema der Beziehung zwischen Salzaufnahme (Ordinate) und mittlerem arteriellen Blutdruck (Abszisse) bei Normalpersonen und bei Patienten mit Nierenerkrankung, entweder unbehandelt oder unter Diuretika. Modifiziert nach Guyton.

Allerdings tragen wahrscheinlich weitere Mechanismen zur Blutdrucksteigerung bei Nierenkrankheiten bei, so die intrarenalen afferenten und efferenten sympathischen Nerven, die Endothelfunktion, das lokale (vaskuläre) Reninsystem, das Kallikreinsystem, vasodepressorische Substanzen, die vom Nierenmark in Abhängigkeit vom Perfusionsdruck abgegeben werden, u.a.m.

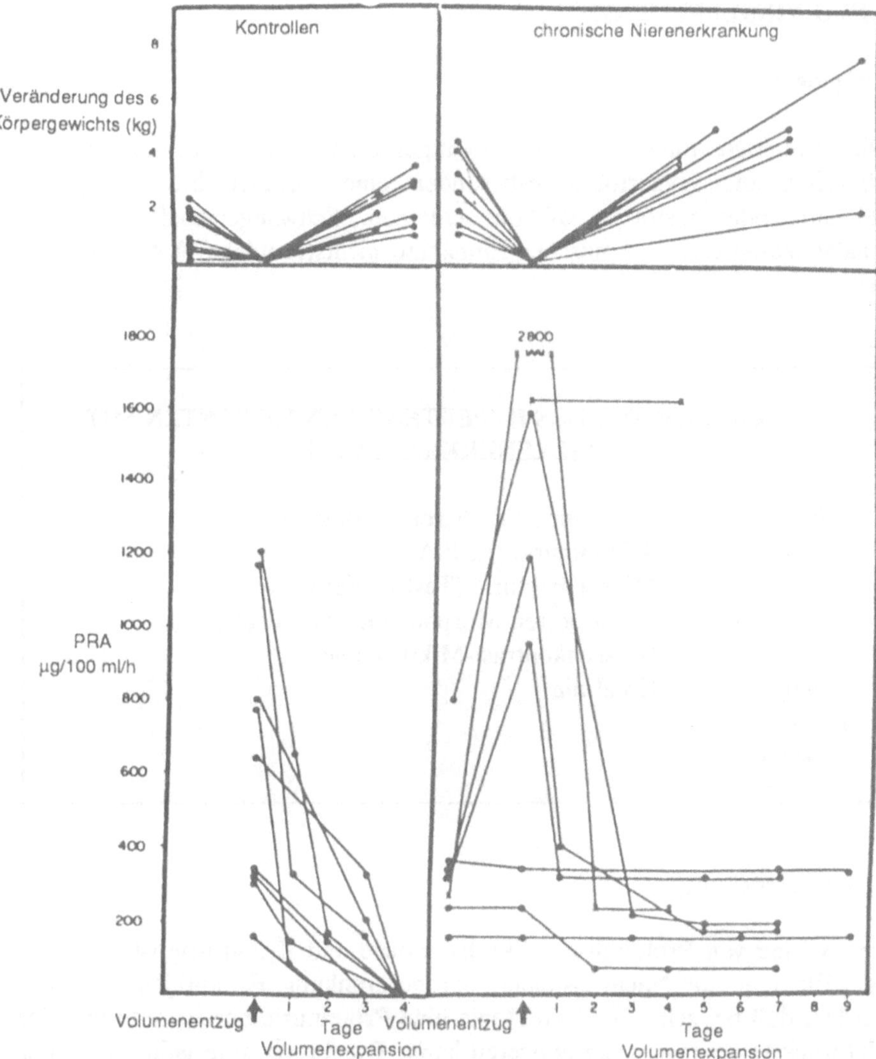

Abbildung 2. Die Wirkung von Volumenentzug und Volumenexpansion auf die Plasma-Reninaktivität (PRA) bei Kontrollpersonen und bei Patienten mit chronischer Nierenerkrankung. Man beachte die überschießenden Werte bei Stimulation durch Volumenentzug und die unzureichende Suppression bei Volumenexpansion. Aus: Warren D J and Ferris Th F, Lancet I, 159, 1970.

DIE UNTERSUCHUNG DES HYPERTENSIVEN PATIENTEN MIT NIERENINSUFFIZIENZ

Anamnese

Die sorgfältige Anamnese ist ein wichtiges Element zur Erkennung renaler Ursachen einer Hypertonie, insbesondere eine Vorgeschichte von Dysurie, gehäufter oder gestörter Miktion, Ödemen, Schwangerschaftshypertonie, Analgetika-Abusus, chronischer Einnahme nichtsteroidaler Antirheumatika usw.

UNTERSUCHUNG DES HYPERTENSIVEN PATIENTEN MIT NIERENERKRANKUNG

Urin	Proteinurie (Teststreifen, Biuret) Albuminurie (ELISA) Mikrohämaturie (Teststreifen) Erythrocyten-Morphologie, Zylindrurie (Phasenkontrast-Mikroskopie)
Serum	Kreatinin
Sonographie	
Fundoskopie	

Urinuntersuchung

Der Befund von Proteinurie, Mikrohämaturie und Zylindrurie ist ein wichtiges Element zum Nachweis einer Nierenerkrankung. Es muß jedoch betont werden, daß bei schwerer Hypertonie eine Proteinurie bereits aufgrund der Blutdrucksteigerung *per se* auftreten kann. Die Proteinurie geht dann aber zurück oder verschwindet, wenn der Blutdruck gesenkt wird. Im Zweifelsfall sollte das Verhalten des Urinbefundes, besonders der Proteinurie, unter einer antihypertensiven Behandlung geprüft werden.

Die Proteinurie wird mit der Biuret-Reaktion gemessen. Eine Proteinurie von mehr als 1 g/24 Std ist ein häufiger Befund bei glomerulären Erkrankungen. Eine mäßiggradige Proteinurie (<1 g/24 Std) ist ebenfalls ein häufiger Befund bei primärer Hypertonie. Eine Proteinurie im nephrotischen Bereich (>3 g/24 Std) kommt gelegentlich bei maligner Hypertonie oder Nierenarterienstenose vor. Am häufigsten ist eine nicht-selektive glomeruläre

Proteinurie, bei der alle Serumproteine unabhängig von ihrer Molekülgröße die glomeruläre Filtrationsbarriere passieren.

Bei diabetischer Nephropathie und bei einigen selteneren Formen glomerulärer Erkrankungen wird die glomeruläre Filtrationsbarriere gegenüber polyanionischem Albumin selektiv permeabel. Im Frühstadium der diabetischen Nephropathie ist eine selektive Zunahme der Albuminausscheidung ohne Anstieg des Gesamtproteins im Urin ein wichtiger Prädiktor eines ungünstigen renalen Verlaufs und einer ungünstigen kardiovaskulären Prognose. Das Gleiche wurde auch für Patienten mit essentieller Hypertonie gezeigt. Wegen der großen Variabilität der geringgradigen Albuminausscheidung (Mikroalbuminurie) sind wiederholte Urinuntersuchungen unter Standardbedingungen (Nachturin) erforderlich, mit ELISA, RIA oder dem kürzlich entwickelten Mikral^{R}-Teststreifen als Nachweismethoden.

Eine Mikrohämaturie ist kein Charakteristikum der essentiellen Hypertonie, außer in ihrer malignen Phase, wo der Urinbefund ununterscheidbar von einer Glomerulonephritis sein kann. Die Kennzeichen des nephritischen Sedimentbefundes sind Mikrohämaturie mit Ausscheidung dysmorpher Erythrocyten, d.h. Keulenformen oder Einrißformen sowie Erythrocytenzylinder, die am besten im Phasenkontrast-Mikroskop zu erkennen sind.

Serum-Chemie

Zur Überwachung der Nierenfunktion wird gewöhnlich das Kreatinin bestimmt. Die alleinige Bestimmung des Serum-Harnstoffs ist nicht zweckmäßig, da dieser nicht nur von der Nierenfunktion, sondern auch von Eiweißaufnahme und Eiweißkatabolismus abhängt. Bei der Beurteilung und Überwachung der Nierenfunktion anhand des Serum-Kreatinins müssen jedoch verschiedene Punkte beachtet werden:

- Kreatinin ist ein Metabolit der Muskulatur. Daher kann der Kreatininspiegel auch bei normalem Glomerulusfiltrat erhöht sein, wenn die Muskelmasse vermehrt ist, z.B. bei Athleten oder bei 'body building'. Umgekehrt kann das Serum-Kreatinin bei mageren Personen mit reduzierter Muskelmasse (ältere Menschen, Frauen, unterernährte Personen) trotz eines eingeschränkten Glomerulusfiltrats niedrig sein.
- In begrenztem Ausmaß kann der Kreatinspiegel auch durch den Verzehr von gekochtem Fleisch beeinflußt werden.

Wenn eine genauere Beurteilung der Progression erforderlich ist, müssen Clearance-Bestimmungen mit Radioisotopentechniken angewandt werden.

Bei fortgeschrittener Niereninsuffizienz werden diese Methoden allerdings unzuverlässig.

Sonographie der Nieren

Die Sonographie der Nieren gehört zur Untersuchung jedes Patienten mit erhöhtem Blutdruck, ganz besonders aber beim Vorliegen einer Niereninsuffizienz. Sie erlaubt, einseitige Nierenerkrankungen zu erkennen, welche den Hochdruck verursachen und potentiell chirurgisch heilbar sind (z.B. Nierenzellcarcinom, einseitige Vernarbungen bei Reflux-Nephropathie), oder andere offenbare Ursachen der Hypertonie aufzudecken (z.B. polyzystische Nierenerkrankung). Zur Unterscheidung zwischen nephrologischen und urologischen Ursachen trägt die einfache Regel bei, daß die Nierenveränderungen bei parenchymatösen Nierenerkrankungen meist bilateral und symmetrisch sind (z.B. bei Glomerulonephritis oder diabetischer Nephropathie), während die Nierenbeteiligung bei urologischen Erkrankungen gewöhnlich einseitig und asymmetrisch ist. Eine Größendifferenz der Nieren kann ein Hinweis auf eine Nierenarterienstenose sein.

Wenn bei Patienten mit Niereninsuffizienz und Verdacht auf renale Hypertonie eine weiterführende Diagnostik mit Urographie oder Angiographie geplant wird, ist zu beachten, daß sich die Nierenfunktion nach Kontrastmitteln verschlechtern kann, auch wenn Vorsorgemaßnahmen getroffen werden (durch Hydration, Furosemid, Dosisreduktion des Röntgenkontrastmittels).

Fundoskopie

Der Wert der Augenhintergrunduntersuchung zum Nachweis und zur Beurteilung des Schweregrades einer essentiellen Hypertonie ist bescheiden. Beim Nierenpatienten ist die Fundoskopie jedoch extrem wertvoll zur Früherkennung einer malignen Phase der Hypertonie (Nachweis von Veränderungen Retinopathie Grad 3 und 4 nach Keith Wagener: cotton wool Exsudate, flammenförmige Hämorrhagien, Papillenschwellung). Nach neueren Studien kommen solche Fundusläsionen drei- bis fünfmal häufiger bei Patienten mit eingeschränkter Nierenfunktion als bei Patienten mit primärer Hypertonie vor, und zwar unabhängig vom Blutdruckspiegel.

DER ZIEL-BLUTDRUCK

Das Risiko der Progression einer Niereninsuffizienz ist offenbar vom Blutdruckspiegel abhängig. Eine Beschleunigung des Nierenversagens bei höheren Blutdruckwerten wurde sogar *innerhalb des normotensiven Bereichs* festgestellt. Der im Hinblick auf die erkrankte Niere optimale Blutdruck liegt offenbar im unteren Normbereich, wie vor allem bei diabetischer Nephropathie nachgewiesen wurde (siehe Kapitel 11).

Eine Albuminurie wird häufig als Marker der glomerulären Schädigung angesehen; es ist daher von Interesse, daß die Albuminurie zurückgeht, wenn der Blutdruck – auch innerhalb des Normbereichs – reduziert wird.

Um einer Progression vorzubeugen, sollte der Blutdruck auf Werte *unterhalb* von 140/90 mmHg gesenkt und zu denjenigen Werten gebracht werden, die vor Ausbruch der Nierenerkrankung bestanden (falls solche Werte bekannt sind). Wenn man eine solche aggressive Blutdrucksenkung empfiehlt, werden Überlegungen zur Sicherheit wichtig. Bedenken wurden kürzlich dahingehend erhoben, daß die kardiovaskuläre Mortalität eine paradoxe Zunahme zeigen kann, wenn der diastolische Druck zu weit unterhalb von 90 mmHg gesenkt wird. Zweifellos ist es vernünftig, bei Patienten mit koronarer Herzerkrankung diastolische Blutdruckwerte unter 90 mmHg zu vermeiden (wegen der Gefahr einer Fluß-limitierenden Stenose). Bei nicht-koronaren Patienten gibt es jedoch keine klaren Beweise dafür, daß eine derart intensive Blutdrucksenkung einen ungünstigen Effekt hat. Eine intensive antihypertensive Therapie macht allerdings eine häufige Selbstmessung des Blutdrucks und Blutdruckkontrolle durch den Arzt erforderlich, und zwar sowohl im Sitzen als auch im Stehen.

NICHT-MEDIKAMENTÖSE BEHANDLUNG DER HYPERTONIE BEI PATIENTEN MIT NIERENINSUFFIZIENZ

Diät

Aufgrund der entscheidenden Rolle, die das Natriumchlorid bei der Entstehung der renalen Hypertonie spielt, ist der Ratschlag nützlich, eine Kost mit eingeschränktem Kochsalzgehalt einzuhalten. Eine Natriumrestriktion unter 5 g NaCl pro Tag (oder etwa 80 mmol Natrium pro Tag) läßt sich ohne spezielle Lebensmittel mit beschränktem Salzgehalt durchführen. Man sollte dem Patienten jedoch raten, kein Salz bei Tisch zu verwenden und salzreiche Nahrungsmittel wie Konserven, gesalzene Wurst und Fleisch, salzreiche Brotarten usw. zu vermeiden. Wenn dies nicht ausreicht, wird man zur zusätzlichen Anwendung von Diuretika übergehen.

Generell ist eine fettarme Ernährung für jeden Hypertoniker mit kardiovaskulären Risikofaktoren zu empfehlen. Bei Niereninsuffizienz ist speziell die urämische Dyslipämie zu berücksichtigen, welche durch niedriges HDL-Cholesterin und eine vermehrte Beta-VLDL-Fraktion charakterisiert ist.

Ein wichtiges Element der antihypertensiven Strategie besteht darin, das Idealgewicht zu erreichen. Bei Nierenpatienten soll aber ein gesteigerter Katabolismus vermieden werden. Längere Fastenperioden führen zum Abbau von Muskelsubstanz und Kachexie. Daher sollte man bei fortgeschrittener Niereninsuffizienz keine drastischen Versuche zur Gewichtsreduktion unternehmen.

andere Faktoren

Es ist wichtig, an das Vorliegen von Zuständen zu denken, die potentiell einer chirurgischen Intervention zugänglich sind, d.h. an die ischämische Nephropathie älterer Patienten. Die häufigste Form ist die atherosklerotische (bilaterale) Nierenarterienstenose. Bei einem älteren Patienten mit Niereninsuffizienz und einem atypischen Krankheitsverlauf, oder bei Hinweisen auf extrarenale Gefäßkrankheiten (periphere arterielle Verschlußkrankheit, koronare Herzerkrankung) sollte eine arterielle DSA (digitale Subtraktions-Angiographie) als diagnostisches Verfahren in Betracht gezogen werden. Einige Arzneimittel können zur Zunahme einer Hypertonie führen (nicht-steroidale Antirheumatika, Östrogene und Kortikosteroide, rekombinantes menschliches Erythropoietin); bei Patienten, die eine solche Medikation erhalten, ist der Blutdruck sorgfältig zu überwachen.

ARZNEIMITTELBEHANDLUNG DES HOCHDRUCKS BEI PATIENTEN MIT NIERENINSUFFIZIENZ

Die allgemeinen Prinzipien der Arzneimitteltherapie sind bei renalen Fällen ähnlich wie bei anderen Hypertonikern auch. Bei der Auswahl von Antihypertensiva für Patienten mit Niereninsuffizienz sollte man das besondere Augenmerk jedoch auf die Pharmakokinetik der Substanzen (Kumulation) und ihren potentiellen Effekt auf die Progression der Nierensinsuffizienz (die sog. 'renoprotektive Wirkung') richten.

Antihypertensiva, die bei Niereninsuffizienz kumulieren, erfordern natürlich eine entsprechende Dosisanpassung. Amilorid ist streng kontraindiziert wegen der Gefahr einer Hyperkaliämie. Hydrophile Betablocker tendieren zur Kumulation und führen nach unserer Erfahrung zu häufigen Nebenwirkungen. Bei ACE-Hemmern sind Kumulation und Nebenwirkungen bei Niereninsuffizienz weniger ein Problem, da die heute gewählten Dosen ohnehin niedrig liegen.

DIE ELIMINATIONS-HALBWERTSZEIT ANTIHYPERTENSIVER ARZNEIMITTEL BEI NIERENINSUFFIZIENZ

Substanz	*Plasma-t1/2 bei Niereninsuffizienz (Stunden)*	*Norm (Stunden)*
Amilorid	8–144	6
Atenolol	15–35	6– 9
Nadolol	45	12–24
Sotalol	30–50	5– 8
Clonidin	39–42	6–23
Hydralazin	7–16	2– 5
Captopril	12–40	2
Enalapril(at)	15–36	11

Diuretika

Aufgrund der Bedeutung von NaCl in der Genese der renalen Hypertonie stellt die Anwendung von Diuretika einen Eckstein des therapeutischen Vorgehens dar.

Kaliumsparende Diuretika (Spironolacton, Triamteren, Amilorid) sind bei Niereninsuffizienz streng kontraindiziert wegen der potentiellen Auslösung einer Hyperkaliämie. Dies Risiko wird durch die gleichzeitige Anwendung von ACE-Hemmern noch gesteigert.

Thiazide als Monotherapie verlieren ihre Wirksamkeit, wenn das Glomerulusfiltrat unter 30–20 ml/min abfällt. Die gleichzeitige Anwendung von Thiaziden verstärkt jedoch selbst bei fortgeschrittener Niereninsuffizienz die diuretische Wirkung von Furosemid, wahrscheinlich durch eine sequentielle Blockade der Natriumrückresorption entlang des Nephrons. Bei fortgeschrittener Nierensinsuffizienz (Glomerulusfiltrat unter 30 ml/min) ist es gewöhnlich erforderlich, ein Schleifendiuretikum zu verwenden, z.B. Furosemid. Je nach Natriumaufnahme und Glomerulusfiltrat können hohe Dosen (125–1000 mg Furosemid pro Tag) erforderlich sein. Man sollte die niedrigstwirksame Dosis verwenden, um Hypokaliämie, Hyponatriämie und (bei fortgeschrittener Niereninsuffizienz) ototoxische Nebenwirkungen zu vermeiden, die bei wiederholter Gabe hoher Dosen auftreten können. Ein sehr empfindliches Zeichen der Natriumverarmung sind nächtliche Muskelkrämpfe an den Beinen. Biochemische Indizes einer Hypovolämie infolge überschießender diuretischer Therapie sind Hyponatriämie und metabolische Alkalose. Auf klinische Zeichen einer Hypovolämie (orthostatischer Blutdruckabfall und Tachykardie) ist regelmäßig zu achten. Eine Hypovolämie ist speziell unerwünscht, wenn es sich um Patienten mit herabgesetzter linksventrikulärer Compliance handelt, wie dies bei Niereninsuffizienz sehr häufig der Fall ist. Bei fortgeschrittener Niereninsuffizienz ist es oft zweckmäßig, sich der Dialysebehandlung zu bedienen, wenn sich eine Überwässerung durch Diuretika schlecht beherrschen läßt (auch wenn eine Dialyse aufgrund von Serum-Kreatinin und Harnstoff nicht zwingend erforderlich ist).

PROBLEME BEI DER ANWENDUNG VON DIURETIKA

Dehydratation (mit zusätzlichem akuten Nierenversagen, 'acute-on-chronic failure')

Hypokaliämie und Hyponatriämie

Glukoseintoleranz und Dyslipidämie (umsomehr unerwünscht, als die Niereninsuffizienz bereits *per se* zu Glukoseintoleranz und Dyslipämie führt)

Hyperurikämie

erhöhter Angiotensin II-Spiegel (ein möglicher Faktor der Progression des Nierenversagens)

Betablocker

Betarezeptorenblocker werden heute bei hypertensiven Patienten mit Niereninsuffizienz weniger verwendet. Es wurde aber postuliert, daß sie möglicherweise einen günstigen Effekt auf die Progression der Niereninsuffizienz bei diabetischer Niereninsuffizienz haben. Ob dies mit ihrer Hemmwirkung auf die Reninsekretion zusammenhängt, ist ungeklärt.

Alpha-adrenerge Blocker und Vasodilatoren

Eine orthostatische Hypotonie unter Prazosin kann durch eine autonome Polyneuropathie verstärkt werden.

Minoxidil wird für Patienten mit therapierefraktärer Hypertonie reserviert (gewöhnlich bei fortgeschrittenem Nierenversagen). Besonders wichtig ist dabei die enge Überwachung von Flüssigkeitsbilanz und Körpergewicht: es kann rasch zu einer grotesken Überwässerung kommen, wenn nicht gleichzeitig eine massive diuretische Therapie durchgeführt wird. Minoxidil soll nur zusammen mit Betablockern gegeben werden, damit eine Reflextachykardie vermieden wird; diese ist bei einem urämischen Patienten, bei dem häufig eine latente koronare Herzerkrankung besteht, besonders unerwünscht.

ACE-Hemmer

ACE-Hemmer sind bei Patienten mit Niereninsuffizienz sehr wirksame Blutdrucksenker, besonders bei hohem Plasma-Reninspiegel. Früher waren hyperreninämische Patienten schwierig zu behandeln; sie waren gegenüber Volumenreduktion resistent und erforderten häufig eine bilaterale Nephrektomie. Dies ist heute überholt.

Die Anwendung von ACE-Hemmern wurde besonders stimuliert durch die Annahme, daß eine Blutdrucksenkung durch ACE-Hemmer die Progression der Niereninsuffizienz stärker verzögert als eine gleichstarke Blutdrucksenkung unter anderen Antihypertensiva (Abbildung 3). Aufgrund tierexperimenteller Befunde wurde ein 'renoprotektiver Effekt' der ACE-Hemmer postuliert.

Starke Argumente für die Anwendung von ACE-Hemmern sind ihre gute Wirksamkeit und die Seltenheit von Nebenwirkungen, wenn die Mittel korrekt angewandt werden. Wenn man ACE-Hemmer anwendet, ist initial eine enge Überwachung erforderlich: gewöhnlich ist ein leichter Anstieg des Serum-Kaliums zu beobachten, der unbehandelt bleiben kann oder auf eine Steigerung der Furosemiddosis reagiert; das Serum-Kreatinin muß überwacht werden, da das Glomerulusfiltrat bei einigen Patienten Angiotensin II-abhängig ist, nämlich bei Patienten mit Nierenarterienstenose einer Einzelniere oder mit bilateraler Nierenarterienstenose, sowie bei Patienten mit Natriummangel (besonders nach hohen Dosen von Furosemid) oder auch in Einzelfällen, bei denen kein offensichtlicher Grund für die Verschlechterung der Nierenfunktion zu finden ist. Bei Patienten mit präterminaler Niereninsuffizienz ist es besser, auf ACE-Hemmer zu verzichten. Ein Anstieg des Serumkreatinins kann hier eine Dialysebehandlung

notwendig machen selbst bei Patienten, bei denen die konservative Therapie sonst noch für längere Zeit fortgesetzt werden könnte.

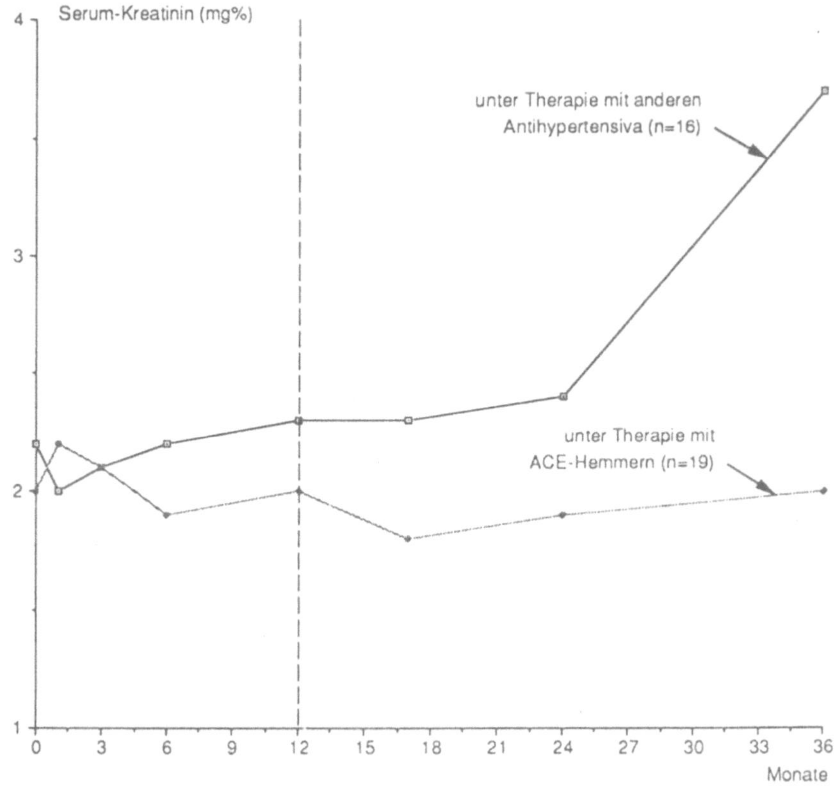

Abbildung 3. **Der Verlauf des Serumkreatinins bei Hypertonikern mit Niereninsuffizienz, die entweder mit ACE-Hemmern oder mit alternativen Antihypertensiva behandelt wurden (bei ähnlicher Blutdrucksenkung in beiden Gruppen). Eigene Untersuchungen (Dtsch.med.Wschr. 33, 1249, 1987)**

Calciumantagonisten

Calciumantagonisten, besonders vom Dihydropyridintyp, sind bei Niereninsuffizienz sehr wirksame Antihypertensiva. Ihre gute Wirksamkeit kann mit der Tatsache zusammenhängen, daß die antihypertensive Wirkung bei positiver Natriumbilanz zunimmt. Außerdem verhütet die autonome Polyneuropathie (wie sie gewöhnlich bei Niereninsuffizienz vorliegt) eine Reflextachykardie, welche den antihypertensiven Effekt sonst limitiert. Eine

Dosisreduktion ist nicht erforderlich, da die Substanzen in der Leber abgebaut werden.

Es wurde postuliert, daß Calciumantagonisten durch nicht-hämodynamische Effekte die Funktion von Makrophagen, Granulocyten und Thrombocyten hemmen, die eine Rolle bei der glomerulären Schädigung spielen, und die Proliferation der Mesangialzellen und damit die Entwicklung einer Glomerulosklerose hemmen. Indem sie in der Niere eine vorwiegend afferente Vasodilatation bewirken, beeinträchtigen Calciumantagonisten die renale Autoregulation. Dies kann Experimente erklären, in denen sie Proteinurie und Glomerulosklerose verstärkten, solange der Blutdruck nicht normalisiert war. Daraus ergibt sich, daß der Blutdruck normalisiert werden muß, wenn Calciumantagonisten bei Nierenpatienten verwendet werden; aber auch dann ist noch Vorsicht geboten.

Ausgewählte Literatur

Brazy PC, Stead WW, Fitzwilliam JF (1989): Progression of renal insufficiency. Role of blood pressure. *Kidney Int* 35: 670

Cruickshank JM, Thorp JM, Zacharias FJ (1987): Benefits and potential harm of lowering high blood pressure. *Lancet* 1:L 581–583

Keane WF, Anderson S, Aurell M, De Zeeuw D, Narins RG, Povar G (1989): Angiotensin converting enzyme inhibitors and progressive renal insufficiency: current experience and future directions. *Ann Intern Med* 111: 503–516

Klahr S, Purkerson ML, Heifets M (1987): Factors that may retard the progression of renal disease. *Kidney Int* 32: 35

Parving HH, Andeerson AR, Smidt UM, Svendsen PA (1983): Early aggressive antihypertensive treatment reduces rate of decline in kidney function in diabetic nephropathy. *Lancet* 1: 1175–9

Pettinger WA, Lee HC, Reisch J, Mitchell HC (1989): Long-term improvement in renal function after short-term strict blood pressure control in hypertensive nephrosclerosis. *Hypertension* 13: 786–772

Reisch Ch, Mann J, Ritz E (1987): Konversionsenzymhemmer in der antihypertensiven Therapie niereninsuffizienter Patienten. *Dtsch Med Wschr* 112: 1249–1253

Ritz E, Rambausek M, Hasslacher C, Mann C (1989): Pathogenesis of hypertension in glomerular disease. *Am J Nephrol* 9 (suppl): 85–90

Ritz E, Heidland A, Nowack R, Raumbausek M (in press): Antihypertensive Behandlung bei Nierenkrankheiten – wenn, womit, wie intensiv? *Dtsch Med Wschr*

Ruilope LM, Miranda B, Morales JM, Rodicio JL, Romero JC, Raij L (1989): Converting enzyme inhibition in chronic renal failure. *Am J Kidney Dis* 8: 120–126

KAPITEL 11

Patienten mit Hypertonie und linksventrikulärer Hypertrophie

WOLFGANG MOTZ und BODO-E. STRAUER

EPIDEMIOLOGIE

Die linksventrikuläre Hypertrophie ist der strukturelle Anpassungsmechanismus des Herzens an eine chronische Druckbelastung des linken Ventrikels infolge der arteriellen Hypertonie. Sie ermöglicht dem linken Ventrikel, trotz hoher systolischer Ventrikeldrucke ein normales Herzzeitvolumen in die Peripherie zu fördern. Unter diesem Gesichtspunkt ist der Hypertrophieprozeß des Herzens zumindest initial ein erwünschter physiologischer Anpassungsmechanismus. Diesen pathophysiologischen Vorstellungen diametral entgegen steht die klinische Beobachtung, daß die hypertensive Linksherzhypertrophie meist ein Indikator für eine schlechte Prognose ist. Epidemiologische Untersuchungen zeigten, daß die Linksherzhypertrophie eine der gravierendsten Risikofaktoren der Herzinsuffizienz ist. Die Framingham Heart Study zeigte, daß Hypertoniker mit definitiven Zeichen einer Linksherzhypertrophie im EKG ein ca. 7–10 fach erhöhtes Risiko haben, herzinsuffizient zu werden. Die Linksherzhypertrophie im EKG ist allerdings Ausdruck einer sehr fortgeschrittenen hypertensiven Herzschädigung, und ihre Prävalenz liegt heutzutage, seitdem die antihypertensive Therapie verbreitet ist, bei unter 1%. Wesentlich sensitiver in der Linksherzhypertrophie im Echokardiogram. Sie beträgt ca. 15–20%. Neueste Untersuchungen der Framingham Heart Study konnten jetzt auch zeigen, daß die Inzidenz kardiovaskulärer Erkrankungen auch mit der echokardiographisch bestimmen linksventrikulären Muskelmasse proportional zunimmt.

Prävalenz der LV Hypertrophie (*n* = 3220)	*Männer*	*Frauen*
im EKG:	0,4%	0,6%
im Echo:	15,5%	21,0%

LV HYPERTROPHIE UND KORONARE MIKROZIRKULATION

Die Tatsache, daß bei der hypertensiven Herzhypertrophie die koronare Regulationsbreite auch bei Fehlen jeglicher Stenosen epikardialer Kranzarterien infolge struktureller und funktioneller Veränderungen im Bereich der koronaren Widerstandsgefäße deutlich eingeschränkt ist, könnte die hohe Morbiditätspotenz der hypertensiven Linksherzhypertrophie erklären. Es besteht einerseits ein erhöhter myokardialer Energiebedarf des Herzens infolge der Linksherzhypertrophie bei gleichzeitig eingeschränkter Koronarreserve infolge der koronaren Mikroangiopathie.

Die Krankheitsbild der koronaren Mikroangiopathie ist eine Hypertonie-spezifische Läsion auf der Ebene der koronaren Mikrozirkulation und subsumiert alle funktionellen und strukturellen Veränderungen im Bereich der kleinen intramuralen koronaren Widerstandsgefäße, die zur Einschränkung der koronaren Regulationsbreite führen. Die maximale Koronardurchblutung nach Gabe des Koronardilatators Dipyridamol ist bei Patienten mit arterieller Hypertonie um ca. 30–50% herabgesetzt. Klinischer Ausdruck der eingeschränkten Koronarreserve der Hochdruckkranken ist das Krankheitsbild der mikrovaskulären Angina pectoris, die durch die Trias Angina pectoris, pathologisches Belastungs-EKG und normales Koronarangiogramm charakterisiert ist.

Ca. 50% aller Hypertoniker mit normalem Koronarangiogramm und Angina pectoris weisen im 24-Stunden-Langzeit-EKG elektrokardiographische Episoden transienter Ischämien auf. 85% aller registrierten Episoden gehen ohne Angina pectoris einher, d.h. sie sind ‘stumm’. Hinsichtlich Häufigkeit, Ausmaß, Dauer und zeitlichen Auftreten unterschieden sich die Episoden transienter Myokardischämien der Hypertoniker mit normalem Koronarangiogramm nicht von Patienten mit einer stenosierenden Koronarsklerose. Somit ist das Ischämierisiko der Hochdruckkranken mit einer koronaren Mikroangiopathie trotz fehlender Stenosen im Bereich der großen epikardialen Leitungsarterien vergleichbar mit einem Koronarkranken mit hämodynamisch wirksamen Stenosierungen. Während die koronare Herzkrankheit als schwerwiegendste Komplikation zu zirkumskripten transmuralen Ischämiezonen, dem akuten Myokardinfarkt infolge thrombotischer Koronargefäßverschlüsse, führt, ist die Myokardischämie bei der koronaren Mikroangiopathie vorwiegend disseminiert und subendokardial und führt chronisch zu einer progressiven Myokardfibrosierung.

Mikrovaskuläre Angina

- Angina pectoris
- Pathologisches Ruhe bzw. Belastungs-EKG
- Normales Koronarangiogramm

Pathologisch-anatomisches Korrelat der koronaren Mikroangiopathie sind insbesondere strukturelle Veränderungen im Bereich der koronaren Widerstandsgefäße i.S. einer Mediahypertrophie. Bei Vorliegen einer Mediahypertrophie ist das Verhältnis von Wanddicke zum Gefäßradius, die sog. 'Wanddicke-Radius-Relation' erhöht. Infolge der veränderten Gefäßgeometrie führt eine Kontraktion der glatten Gefäßmuskulatur beim Vorliegen einer hohen Wanddicke-Radius-Relation zu einer ausgeprägteren Querschnittsabnahme des Lumens der Widerstandsgefäße als bei Gefäßen mit einer normalen Wanddicke-Radius-Relation.

Solche strukturellen Gefäßveränderungen im Sinne einer Mediahypertrophie an koronaren Widerstandsgefäßen können in Myokardbiopsien bei Hypertonikern nachgewiesen werden. Als Ursache für die eingeschränkte Koronarreserve bei der arteriellen Hypertonie kommen neben der Mediahypertrophie der Widerstandsgefäße auch eine Elongation der Arteriolen sowie eine verminderte Kapillardichte in Frage. Des weiteren könnte eine progressive Kollagenvermehrung im Myokard die eingeschränkte Koronarreserve erklären. Allerdings scheint der Vorgang der Myokardhypertrophie selbst keinen Einfluß auf die myokardiale Komponente des Koronarwiderstandes zu haben. Es findet sich keine Korrelation zwischen dem Ausmaß der Myokardhypertrophie und der Einschränkung der Koronarreserve. Selbst bei Hypertonikern ohne Myokardhypertrophie wird eine Einschränkung der Koronarreserve gesehen Aufgrund dieser Befunde ist es wahrscheinlich, daß bei der hypertensiven Herzhypertrophie die Einschränkung der Koronarreserve primär durch vaskuläre Veränderungen im Bereich der koronaren Mikrostrombahn verursacht wird.

Folgende drei prinzipiell unterschiedliche Hypertrophieformen kommen bei der hypertensiven Herzkrankheit vor (Abbildung 1).

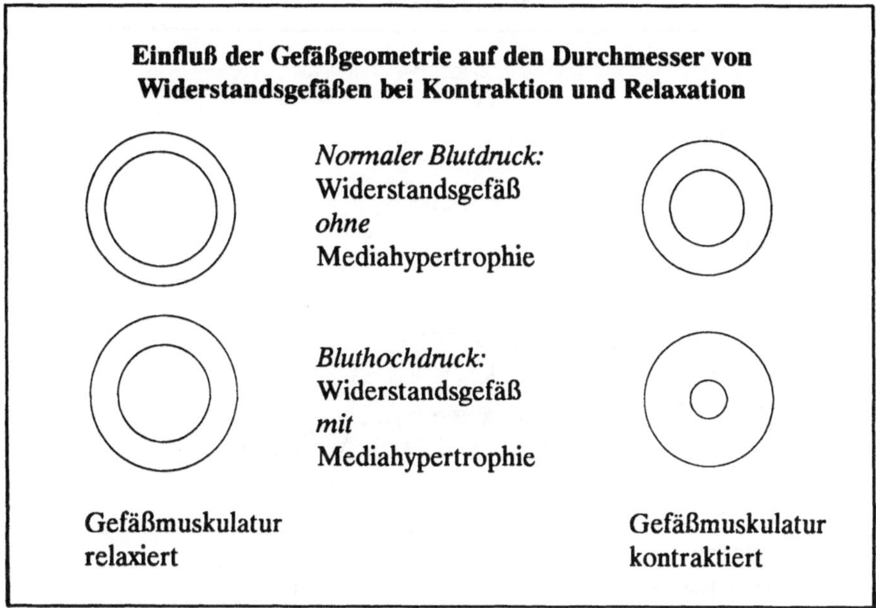

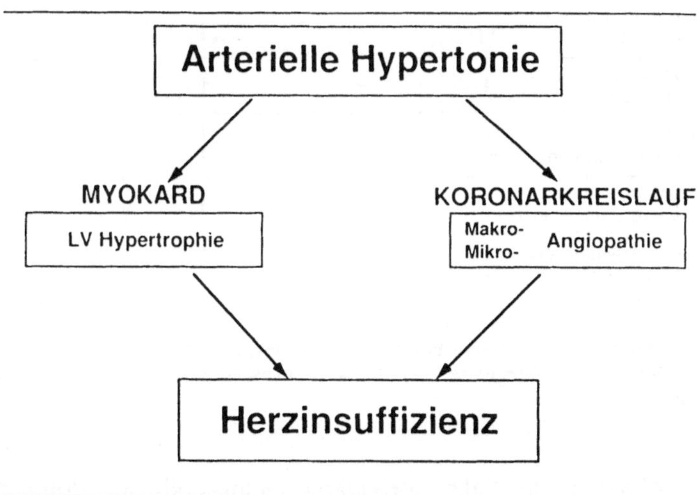

Konzentrische linksventrikuläre Hypertrophie

Im Gefolge der linksventrikulären Druckbelastung entwickelt sich eine konzentrische Myokardhypertrophie mit Zunahme der Wanddicken, Konstanz

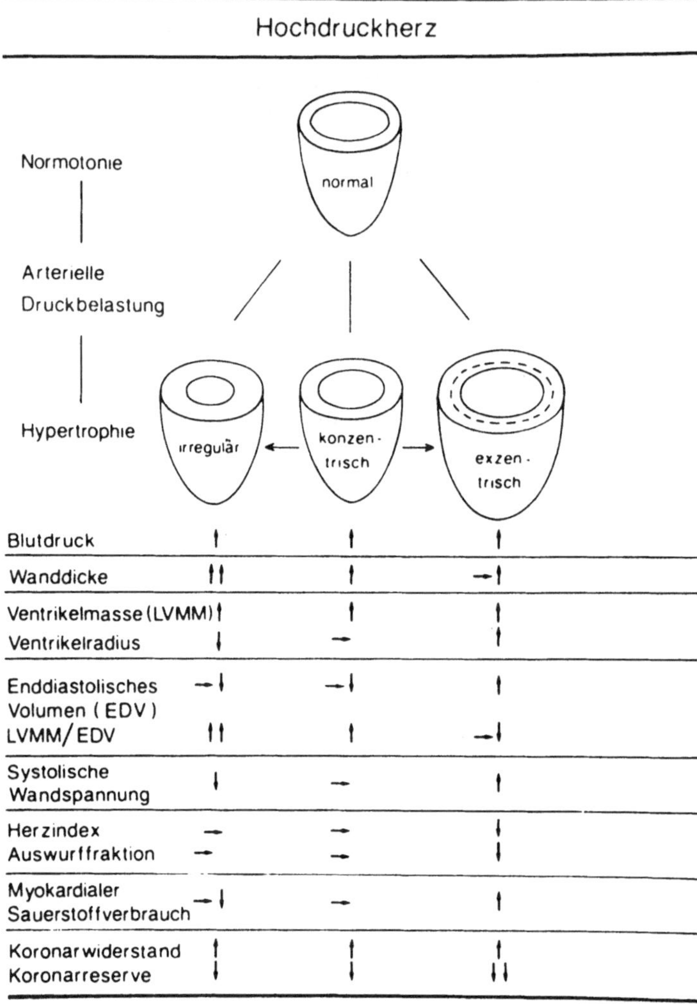

Abbildung 1. **Der klinische Untersucher findet beim Hypertoniker folgende 3 Formen der Herzhypertrophie: 1) die irreguläre, 2) die konzentrische und 3) die exzentrische LV-Hypertrophie.**

oder sogar Abnahme des linksventrikulären enddiastolischen Volumens und Zunahme der Masse-Volumen-Relation, d.h. dem Quotienten aus linksventrikulärer Muskelmasse und enddiastolischem Volumen. In der Regel sind die Patienten klinisch asymptomatisch. Die linksventrikuläre Pumpfunktion ist normal. Im Röntgenthoraxbild erweist sich die Herzsilhouette als normal groß oder mäßiggradig vergrößert. Echokardiographisch beträgt die

Septum- und Hinterwanddicke in der Regel 12–14 mm. Der enddiastolische Durchmesser des linken Ventrikels ist normal.

Irreguläre linksventrikuläre Hypertrophie

Häufig besteht eine asymmetrische linksventrikuläre Hypertrophie infolge einer irregulären Hypertrophieentwicklung im Bereich von Vorderwand, Herzspitze und insbesondere des Septums. Die Herzsilhouette ist im Röntgenbild normal bis mäßiggradig vergrößert. Echokardiographisch und ventrikulographisch kann der linke Ventrikel ähnlich einer hypertroph-obstruktiven (HOCM) bzw. hypertroph-nicht-obstruktiven (HNCM) Kardiomyopathie erscheinen. Die Septumdicke beträgt im M-Mode meist 15–16 mm, die Hinterwanddicke meist 12–14 mm.

Infolge der ausgeprägten Myokardhypertrophie besteht häufig eine Dehnbarkeitsstörung des linken Ventrikels. Diese läßt sich dopplerechokardiographisch durch Messung des mitralen Flußprofils objektivieren. Bei einer Compliancestörung des linken Ventrikels ist in der Regel der Beitrag der Vorhoffüllung ausgeprägter als die frühdiastolische Füllung. Die Patienten haben insbesondere bei körperlicher Belastung trotz einer normalen systolischen Funktion des linken Ventrikels hohe Pulmonaldrücke. Dies äußert sich klinisch häufig in einer Belastungsdyspnoe.

Exzentrische linksventrikuläre Hypertrophie

Nach einer langdauernden Druckbelastung mit fortschreitender Myokardhypertrophie sowie bei einer koronaren und extrakardialen Zweiterkrankung entwickelt sich häufig eine exzentrische Hypertrophie mit eingeschränkter linksventrikulärer Pumpfunktion. Bei der exzentrischen Hypertrophie beruht die Muskelmassenzunahme in erster Linie nicht auf einer Wanddickenzunahme, sondern primär auf einer Größenzunahme des linken Ventrikels infolge Ventrikeldilatation.

Klinisch-symptomatisch bestehen Belastungs- bzw. Ruhedyspnoe periphere Ödeme sowie die klinischen Zeichen der peripheren Minderperfusion. Im Röntgenthoraxbild ist die Herzsilhouette nahezu obligat vergrößert. Echokardiographisch betragen Septum- und Hinterwanddicke in der Regel 12–13 mm. Der enddiastolische Durchmesser des linken Ventrikels ist meist auf über 60 mm vergrößert.

Druckunabhängige Faktoren der Herzhypertrophie

* Genetische Komponente
* Katecholamine
* Angiotensin
* Ischämie
* Myokardfibrose
* Myokardinsuffizienz

Genetische Determination der Myokardhypertrophie

Bei der Diagnose einer linksventrikulären Hypertrophie im Echokardiogramm oder im Ventrikulogramm kann prinzipiell nie ausgeschlossen werden, daß es sich um eine primäre, genetisch determinierte Hypertrophieform i.S. einer hypertroph-obstruktiven (HOCM) oder hypertroph-nichtobstruktiven Kardiomyopathie (HNOCM) handelt. In der Regel sind die Patienten mit diesen Hypertrophieformen jedoch normotensiv.

Eine ausgeprägte asymmetrische Septumhypertrophie wird jedoch häufig bei Hypertonikern gesehen, so daß eine asymmetrische Linkshypertrophie nicht spezifisch für eine hypertroph-nichtobstruktive bzw. hypertroph-obstruktive Kardiomyopathie ist. Vielmehr ist diese Form der hypertensiven Herzhypertrophie bezüglich ihrer Prävalenz die häufigste Form einer asymmetrischen Hypertrophie überhaupt. Wegen seines größeren Kurvenradius scheint insbesondere das Kammerseptum bei einer systolischen Druckbelastung früher und ausgeprägter zu hypertrophieren als die Hinterwand und Vorderwand. Eine weitere Erklärungsmöglichkeit für die hohe Prävalenz der Septumhypertrophie bei Hypertonikern könnte auch die höhere regionale Katecholamin-Konzentration im Kammerseptum sein.

Da die essentielle arterielle Hypertonie genetisch determiniert ist, könnte auch die Eigenschaft des Herzens zu hypertrophieren genetisch determiniert sein. Entsprechend könnte der Vorgang der Linksherzhypertrophie als Antwort auf eine hypertensive Ventrikelbelastung genetisch verstärkt werden. Bei jeder hypertensiven Herzhypertrophie könnte interindividuell verschieden ausgeprägt eine genetische Komponente vorliegen und das unterschiedliche Ansprechen des Myokards von Patienten auf eine antihypertensive Therapie erklären.

Einfluß des sympathiko-adrenergen Systems auf die Myokardhypertrophie

Noradrenalin wurde als eine 'trophogenes Hormon' des Herzens bezeichten, weil eine chronische Infusion subhypertensiver Dosen von Noradrenalin beim Hund zu einer Linksherzhypertrophie führte. An isolierten kultivierten Myokardzellen stimuliert Noradrenalin direkt über Alpharezeptoren deren Wachstum.

Diuretika führen trotz einer ausgeprägten Blutdrucksenkung zu keiner Regression der Herzhypertrophie, sondern stimulieren das sympathiko-adrenerge System. Nachdem Katecholamine eine trophische Rolle in der Hypertrophieentwicklung spielen, könnte der gesteigerte Sympathikotonus für das Ausbleiben einer Hypertrophie-Regression unter einer Diuretika-Therapie verantwortlich gemacht werden. Dagegen findet man parallel mit einer Abnahme des Plasma-Noradrenalinspiegels infolge einer Therapie mit Alpha-Methyldopa auch ohne weitere Blutdrucksenkung, d.h. druckunabhängig, eine Abnahme der linksventrikulären Muskelmasse. Für die trophische Rolle des sympathiko-adrenergen Systems spricht auch die Tatsache, daß nach einer Therapie mit dem Antisympathikotonikum Clonidin die linksventrikuläre Muskelmasse im Verhältnis zur Blutdrucksenkung quantitativ mehr abnimmt als nach einer Therapie mit ACE-Hemmern oder Kalziumantagonisten.

Eine Behandlung mit Betarezeptorenblockern müßte im Prinzip infolge der myokardialen Betarezeptorenblockade zu einer Hypertrophie-Regression prädisponieren. Allerdings sind die klinischen Befunde hinsichtlich der hypertrophieregredienten Wirkung von Betarezeptorenblockern widersprüchlich. Bei der Rückbildung der Herzhypertrophie unter einer Betarezeptorenblocker-Therapie scheint die Intrinsic-Aktivität eine wichtige Rolle zu spielen. Eine 12-monatige Therapie mit Acebutolol, einem Betarezeptorenblocker mit Intrinsic-Aktivität, erbrachte keine Rückbildung der Herzhypertrophie, während nach Umstellung der Therapie auf Atenolol, einen Betarezeptorenblocker ohne Intrinsic-Aktivität, sich bei vergleichbaren Blutdruckwerten eine Rückbildung der Herzhypertrophie bei denselben Patienten einstellte.

Möglicherweise spielt auch das Alter der behandelten Patienten eine Rolle. In einer Studie mit Atenolol, die eine Hypertrophie-Regression zeigte, waren die Patienten im Mittel 44 Jahre alt, während in einer anderen Studie mit Atenolol, die keine Regression der Myokardhypertrophie zeigte, die Patienten im Mittel 69 Jahre alt waren. Eventuell benötigen ältere Patienten eine längere Therapiedauer zur Muskelmassenreduktion. Die umstrittene Rolle der Betarezeptorenblocker in der klinisch-therapeutischen Rückbildung der Herzhypertrophie könnte auch auf dem Umstand beruhen, daß das über Noradrenalin vermittelte Wachstum isolierter Myozyten nur

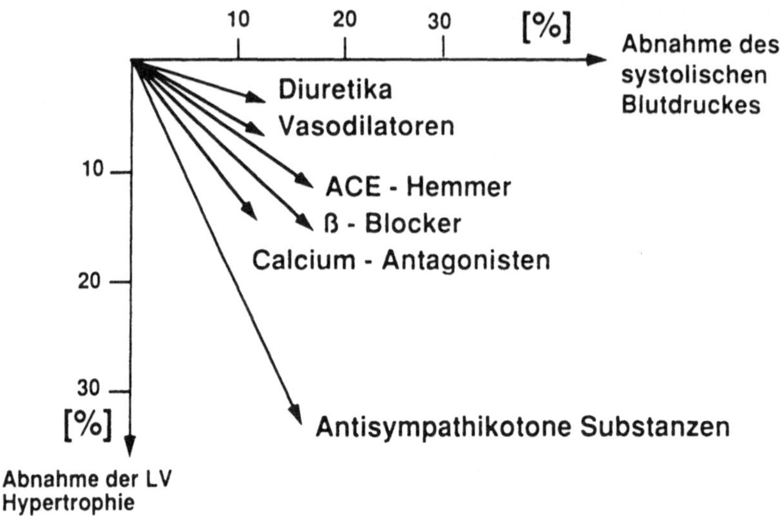

Abbildung 2. Schematische Übersicht über die Substanzspezifität der Hypertrophieregression. Jeder Pfeil stellt den Mittelwert der bezüglich der jeweiligen Substanz-gruppen publizierten Studien dar.

durch Blockade von Alpha-1-Rezeptoren und nicht durch Betarezeptoren verhindert werden kann.

Einfluß des Renin-Angiotensin-Aldosteron-Systems auf die Myokardhypertrophie

Da im Gegensatz zu einer Diuretika-Therapie eine antihypertensive Therapie mit Angiotensin-Konversionsenzym-Hemmern zu einer Rückbildung der Herzhypertrophie führt, könnte dem unter einer Diuretika-Therapie regelhaft erhöhten Angiotensin-II-Spiegel auch eine trophische Rolle zukommen. Der unter Diuretika erhöhte Renin-Spiegel ist für die Ausbildung einer Linksherzhypertrophie sicher unerheblich, da es trotz der unter einer ACE-Hemmer-Therapie regelmäßig erhöhten Renin-Werte zu einer Regression der Herzhypertrophie kommt. Weiterhin korreliert bei Hypertonikern das Ausmaß der Linksherzhypertrophie nicht mit der Höhe des Plasma-Renin-Spiegels.

Angiotensin II stimuliert direkt über eine Aktivierung der Proteinkinase C und eine Expression von Proto-Onkogenen die myokardiale Proteinbiosynthese. Da Angiotensin II die Effekte des Sympathikotonus infolge einer peripheren und zentralen Wirkung auf das autonome Nervensystem verstärkt und die Sekretion von Katecholaminen im Nebennierenmark stimuliert, könnte die beobachtete trophische Wirkung von Angiotensin II zumindest teilweise auch sekundär Katecholamin-vermittelt sein.

Strukturelle Veränderungen am hypertrophierten Myokard

Im Zeitverlauf einer Herzhypertrophie laufen ausgeprägte strukturelle Veränderungen im Myokard ab, die den molekularen Abbauvorgängen im Rahmen einer Hypertrophieregression nicht mehr zugänglich sein könnten. Insbesondere eine im Verlauf der Hypertrophie progressive Vermehrung des myokardialen Bindegewebs könnte potentiellen Rückbildungsvorgängen entgegenstehen. Untersuchungen an Patienten mit einer valvulären Aortenstenose nach Aortenklappenersatz zeigten, daß bei einer Rückbildung der Myokardhypertrophie die relative Bindegewebsmenge infolge einer Persistenz des Kollagens initial sogar zunehmen kann. Erst sehr spät und stark verzögert stellt sich später auch eine Rückbildung des Kollagens ein. Aus diesem Grund könnten kardiale Zweiterkrankungen wie z.B. eine koronare Herzkrankheit einen Einfluß auf die Rückbildungsfähigkeit einer Herzhypertrophie nehmen. So könnte eine Myokardfibrosierung als Folge einer chronischen myokardialen Ischämie im Rahmen einer koronaren Herzkrankheit für das Ausbleiben einer Hypertrophieregression verantwortlich sein.

Weiterhin könnte das Vorliegen von Stoffwechselerkrankungen wie z.B. ein Diabetes mellitus über eine koronare Mikroangiopathie ebenfalls zu irreversiblen strukturellen Myokardveränderungen führen. Zumindest tierexperimentell ist eine Rückbildung des myokardialen Kollagens im Rahmen einer Hypertrophieregression belegt. Nach einer antihypertensiven Therapie mit dem Kalziumantagonisten Nifedipin und dem ACE-Hemmer Lisinopril könnte eine Abnahme des Kollagengehaltes nachgewiesen werden. Inwieweit sich auch dies bei Patienten mit einer hypertensiven Herzhypertrophie klinisch realisieren läßt, ist bisher noch nicht untersucht.

Signale für Hypertrophieinduktion und -regression

Neuere Untersuchungen über die Natur der Signale, die eine Myokardhypertrophie induzieren, zeigen, daß die physikalische Last oder der 'wall stress' über eine mechanische Dehnung des Kardiomyozyten die Proteinsynthese stimuliert. Katecholamine und Angiotensin II modulieren die Proteinbiosynthese über ihre direkte Wirkung auf das zyklische AMP bzw. die Proteinkinase C. Dieses Konzept erklärt die in klinischen und experimentellen Untersuchungen gefundene Substanz-spezifität der medikamentösen Hypertrophieregression.

Zusammenfessend ist für eine Hypertrophieregression unter klinischen Bedingungen die Senkung der Nachlast via Senkung des systolischen arteriellen Blutdruckes essentiell. Zur Blutdrucksenkung müssen jedoch antihypertensive Substanzen verwendet werden, die wie ACE-Hemmer und antisympathikotone Substanzen die Proteinsynthese hemmen und so die Hypertrophieregression unterstützen. Auch sind Substanzen wie Kalzium-Antagonisten geeignet, die sich hinsichtlich der Proteinsynthese neutral verhalten. Diuretika und Vasodilatatoren, die zu einer Stimulation des sympathikoadrenergen Systems und des Renin-Angiotensin-Systems führen, wirken einer Hypertrophieregression infolge ihrer trophogenen Wirkung auf das Myokard entgegen.

Einfluß einer Hypertrophieregression auf systolische und diastolische Funktion des linken Ventrikels

Die *systolische Funktion* des druckbelasteten linken Ventrikels ist determiniert durch die Höhe der systolischen Wandspannung. Bei der konzentrischen Hypertrophie ist die systolische Wandspannung infolge der adaequaten Erhöhung der Masse-Volumen-Relation zur systolischen Druckbelastung normal. Entsprechend ist auch die Pumpfunktion des linken Ventrikels im Stadium der konzentrischen Herzhypertrophie nicht eingeschränkt. Resultiert im Rahmen der Blutdrucksenkung eine zur Blutdrucksenkung proportionale Regression der Herzmuskelhypertrophie, d.h. Abnahme der Masse-Volumen-Relation, bleiben systolische Wandspannung und linksventrikuläre Auswurffraktion konstant (Abbildung 3).

Die *diastolische Funktion* des hypertrophierten Herzes ist bereits bei noch normaler systolischer Ventrikelfunktion gestört. Die Veränderungen betreffen sowohl die Phase der isovolumetrischen Relaxation als auch die Phase der raschen frühdiastolischen Füllung. Die Zunahme des Relaxationszeitindexes, die Zeitspanne zwischen Aortenklappenschluß und Mitralklappenöffnung, weist auf eine verzögerte isovolumetrische Relaxation und die Abnahme der Maximalgeschwindigkeit der linksventrikulären diastolischen Durchmesserzunahme auf eine herabgesetzte frühdiastolische Füllung hin. Die herabgesetzte frühdiastolische Füllung läßt sich auch mittels Radionuklidventrikulographie und dopplerechokardiographischer Messung des Flußprofils im Bereich der Mitralklappe nachweisen. Nach einer ca. 12-monatigen Therapie mit dem Dihydropyridin-Kalziumantagonisten Nitrendipin und dem ACE-Hemmer Enalapril zeigte sich eine gesteigerte rasche frühdiastolische Füllung, gemessen an der Maximalgeschwindigkeit der linksventrikulären diastolischen Durchmesserzunahme (Abbildung 4). Dieser durch Nitrendipin und Enalapril gesteigerten frühdiastolischen Füllung kommt bei der hypertensiven Herzkrankheit entscheidene klinische Bedeutung zu. Isovolumetrische Relaxation und frühdiastolische Füllung sind wesentliche Determinanten einer adaequaten diastolischen linksventrikulären Füllung und somit Voraussetzung für die systolische Funktion. Bei einer verminderten frühdiastolischen Füllung kann eine adaequate Ventrikelfüllung nur durch Einsatz von Kompensationsmechanismen wie erhöhter linksatrialer Druck sowie eine verstärkte Vorhofkontraktion erreicht werden.

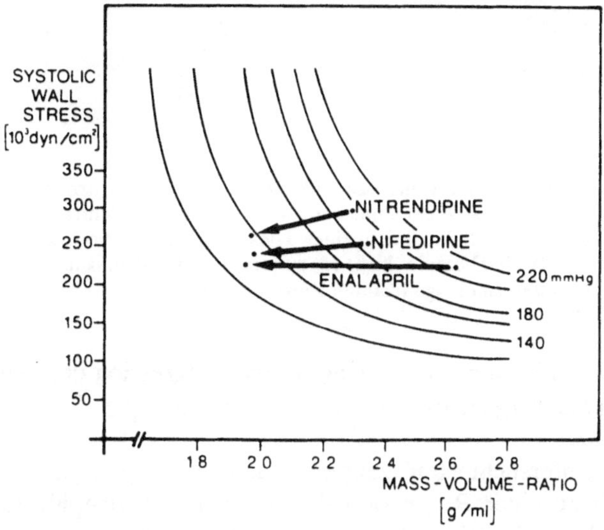

Abbildung 3. Die systolische Wandspannung oder Nachlast wird a) von der Höhe des systolischen Spitzendruckes im linken Ventrikel und b) von der Masse-Volumen-Relation, dem Verhältnis zwischen linksventrikulärer Muskelmasse und enddiastolischem Volumen bestimmt. Bei konstantem Hypertrophiegrad nimmt die systolische Wandspannung proportional mit der Höhe des systolischen Druckes im linken Ventrikel zu. Bei konstantem systolischen linksventrikulären Druck nimmt die systolische Wandspannung mit Abnahme der Masse-Volumen-Relation – z.B. bei einer Hypertrophieregression – zu und umgekehrt bei Zunahme der Masse-Volumen-Relation – z.B. bei der Hypertrophieentwicklung – ab. Im Rahmen einer Hypertrophieregression nach Therapie mit Nitrendipin, Nifedipin und Enalapril blieb die systolische Wandspannung konstant. Die Masse-Volumen-Relation nahm proportional zur Senkung des systolischen Druckes ab, d.h. es kam zu einer druckharmonischen Hypertrophieregression unter diesen drei Substanzen.

THERAPIE DES HOCHDRUCKHERZENS

Unter dem Gesichtspunkt, daß die linksventrikuläre Hypertrophie bei nur ausreichend langem Verlauf zur Ventrikeldilatation und Herzinsuffizienz

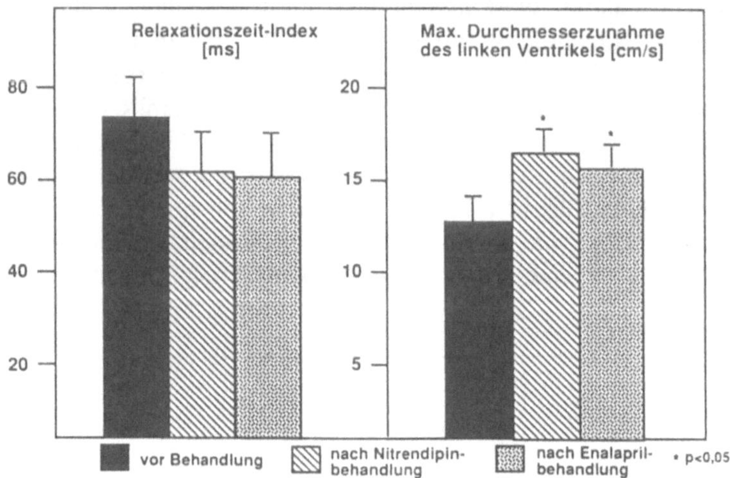

Abbildung 4. Darstellung des Relaxationszeitindexes als Maß für die isovolumetrische Phase der Relaxation und der maximalen Durchmesserzunahme des linken Ventrikels als Maß für die frühdiastolische Füllung. Nach induktion einer Hypertrophieregression infolge chronischer Nitrendipin- und Enalapril-Therapie kam es zu einer nicht signifikanten Abnahme des Relaxationszeitindexes und einer signifikanten Zunahme der maximalen Durchmesserzunahme des linken Ventrikels.

führt, ist eine medikamentöse Prävention bzw. Regression der hypertensiven Herzhypertrophie vergleichbar einer kausalen Therapie der hypertensiven Herzinsuffizienz.

Klinische Untersuchungen zeigten, daß nicht jede antihypertensive Therapie auch zu einer Regression der Myokardhypertrophie führt. Nach einer chronischen Diuretika-Therapie kommt es trotz Senkung des arteriellen Blutdruckes in den Normbereich in der Regel zu keiner Regression der Herzhypertrophie.

Nach additiver Gabe der antisympathikotonen Substanz Alpha-Methyldopa zu einer bestehenden Diuretika-Therapie wurde anderseits sogar eine signifikante Muskelmassenabnahme ohne weitere Blutdrucksenkung, d.h. druckunabhängig gesehen. Parallel mit einer Blutdrucksenkung bildete sich unter einer Therapie mit ACE-Hemmern, Kalziumantagonisten, dem Alphablocker Prazosin und dem Antisympathikotonikum Clonidin die Herzhypertrophie zurück. Nach der Clonidin-Therapie war die Regression der Herzhypertrophie sogar quantitativ ausgeprägter als nach Therapie mit ACE-Hemmern, Kalziumantagonisten und dem Alpharezeptorenblocker Prazosin. Nach einer Therapie mit Betarezeptorenblockern wurde in einigen Studien eine Rückbildung der Myokardhypertrophie gesehen, in anderen nicht.

Das Wirkungsspektrum einer pharmakotherapeutischen Blutdrucksenkung auf die Herzmuskelhypertrophie reicht somit von einer völligen Ineffizienz (Diuretika) über eine weitgehende druckpassive Muskelmassenabnahme (ACE-Hemmer, Kalziumantagonisten, Prazosin) bis zu einer eher druckunabhängigen Rückbildung der Myokardmasse (Antisympathikotone Substanzen).

Differentialtherapie der hypertensiven Herzkrankheit

Die Summe und Interaktionen der hypertensiven Zielorganschädigungen

- Myokardhypertrophie (Myokardfaktor) und
- koronare Mikro- und Makroangiopathie (Koronarfaktor)

charakterisieren das Krankheitsbild der hypertensiven Herzkrankheit. Abhängig vom Ausmaß der Linksherzhypertrophie und der koronaren Organmanifestation – koronare Mikro- und Makroangiopathie – bestehen spezifische Befundkonstellationen, die eine entsprechende Differentialtherapie erfordern.

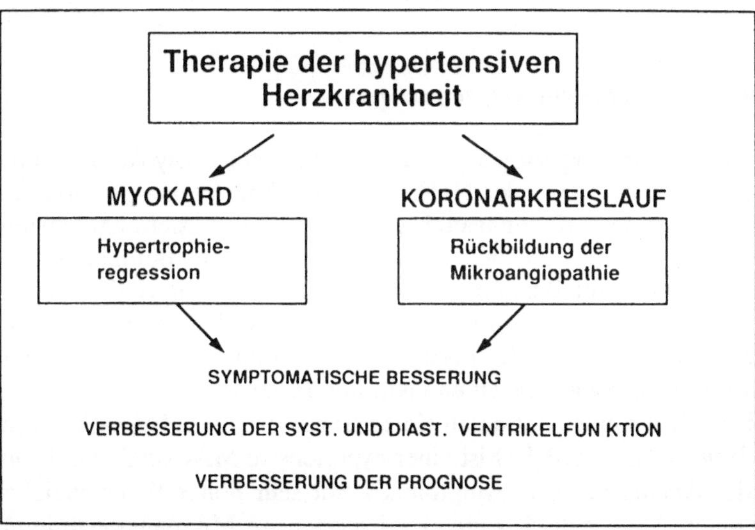

Asymptomatische Linksherzhypertrophie

Bei der asymptomatischen hämodynamisch kompensierten Linksherzhypertrophie hat eine antihypertensive Therapie aus kardialer Sicht im Hinblick auf die spätere Myokardinsuffizienz vorwiegend präventiven und damit nahezu kausaltherapeutischen Charakter (Primärprävention). Die therapeutischen Maßnahmen zielen sowohl auf eine Regression der Myokardhypertrophie als auch auf eine Regression der koronaren Mikroangiopathie. Eine Steigerung der linksventrikulären Pumpfunktion wird bei dieser Hypertrophieform, die mit einer normalen bzw. hochnormalen Ventrikelfunktion einhergeht, nicht angestrebt.

Zur Blutdrucksenkung sollten bei dieser Hypertrophieform Substanzen gewählt werden, die auch eine Regression der Herzhypertrophie realisieren. In der *ersten Stufe* sollte eine Blutdrucksenkung und konsekutive Regression der Herzhypertrophie mit einem ACE-Hemmer oder alternativ einem Kalziumantagonisten versucht werden. Kann mit keiner dieser Substanzen in Monotherapie eine Blutdrucknormalisierung bzw. eine Regression der Herzhypertrophie nach 6 Monaten erreicht werden, ist als *zweite Stufe* eine Kombination dieser beiden Substanzgruppen indiziert. Kann auch mit einer Kombinationstherapie keine Regression der Herzhypertrophie erzielt werden, empfiehlt sich in der *dritten Stufe* additiv eine antisympathikotone Substanz.

Diese Stufentherapie der hypertensiven Herzhypertrophie unterscheidet sich zwangsläufig von einem Therapieschema, das primär eine nebenwirkungsarme und subjektiv verträgliche Blutdrucksenkung anstrebt.

Linksherzhypertrophie mit Angina pectoris

Findet sich beim Hypertoniker der Nachweis einer Myokardischämie im Ruhe-, Belastungs-EKG oder Holter mit und ohne Angina pectoris, besteht die Indikation zur Koronarangiographie. Finden sich angiographisch Koronarstenosen müssen bei einer entsprechenden Befundkonstellation Revaskularisierungsmaßnahmen wie eine Ballondilatation (PTCA) bzw. eine aortokoronare Bypass-Operation durchgeführt werden. Ansonsten ist eine medikamentöse Therapie der koronaren Herzkrankheit mit Betarezeptorenblockern, Kalziumantagonisten und Nitraten indiziert.

Bei Vorliegen eines normalen Koronarangiogrammes bei pathologischem Ruhe- bzw. Belastungs-EKG ist einer hypertensive Mikroangiopathie als Ursache der Angina-Pectoris-Symptomatik mit sehr hoher Wahrscheinlichkeit anzunehmen. Diagnostisch kann eine hypertensive Mikroangiopathie mittels Messung der Koronarreserve gesichert werden. Die Koronarreserve ist bei diesen Patienten in der Regel um 30–50% infolge einer Erhöhung des minimal erreichbaren Koronarwiderstandes nach maximaler Koronardilatation (Dipyridamol) eingeschränkt.

Inwieweit eine chronische antihypertensive Therapie über eine Rückbildung der strukturellen Gefäßveränderungen auch zu einer funktionellen Verbesserung der Mikrozirkulation beim Hochdruckherzen führt, ist bisher in klinischen Studien nicht belegt.

Wegen der bestehenden Linksherzhypertrophie ist auch bei dieser Form der hypertensiven Herzkrankheit eine Regression der Myokardhypertrophie im Sinne einer Therapie der Grundkrankheit anzustreben. Folglich kommt auch bei dieser Form der hypertensiven Herzkrankheit primär die Stufentherapie der hypertensiven Herzhypertrophie zur Anwendung, die zur Symptomlinderung mit primär antianginösen Substanzen wie Betarezeptorenblockern und Nitraten kombiniert werden sollte.

Hypertensive Herzinsuffizienz

Bestehen klinische Symptome und Zeichen der Herzinsuffizienz wie Dyspnoe, Ödeme und Zeichen einer peripheren Minderperfusion, ist in der Regel im Röntgenthoraxbild die Herzsilhouette vergrößert und echokardiographisch bzw. ventrikulographisch der linke Ventrikel dilatiert. Es besteht eine exzentrische linksventrikuläre Hypertrophie mit einer eingeschränkten linksventrikulären Pumpfunktion. Therapeutisch kommen bei dieser Form der hypertensiven Herzkrankheit die Prinzipen der internistischen Behandlung der Herzinsuffizienz zur Anwendung. Durch Digitalisglykoside soll die myokardiale Kontraktilität gesteigert werden, mit Diuretika sollten die Pulmonaldrücke gesenkt werden. Eine Senkung der linksventrikulären Nachlast durch ACE-Hemmer soll die globale linksventrikuläre Pumpfunktion steigern. Die Consensus-Studie konnte nachweisen, daß ACE-Hemmer neben einer symptomatischen Besserung auch die Mortalität der schweren Herzinsuffizienz deutlich reduzieren können. Auch wenn die Prognoseverbesserung momentan nur für die schwere Herzinsuffizienz (Stadium New York Heart Association IV) klinisch gesichert ist, sollten ACE-Hemmer zumindest bei Hypertonikern auch bereits bei leichteren Schweregraden der Herzinsuffizienz eingesetzt werden. Allgemein-Maßnahmen wie Meidung von körperlicher Aktivität und Flüssigkeitsrestriktion sollen die pharmakotherapeutischen Maßnahmen flankieren.

Ausgewählte Literatur

Brush JE, Cannon III RO, Schenke WH, Bonow RO, Leon MB, Marom BJ, Epstein SE. (1988): Angina due to coronary microvascular disease in hypertensive patients without left ventricular hypertrophy. *N Engl J Med* 319:L 1302

Eisenlohr H, Schmiebusch H, Strauer BE (1988): Regression of mediahypertrophy in hypertensive coronary resistance vessels by antihypertensive therapy. *Circulation* 78 (Suppl II): 169

Fouad FM, Nakashima Y, Tarazi RC, Salcedo EE (1982): Reversal of left ventricular hypertrophy in hypertensive patients treated with methyldopa. Lack of association with blood pressure control. *Am J Cardiol* 49: 795–801

Kannel WB, Daunenberg AL, Levy D (1987): Population implication of electrocardiographic left ventrikular hypertrophy. *Am J Cardiol* 60: 851–931

Levy D, Garrison RJ, Savage DD, Kannel WB, Castelli WP (1990): Prognostic implications of echocardiographically determined left ventricular mass in the Framingham Heart Study. *N Engl J Med* 322: 1561–1566

Motz W, Strauer BE (1988): Rückbildung der hypertensiven Herzhypertrophie durch chronische Angiotensin-Konversionsenzymhemmung. *Z Kardiol* 77: 53–60

Motz W, Strauer BE (1989): Left ventricular function and collagen content after regression of hypertensive hypertrophy. *Hypertension* 13: 43–56

Motz W, Strauer BE (1990): Differential therapy of hypertensive heart disease. *Am J Cardiol* 65: 60G–64G

Östman-Smith I (1981): Cardiac sympathetic nerves as the final common pathway in the induction of adaptive cardiac hypertrophy. *Clin Sci* 61: 265–272

Scheler S, Motz W, Vester J, Strauer BE (1990): Transient myocardial ischemia in hypertensive heart disease. *Am J Cardiol* 65: 51-G–55-G

Strauer BE (1983): Hypertensive Heart Disease. (Berlin, Heidelberg, New York: Springer)

Strauer BE (1990): The significance of coronary reserve in clinical heart disease. *J Am Coll Cardiol* 15: 775–783

Strauer BE, Bayer F, Brecht HM, Motz W (1985): The influence of sympathetic nervous activity on regression of cardiac hypertrophy. *J Hypertension* 3 (Suppl 4): S39–S44

Tarazi RC, Sen S, Saragoca M, Kairrallah P (1982): The multifactorial role of catecholamines in hypertensive cardiac hypertrophy. *Eur Heart J* 3 (Suppl A): A-103

Vogt M, Kreutz KU, Motz W, Strauer BE. (1989): Hypertrophieregression nach Nitrendipin: Einfluß auf systolische und diastolische Funktion. *Z Kardiol* 78: 469–477

Vogt M, Motz W, Scheler S, Strauer BE (1990): Disorders of coronary microcirculation and arrhythmias in systemic arterial hypertension. *Am J Cardiol* 65, 45G–50G

KAPITEL 12

Vorhersagbarkeit, Prüfung und Verbesserung der Patienten-Compliance bei der Einnahme antihypertensiver Arzneimittel

GASTON E. BAUER

Einführung

Das letzte Ziel der antihypertensiven Therapie ist die Verminderung und Beseitigung der erhöhten Mortalität und Morbidität, die mit der chronischen Blutdrucksteigerung verbunden ist. Das vermehrte Auftreten kardiovaskulärer Erkrankungen infolge arterieller Hypertonie ist zwar bekannt und anerkannt, seit Blutdruckmessgeräte eingeführt wurden. Der Nutzen einer Blutdrucksenkung wurde aber erst im Lauf der letzten zwei Jahrzehnte allgemein akzeptiert, seit der Publikation großer klinischer Studien, an denen Zehntausende von Hypertonikern beteiligt waren.

Das Erreichte ist in der Tat eindrucksvoll.

DER ERFOLG DER ANTIHYPERTENSIVEN THERAPIE

* ein deutlicher Rückgang der gesamten und besonders der kardiovaskulären Mortalität
* eine eindrucksvolle Abnahme zerebrovaskulärer Ereignisse
* die praktische Beseitigung des hypertensiven Herzversagens
* das praktische Verschwinden der malignen Hypertonie als Komplikation einer primären Hypertonie
* die Verminderung des Risikos eines Aneurysma dissecans
* eine deutliche Schutzwirkung gegenüber fortschreitendem Nierenversagen
* die Verminderung diabetischer Gefäßkomplikationen
* eine diskutierbare Verzögerung in der Entwicklung der ischämischen Herzkrankheit

Wichtige Hindernisse sind aber noch zu überwinden, um den Hochdruck in der Bevölkerung erfolgreich zu bekämpfen.

AKTUELLE PROBLEME BEI DER BEKÄMPFUNG DES HOCHDRUCKS

* Erkennung und Nachweis der Hypertonie
* Zuführung des Hypertonikers zu einer Basisuntersuchung und diagnostischen Abklärung
* Auswahl und Etablierung einer geeigneten Therapie
* Sicherstellung der Therapietreue bei Langzeittherapie

Die Methoden, die zur Entdeckung der Hypertonie, bei der Überweisung zum Spezialisten und bei der Durchführung der Basisuntersuchung sowie beim Aufbau der Therapie angewendet werden, sind wichtige Faktoren, welche die erfolgreiche Langzeitbehandlung entweder erleichtern oder umgekehrt auch erschweren können.

COMPLIANCE

Definition und Messung der Compliance

Der *Terminus 'Compliance'* erfuhr Kritik von Klinikern, Epidemiologen und Patienten, weil er das Gefühl von Zwang und einem autoritären Ambiente auslösen kann. Trotzdem hat sich in der Medizin und in der Öffentlichkeit keine der alternativen Bezeichnungen durchsetzen können, wie 'therapietreue' ('adherence to therapeutic regimens') oder 'Befolgung der therapeutischen Ratschläge' ('following treatment advice').

Die *Definition* der Compliance war ebenfalls Gegenstand der Diskussion. Simple Beschreibungen wie 'das Ausmaß, in dem der Patient in seinem gesundheitlichen Verhalten den ärztlichen Ratschlägen folgt', oder in dem dieses 'mit der ärztlichen Verordnung übereinstimmt' scheinen zwar klar, verlagern aber die gesamte Verantwortung auf die Seite des Patienten. Kürzlich wurde eine andere Definition vorgeschlagen, um festzuhalten, daß der Arzt Anteil hat an Erfolg und Versagen, wenn es darum geht, ob der Patient fähig oder willens ist, den therapeutischen Ratschlägen zu folgen: 'Compliance ist der Grad der Kooperation zwischen Arzt und Patient bei der Durchführung des therapeutischen Regimes, charakterisiert durch das Verständnis des Patienten und sein Festhalten am Therapieprogramm, einschließlich entsprechender Rückmeldung beim Arzt.'

Die *Messung* der Therapietreue ist ebenfalls ein schwieriger Gegenstand. Non-Compliance bedeutet entweder, daß der Patient unentschuldigt den Kontrollterminen fernbleibt, oder aber daß Anlaß zu der Annahme besteht, daß er oder sie die verordnete Therapie nicht einhält. Die Schätzungen der Non-Compliance gehen sehr auseinander und liegen zwischen 20% und 80%, wobei die Mehrzahl der berichteten Studien in den Bereich von 25–50% fällt. In der Ambulanz eines Bostoner Lehrkrankenhauses erschienen 50% der neudiagnostizierten und 30% der bereits bekannten Hypertoniker während der nächsten 6 Monate nicht zur Kontrolle. In einer Praxis in Manhatten kamen 51% der Hypertoniker nach der ersten Untersuchung nicht wieder. In subventionierten und genau überwachten Studien lassen sich auch niedrigere Ausfälle oder Abbrecher-Raten ('drop-out rates') erreichen. Bei der Australian National Blood Pressure Study wurden 3972 Patienten in die Studie eingeschlossen; innerhalb 24 Monaten schieden 1154 (29%) aus, und zwar 636 (16%) aus patientenseitigen Gründen (Tabelle 1).

Tabelle 1. Therapieabbruch innerhalb 24 Monaten (Australian National Blood Pressure Study)

Personen durch die Screening-Untersuchung erfaßt	103 228	
davon in die Studie aufgenommen	3 972	
Studienabbruch	1 154	29,0%
Gründe des Studienabbruchs		
Überschreiten des erlaubten diastolischen Blutdrucks (>110 mmHg)	174	4,3%
Interkurrente Erkrankungen	76	1,9%
Übernahme der Therapie durch den Hausarzt	268	6,8%
Abbruch seitens des Patienten	636	16,0%

Weit schwieriger als das Erscheinen beim Arzt läßt sich feststellen, wieviele der Patienten den Ratschlägen zur einer vernünftigen Anpassung des Lebensstils tatsächlich folgen oder die verschriebenen Mittel einigermaßen regelmäßig einnehmen. Auf dem Gebiet der beeinflußbaren Risikofaktoren sind Fortschritte erzielt worden, besonders in den Vereinigten Staaten, Kanada, den westeuropäischen Ländern, Australien und Neuseeland. Dies wird durch Bevölkerungsuntersuchungen und Trends der kardiovaskulären Mortalitätsstatistik gestützt. Es gilt aber noch, den Widerstand Einzelner und besonders von finanziell interessierten industriellen Gruppen wie der Tabakindustrie zu überwinden. In unserer Gesellschaft ist 'Gesundheit vor Profit' noch immer eine Utopie.

Ob jemand die pharmakologische Therapie einhält, läßt sich schwer messen. Bei einer gut definierten Gruppe wie den kanadischen Stahlarbeitern, die von der McMaster-Gruppe untersucht wurden, hat man geschätzt, daß 50% der behandelten Hypertoniker die verschriebenen Arzneimittel zu 80% oder mehr eingenommen hat. Tablettenzählungen, systematisch oder nach Zufallsprinzip durchgeführt, sind undurchführbar und als Maß der regelmäßigen Einhaltung der Verschreibung unzuverlässig. Blutspiegelkontrollen, wie sie zur Überwachung der Digoxin-Therapie verwendet werden, gibt es für kein einziges der Antihypertensiva. Biochemische Veränderungen, einschließlich Hypokaliämie oder Hyperurikämie bei den Diuretika, sind viel zu unempfindlich und unspezifisch, um klinischen Wert zu haben. Das Ansprechen des Blutdrucks, das in großen Patientengruppen mit der Einhaltung der antihypertensiven Medikation korreliert, ist nicht empfindlich und spezifisch genug, um als Kurzzeitindikator der Compliance brauchbar zu sein.

Kürzlich wurde der Selbstbericht des Patienten über die regelmäßige oder unregelmäßige Einnahme der verschriebenen Mittel wieder als Meßverfahren der Compliance befürwortet. Verbesserungen im Design geeigneter Fragebögen oder durch Strukturierung des Arztgesprächs in der Sprechstunde können hilfreich sein, indem die Fragen in neutraler Form gestellt werden, zum Beispiel mit der Formulierung: 'Manche Patienten haben Schwierigkeiten, diese Tabletten zu nehmen. Konnten Sie das Mittel regelmäßig einnehmen?'

Faktoren, welche die Compliance beeinflussen

Die Compliance gegenüber der Arzneimitteltherapie kann durch eine Fülle von Faktoren beeinträchtigt werden.

Die Hypertonie scheint gerade diejenige Störung zu sein, für die alle oder fast alle dieser ungünstigen Faktoren zutreffen. Alle und jeder dieser Punkte ist prädiktiv dafür, daß die Langzeittherapie schlecht eingehalten werden wird. Bei Infektionen mag die Antibiotikatherapie ein oder zwei Wochen dauern; beim Hochdruck geht es um Jahre, wenn nicht um eine lebenslange Therapie.

Außer in der malignen Phase, oder wenn Gefäßkomplikationen aufgetreten sind, ist die Hypertonie eine Erkrankung ohne Symptome oder Beschwerden. Die Mehrzahl der sogenannten hypertensiven Symptome wie Kopfschmerz, Nasenbluten, schwieriges Verhalten oder neuropsychiatrische Veränderungen sind unspezifisch und verteilen sich willkürlich über einen großen Bereich von Blutdruckwerten. Der Hypertoniker kann keinen unmittelbaren oder baldigen subjektiven Nutzen von der Therapie erwarten, der etwa der raschen Schmerzlinderung bei geeigneter Therapie des akuten Gichtanfalls vergleichbar wäre. Die einzigen Fälle, in denen ein kurzfristiger Gewinn durch die Blutdrucksenkung offenkundig wird, betreffen die akute hypertensive Krise, die maligne Hypertonie und das Linksherzversagen, sowie in anderem Sinne auch die Situation, wenn eine Bewerbung oder eine Lizenz davon abhängt, die für Personen mit unkontrollierter Hypertonie versperrt ist.

HINDERNISSE FÜR DIE COMPLIANCE

* eine lange Dauer der Behandlung
* eine Erkrankung ohne subjektive Symptome
* das Fehlen eines unmittelbaren oder baldigen subjektiven Gewinns durch die Therapie
* das Erfordernis regelmäßiger Kontrolluntersuchungen
* eine häufige und multiple Tabletteneinnahme
* mögliche Nebenwirkungen der Therapie
* Angst vor langfristig ungünstigen Auswirkungen der Therapie auf den Stoffwechsel
* Kosten der Behandlung

Damit die erhöhte kardiovaskuläre Mortalität und Morbidität reduziert wird, bedarf der Hypertoniker – unabhängig vom aktuellen Therapiestatus – einer regelmäßigen Kontrolle und Beratung. Dabei kann der Arztbesuch Unbequemlichkeiten mit sich bringen und Widerstände hervorrufen, die man überwinden muß, indem man dem Patienten die Sachlage ausführlich erläutert. Kompliziert kann die Arzneimittelbehandlung werden, wenn zwei oder mehr verschiedene Mittel mehrmals am Tag eingenommen werden müssen. Oft werden auch noch zusätzliche weitere Substanzen verschrieben, etwa um arzneimittelbedingte Stoffwechselveränderungen auszugleichen, wie Kaliumsubstitution, Lipidsenker, Urikosurika, oder um Begleitkrankheiten zu behandeln, dazu die fast ubiquitäre Aspirintablette – und bei alledem wird eine regelmäßige Einnahme unterstellt! Kein Wunder, daß die Therapietreue, die zum Zeitpunkt der Entdeckung einer milden Hypertonie kein Problem zu sein schien, rasch zum Alptraum wird. Als weiterer Umstand, der die Therapietreue beeinträchtigt, ließ sich identifizieren, wenn einem bestimmten Behandlungsverfahren besondere Nebenwirkungen zugeschrieben werden, zusammen mit der Befürchtung, daß die Dauertherapie zu Stoffwechselstörungen führen könne. Schließlich trägt eine Langzeitbehandlung wesentlich zu den Kosten bei, egal ob diese vom Patienten oder von der Gemeinschaft getragen werden.

Strategien zur Verbesserung der Compliance

Einen hohen Grad von Compliance zu erreichen, ist ganz ausgesprochen ein Teil dessen, was zum Verantwortungsbereich des behandelnden Arztes gehört. Man kann eine weitere Senkung der kardiovaskulären Mortalität nur erwarten, wenn die Notwendigkeit, sich für die Prävention genauso voll und uneingeschränkt einzusetzen wie für die Behandlung der alltäglichen Krankheiten, von der Ärzteschaft akzeptiert wird. Hoher Blutdruck, erhöhtes Cholesterin und Rauchen sind offensichtliche Beispiele. Dem Arzt fällt die Schlüsselrolle bei der Früherkennung und Beurteilung ebenso wie bei der Langzeitbetreuung hypertensiver Patienten zu. Es ist notwendig, daß der Arzt den Patienten aufklärt, unterrichtet, 'erzieht', daß er ihn auf eine Langzeitbehandlung vorbereitet und ihren Fortschritt in regelmäßigen Abständen überprüft.

WIE KANN MAN DIE COMPLIANCE VERBESSERN?

* durch Unterrichtung des Patienten
* durch Aufbau einer engen Arzt-Patient-Beziehung
* durch ein einfaches Therapieprogramm
* durch Beachtung sozio-ökonomischer Faktoren

Die Unterrichtung des Patienten

Die Aufklärung und 'Erziehung' des Patienten ist Eckstein jeder erfolgreichen Therapie und unterliegt primär der Verantwortung des überwachenden Arztes. Ein intelligenter und kooperativer Patient wird wissen wollen, was Ursache, Konsequenz und letztes Ergebnis seiner oder ihrer Erkrankung ist. Die Durchführung der Arzneimitteltherapie setzt voraus, daß der Patient gewisse Kenntnisse über die pharmakologischen Charakteristika, die Wirkungsweise, die möglichen Nebenwirkungen und die metabolischen Langzeitfolgen der Medikation hat. In vielen Ländern ist der behandelnde Arzt zu einer solchen Information gesetzlich verpflichtet. Welches Maß an

Details dem Patient vermittelt werden soll, kann sehr wohl von den Umständen abhängen, die sich schwer definieren lassen, für den erfahrenen Arzt aber auf der Hand liegen. Welches Schulungsmaterial der individuelle Patient im einzelnen benötigt, wird manchmal erst nach mehreren Besprechungen deutlich. Es gibt einige wirksame Methoden, um die Patienteninformation zu unterstützen und abzukürzen. Broschüren, Druckschriften und Bücher für Patienten sind dazu bei den ärztlichen Organisationen erhältlich. Manche Ärzte ziehen es auch vor, ihre eigenen gedruckten Materialien vorzubereiten.

Gruppenbesprechungen können als ergänzende Methode der Patientenschulung und Gesundheitsbildung hilfreich sein, besonders wenn sie gleichzeitig das Bewußtsein für Strategien gegen andere Risikofaktoren wecken und Diätberatung, Raucherentwöhnung und Bewegungstraining einschließen. Der Aufbau eines kardiovaskulären Schulungszentrums war eine interessante Erfahrung und kann im Rahmen jeder Institution, die mit der Behandlung und Prävention kardiovaskulärer Erkrankungen befaßt ist, empfohlen werden.

Ein spezieller Aspekt der Hypertoniker-Schulung betrifft den Gebrauch der Geräte zur Selbstmessung des Blutdrucks. Bei milder bis mittelschwerer Hypertonie ist die häusliche Blutdruckmessung keine Notwendigkeit, sie kann aber sehr wertvoll sein für Patienten, die gegenüber der Standardtherapie refraktär erscheinen. Oft ergibt die Selbstmessung niedrigere Werte als die gelegentliche Blutdruckmessung in der ärztlichen Praxis oder in der Hypertoniker-Ambulanz eines Krankenhauses. Der passagere blutdrucksteigernde Effekt, der von der Situation beim Arzt ausgeht und bei der dieser oft als weißgekleidete Autoritätsfigur empfunden wird, ist seit Jahren bekannt und durch die kontinuierliche ambulante Blutdruckmessung bestätigt worden. Heute sind tragbare automatische Manschetten-Sphygmomanometer erhältlich und in Hypertonie-Ambulanzen und kardiovaskulären Schulungszentren im Gebrauch (siehe auch Kapitel 1).

Der Aufbau der Arzt-Patient-Beziehung

Die Compliance bei Dauertherapie wird sehr verbessert, wenn sich eine kontinuierliche Anleitung und Überwachung erreichen läßt. Alle Patienten, und besonders solche mit chronischen Störungen, die eine Langzeit- und möglicherweise lebenslange Behandlung erfordern, legen Wert darauf, von einem Arzt oder Therapeuten betreut zu werden, der ihnen persönlich bekannt ist. Jedermann zieht es vor, zu Dr. X oder Schwester Y zu gehen, statt zu einem ständig wechselnden Angestellten einer Klinik – wie groß deren wissenschaftliches Ansehen auch sein mag.

Verabredungen zu Terminen, die für beide Seiten günstig sind, tragen dazu bei, das Erscheinen des Patienten zu sichern. Takt und Freundlichkeit der Sekretärin oder dessen, der die Termine verabredet, kann große Bedeutung für die Compliance haben. Die Arztpraxis und die Hypertonie-Ambulanz sind dazu da, dem Patienten zu dienen; die Compliance ist sofort in Gefahr, wenn Reden und Verhalten darauf hinzudeuten scheinen, daß diese Beziehung umgekehrt sein könnte. Patienten, die häufig zur Kontrolle kommen müssen, sollte man soweit irgend möglich nicht warten lassen, auch wenn kein Patient erwartet, daß sein oder ihr Arzt immer pünktlich ist. Ungewöhnliche Verzögerungen sollte man erklären, verbunden mit einer entsprechenden Entschuldigung, und dafür sorgen, daß sie sich nicht wiederholen.

Bei wiederholten Sprechstundenbesuchen braucht weniger Zeit für Routinekontrollen aufgewendet zu werden. Klinische und Laboruntersuchungen sind zeit- und materialaufwendig und sollten auf das Minimum beschränkt werden, das den Prinzipien einer verantwortlichen Patientenbetreuung und 'good medical practice' entspricht. Der Schwerpunkt sollte darauf liegen, die Gesundheitserziehung und Risikofaktorbeseitigung zu verbessern. Nie wird der erfahrene Arzt über Fragen hinweggehen, mit denen der Patient sich an ihn wendet. Sobald erkennbar wird, daß der Patient den Verdacht hat, daß gewisse Symptome möglicherweise Nebenwirkungen der verschriebenen Mittel sind, muß genügend Zeit aufgewendet werden, um diese Möglichkeit zu prüfen und zu diskutieren. Der kluge Arzt wird immer auch zu einer Änderung der Medikation bereit sein, wenn dies sicher und ohne Nachteil für die Blutdruckeinstellung geschehen kann, selbst wenn er sich völlig darüber im klaren ist, daß viele Patienten es angebracht und bequem finden, für gewisse Beschwerden, die mit Angst oder Alter zusammenhängen, der Behandlung die Schuld zu geben.

Mit Patienten, die nicht zur Kontrolle erscheinen, sollte man in taktvoller Form Kontakt aufnehmen, ohne ihnen das Gefühl zu geben, es liege nicht völlig in ihrer eigenen Entscheidung, ob sie die Behandlung weiterführen wollen oder nicht. In diesem Zusammenhang muß aber daran erinnert werden, daß die häufigste Ursache der Nicht-compliance darin besteht, daß der Patient die ihm gegebenen Informationen nicht versteht, mag das durch Zeitmangel oder durch eine ungeeignete Form bedingt sein.

Die Simplizität des Therapieprogramms

Ein einfaches Therapieprogramm trägt dazu bei, daß sich der Patient an die verschriebene Behandlung hält. Es liegen Belege dafür vor, daß eine Verschreibung, die eine ein- oder zweimalige tägliche Einnahme vorsieht, mit sehr viel größerer Wahrscheinlichkeit eingehalten wird als eine Medikation, bei der drei oder mehr Dosen im Laufe von 24 Stunden eingenommen werden müssen. Das hat sich bei vielen chronischen Leiden bestätigt, so bei Epilepsie und depressiven Zuständen, und ebenso auch bei kardiovaskulären Erkrankungen. In der Hochdrucktherapie ist es unwahrscheinlich, daß ein Mittel, welches dreimal am Tag oder noch häufiger genommen werden muß, vom Patienten akzeptiert wird. Die Mittagsdosen sind diejenigen, die am häufigsten weggelassen werden. Bei vielen Pharmaka mit kurzer Halbwertszeit hat sich daher der Trend zu Retard-Präparationen als hilfreich erwiesen.

Heute konkurrieren zahlreiche Antihypertensiva um die Akzeptanz als Mittel der ersten Wahl, ein Thema, welches in Kapitel 8 diskutiert wird. Die Erfahrung der größeren klinischen Studien spricht dafür, daß nicht mehr als die Hälfte der Patienten mit milder und mittelschwerer Hypertonie mit einer Monotherapie adaequat eingestellt werden kann. Arzneimittelkombinationen sind daher seit vielen Jahren eingeführt. Mit ihnen steht uns eine sehr befriedigende Form der Therapie zur Verfügung. Am bekanntesten sind die kombinierte Anwendung von Betablockern und Diuretika, von ACE-Hemmern und Diuretika sowie die Kombination eines Thiazid-Diuretikums mit einem Kaliumsparer. Die Verwendung fertiger Kombinationspräparate limitiert allerdings die Möglichkeit, das Gewicht der einzelnen Komponenten frei zu wählen.

Erwähnt wurde, daß es nötig ist, den Patienten rechtzeitig auf mögliche Nebenwirkungen aufmerksam zu machen, sie können eine Beunruhigung hervorrufen, wenn der Patient nicht darauf vorbereitet ist. Kopfschmerzen, Hautflash und Knöchelödeme bei einigen der Calciumantagonisten, und Husten bei den ACE-Hemmern sind Beispiele dafür, daß eine rechtzeitige Vorinformation zur Sicherung der Compliance beiträgt, ja daß in der Tat das Vertrauen des Patienten zu seinem behandelnden Arzt dadurch gestärkt wird.

Unsere Patienten, die heute viel besser über ihre Medikamente informiert sind als dies noch vor 10 oder 20 Jahren der Fall war, kommen möglicherweise mit der besorgten Frage, wie es mit der Sicherheit steht bei der Langzeitanwendung einiger Antihypertensiva, im Hinblick auf deren mögliche Stoffwechselwirkungen. Es ist die Pflicht des Arztes, die zuverlässigste Information zu vermitteln, die ihm zu diesem Thema zur Verfügung steht. Es wäre äußerst unglücklich, wenn möglicherweise Nicht-compliance und Mißtrauen gegenüber gewissen Antihypertensiva dadurch ausgelöst würden, daß rivalisierende Hersteller im Lauf einer Werbekampagne für das jeweilige eigene Produkt derartige Ängste schüren. Wieviel besser wäre es, wenn der Hersteller des in Frage stehenden Mittels veranlaßt werden könnte, gegebenenfalls selbst die ärztliche und nötigenfalls auch die allgemeine Öffentlichkeit über alle ernsthaften Zweifel zu informieren, die über ihr

Produkt aufgetaucht sind, statt darauf zu warten, daß ein robuster Konkurrent das tut. Die Sicherheit bei der Arzneimittelverordnung und überhaupt in Pharmakologie und Therapie hängt von der engen Kooperation zwischen pharmazeutischer Industrie, Ärzteschaft und Aufsichtsbehörden ab. Keiner dieser Partner kann mit Nutzen tätig sein ohne die anderen. Diese Kooperation sollte sich, im Rahmen eines gesunden Wettbewerbs, auch innerhalb der pharmazeutischen Industrie durchsetzen.

Sozio-ökonomische Faktoren

Die Kosten, die der Verbraucher des Arzneimittels zu tragen hat, variieren von Land zu Land erheblich, abhängig von einer Vielfalt von Umständen einschließlich des Ausmaßes der staatlichen Subventionierung. In allen Gesellschaften mit einem freien Wirtschaftssystem hat der Ärztestand die Herausforderung angenommen, nach dem Kosten–Nutzen-Prinzip verantwortlich zu handeln. Wenn sich die anderen Faktoren die Waage halten, sollte der Arzt das preiswerteste Mittel wählen, das für den speziellen Patienten geeignet ist. Das sollte die Regel sein, unabhängig davon, ob der Großteil der Kosten vom Patienten selbst oder von der Gemeinschaft getragen werden. Wenn ein teureres Mittel verwendet wird, muß es klar identifizierbare Vorteile bieten gegenüber den gleichfalls wirksamen billigeren Präparaten.

Die ganz Armen und die Reichen sind diejenigen, die von den Kosten der antihypertensiven Therapie am wenigsten spüren. Die unterprivilegierten unter den einheimischen Patienten bekommen die Arzneimittel wahrscheinlich umsonst oder zu stark subventionierten und herabgesetzten Preisen, während für den, der im Überfluß lebt, die Kosten für die Gesundheit ohnehin nur einen relativ kleinen Posten in seinem Budget ausmachen.

Das Risiko bei einem Therapieabbruch

Die Entdeckung von Hypertoniefällen, durch Ärzte oder durch öffentliche Gesundheitstests, ist weithin diskutiert worden. Weniger Aufmerksamkeit dagegen wurde dem Hypertoniker gewidmet, der als solcher erkannt und bekannt ist, der aber – aus welchen Gründen auch immer – die Behandlung abbricht.

Daß der Abbruch einer kontrollierten Therapie ernste Folgen haben kann, wurde in verschiedenen 'Studien' (im Rahmen von Beobachtungen, die durch medizinfremde Einflüsse bestimmt waren) deutlich. 1982 beendete Kalifornien sein Medicaid-Programm (Codewort Medi-Cal), um die steigenden Kosten für das Gesundheitswesen zu begrenzen. Die Medical-Patienten waren arm und medizinischer Hilfe bedürftig, kamen aber nicht in Frage für Bundesprogramme wie die für ältere Mitbürger (senior citizens, 65 Jahre und älter), Blinde oder Behinderte. Die gesundheitliche Betreuung der Medical-Empfänger wurde auf die Kreisebene, die Counties, übertragen, die dafür Mittel in Höhe von 70% dessen erhielten, was der Staat sonst für das Programm ausgegeben hätte. Wie sich der Abbruch von Medical auswirkte, wurde an 215 Patienten untersucht, die das Ambulanzzentrum der Universität von Kalifornien in Los Angeles (UCLA) aufsuchten, wobei ihr Gesundheitsstatus einschließlich Blutdruck vor Beendigung der subventionierten Betreuung und 6 Monate danach erfaßt wurde. Eine Vergleichsgruppe, die weiterhin freie medizinische Betreuung durch staatliche Programme erhielt, wurde ebenfalls verfolgt. Bei hypertensiven, Medical-unterstützten Erwachsenen war eine deutliche Verschlechterung der Blutdruckeinstellung während der 6-monatigen Nachbeobachtungsperiode nachweisbar. Der Prozentsatz mit gut beherrschtem Hochdruck (diastolischer Druck ≤90 mmHg) ging von 75% auf 34% zurück, während der Anteil der unbeherrschten Hypertoniefälle (diastolischer Druck >100 mmHg) von 3% auf 31% anstieg. In der Vergleichsgruppe war ein solcher Trend nicht festzustellen. Der Anstieg des diastolischen Blutdrucks bei denjenigen, denen die Medicalunterstützung entzogen worden war, betrug im Mittel 10 mmHg, was nach den Daten der Framingham-Studie einem Anstieg des Risikos kardiovaskulärer Ereignisse um 40% entspricht.

Noch eindrucksvoller war die alarmierende Zunahme der Apoplexie-Mortalität, die in den späten 70er Jahren in Nord-Karelien in Finnland zu beobachten war, als dort die Intensität der antihypertensiven Arzneimittelbehandlung reduziert wurde, wiederum beim Versuch, die Kosten des Gesundheitsdienstes zu senken. Wegen der sehr hohen kardiovaskulären Mortalität und Morbidität war in Nord-Karelien ein Netz öffentlich unterhaltener Gesundheitszentren aufgebaut worden, besetzt mit Gemeindeschwestern und überwacht durch staatliche Distriktärzte. Die Ausgangsuntersuchung im Jahr 1972 ergab, daß nur 29% der weiblichen Hypertoniker unter Therapie standen, und daß der Prozentsatz der wirksam behandelten nur 5% betrug. Der Anteil der Apoplexie-Mortalität an der Gesamtsterblichkeit betrug 19%. Bis zum Jahr 1977 wurde eine Verbesserung hinsichtlich der hypertonieabhängigen Erkrankungen beobachtet. Der Anteil der weiblichen Hypertoniker unter Medikation war von 29% auf 69% gestiegen, derjenigen der wirksam behandelten von 5% auf 41%, und die proportionale Apoplexie-Mortalität war von 19% auf 10% zurückgegangen. Zwischen 1977 und 1982 wurden die subventionierten Gesundheitsdienste reduziert, was zu einer Wiederverschlechterung der Hypertoniesituation und einem Anstieg der Apolexie-Mortalität führte. Die Zahl der weiblichen Hypertoniker unter Therapie war von 69% auf 59% zurückgegangen, und die der wirksam behandelten von 41% auf 33%. Gleichzeitig war es zu einem beträchtlichen Anstieg der Apoplexie-Mortalität von 10% auf 15% gekommen. Ähnliche, wenn auch weniger eindrucksvolle Trends wurden bei den Männern beobachtet.

Derartige wohldokumentierte, ungünstige Auswirkungen einer Unterbrechung oder Reduzierung der Intensität einer antihypertensiven Behandlung machen es notwendig, äußerst vorsichtig damit zu sein, die Terminierung einer antihypertensiven medikamentösen Therapie zu befürworten. Wenn dies auch unter enger Überwachung gelegentlich möglich sein mag, so ist ein Langzeiterfolg zweifellos die Ausnahme und nicht die Regel.

DIE VORAUSSAGE DER THERAPIETREUE BEI ANTIHYPERTENSIVER THERAPIE

Während der letzten 20 Jahre fand die Voraussage der Therapietreue bei antihypertensiver Behandlung zunehmende Beachtung. Mehr als 700 Studien sind publiziert worden, in denen verschiedene Variable untersucht wurden, die möglicherweise dazu beitragen können, Faktoren zu identifizieren, welche die Langzeitcompliance gegenüber antihypertensiver Behandlung verbessern oder verschlechtern. Man kann solche Faktoren danach gruppieren, ob sie sich auf den Patienten, auf die Art der Intervention oder auf das Team beziehen, welches die Therapie überwacht.

Der Hypertoniker und seine Compliance

Die Hauptursachen wurden bereits diskutiert, die dazu führen, daß sich ein Hypertoniker im Lauf der Langzeitbehandlung nicht zuverlässig an die verordnete antihypertensive Therapie hält. Es überrascht nicht, daß allen Versuchen, einnahmetreue und unzuverlässige Patienten zu identifizieren, mit beträchtlicher Skepsis begegnet wurde. Schon vor mehr als 20 Jahren wurde konstatiert, daß der Krankenhausarzt in nicht mehr als der Hälfte der Fälle richtig liegt, wenn er die Compliance seiner Patienten vorauszusagen versucht. Etwa zur gleichen Zeit wurde angemerkt, daß auch die älteren Ärzte keineswegs erfolgreicher sind als jüngere, wenn es darum geht, potentielle Therapieabbrecher im Voraus zu identifizieren. Das Problem wurde noch vermischt und verunklart durch die Tatsache, daß sich die subjektive Einschätzung der behandelnden Ärzte bezüglich der derzeitigen Therapietreue ihrer Patienten als grob unzuverlässig erwies. Kein Wunder, daß die Experten nicht aufhören, Statements zu wiederholen wie die folgenden: 'Jeder Patient ist ein potentieller Abbrecher, Compliance darf man nie voraussetzen', oder: 'Man kann genausogut die Münze zum Los werfen, der Arzt kann die Compliance auch nicht besser voraussagen'.

Trotzdem wird allmählich das Profil des Patienten erkennbar, der bei der Therapie unzuverlässig sein wird. In der Australian National Blood Pressure Study und in der neueren Studie in Georgia über die 'wissentlich' unbehandelten Hypertoniker wurde das überwachte Therapieprogramm vor allem von jüngeren Patienten, unter 50 Jahren, nicht eingehalten, speziell von Männern, die aktiv im Arbeitsprozess stehen und für ihre Familie sorgen müssen. Patienten, denen zur Korrektur des Lebensstils geraten wurde, waren säumiger als diejenigen, die mit medikamentöser Therapie behandelt wurden. Bei Patienten, bei denen kein anderes spürbares medizinisches Problem vorlag und die noch keine vaskuläre Komplikation erlitten hatten, war weniger damit zu rechnen, daß sie die Langzeitbehandlung einhalten würden. Insgesamt hielten sich diejenigen Patienten zuverlässiger an die verschriebene Therapie, die den Arzt von sich aus aufgesucht hatten, im Vergleich zu denjenigen, bei denen der Hochdruck im Rahmen eines öffentlichen Screening-Programms entdeckt worden war. Eine zügig durchgeführte Basisuntersuchung und ein kurzes Intervall bis zum Therapiebeginn waren Faktoren, die positiv zur Compliance beitrugen.

Ältere Menschen halten sich, im Gegensatz zu früheren Ansichten, vergleichsweise zuverlässig an die therapeutischen Instruktionen. Dies kann mit der größeren Häufigkeit von Begleitkrankheiten zusammenhängen, mit weniger sozio-ökonomischen Hindernissen gegen eine Langzeitbehandlung, und – vielleicht am wichtigsten – damit, daß sie sich der größeren Bedrohung durch schwere vaskuläre Komplikationen mehr bewußt sind.

Die therapeutische Intervention und die Compliance

Welche therapeutische Intervention zur Behandlung der Hypertonie empfohlen wird, hängt von verschiedenen Umständen ab, besonders vom Grad der Blutdrucksteigerung. Für die Betreuung einer milden Hypertonie (diastolischer Blutdruck zwischen 90 und 104 mmHg) werden gewöhnlich wiederholte Blutdruckmessungen über einen Zeitraum von 3 bis 6 Monaten empfohlen, entsprechend der Erfahrung, daß in fast der Hälfte der Fälle der diastolische Druck unter 95 mmHg bleiben wird und ohne Einbuße an Sicherheit auf eine Arzneimittelbehandlung verzichtet werden kann. Allgemein werden, falls der Blutdruck nicht zurückgeht, zunächst nichtpharmakologische Interventionen empfohlen. Dies Vorgehen ist zwar vernünftig vom wissenschaftlichen Standpunkt aus, kann den Patienten aber dazu verleiten, eine kontrollierte Betreuung zu versäumen, und sollte daher nur angewendet werden, wenn die Compliance im Sinne der Sprechstunden-

oder Ambulanz-Überwachung mit Sicherheit gewährleistet ist. Es gibt genug Daten die zeigen, daß sich der Patient vor allem während der ersten sechs Monate nach Diagnosestellung der überwachten Therapie entzieht, und zwar gerade besonders dann, wenn ihm eine nicht-pharmakologische anstelle einer pharmakologischen Behandlung vorgeschlagen wird.

Die nicht-pharmakologische Behandlung muß als positive Alternative zur Arzneimitteltherapie angeboten werden, und nicht als ein Mittel der Ausflucht, des Verzögerns und des Zauderns. Viel schwerer als ein paar Tabletten zu schlucken ist für viele Menschen, Änderungen des Lebensstils auf sich zu nehmen mit Ernährungsumstellung, Salzeinschränkung, Einstellen des Rauchens, Gewichtsreduktion, Alkoholbeschränkung, körperlichem Training und Enspannungsübungen. Für Manche erscheint die nicht-pharmakologische Therapie als nichts anderes als ein Leben der Selbstverleugnung, der Askese und des Verzichts auf Freude und Vergnügen. Zwar sind Fortschritte zu verzeichnen in der Akzeptanz eines gesunden Lebensstils, mit offensichtlichem Nutzen für die kardiovaskuläre Leistungsfähigkeit, jedoch ist hier noch viel Erziehungsarbeit zu leisten (siehe Kapitel 7).

Die Arzneimitteltherapie sollte mit einer detaillierten und offenen Erläuterung der pharmakologischen Wirkung und der möglichen Nebenwirkungen beginnen. Das Ziel besteht darin, den Blutdruck mit der kleinstmöglichen Zahl von Tabletten einzustellen. Die Begründung liegt darin, daß das Therapieprogramm umso eher eingehalten wird, je einfacher es ist. Man sollte Änderungen der Dosis und einen Wechsel des Arzneimittels auf ein Minimum beschränken und auch eine Therapie mit Substanzen, die dem, der frisch von der Universität kommt, altmodisch erscheinen, nicht ändern, wenn der Blutdruck damit befriedigend eingestellt ist und keine störenden Nebenwirkungen auftreten (siehe Kapitel 8).

Die Bewertung und das Vorgehen bei Nebenwirkungen ist einer der schwierigen Aspekte der Therapie mit Antihypertensiva. Die Erfahrung großer placebokontrollierter Studien hat uns gelehrt, daß Symptome wie Erschöpfung, Schwindel und Mangel an Energie etwa ebenso häufig auftreten bei Personen, die Placebo erhalten, wie bei denen, die unter der aktiven antihypertensiven Therapie stehen. So war in der Australian National Blood Pressure Study die Abbrecherrate wegen Nebenwirkungen in der aktiven und in der Kontrollgruppe etwa gleich groß. Kontrolltermine wurden während der Beobachtungsdauer von zwei Jahren von beiden Gruppen in ähnlichem Umfang versäumt, und ähnlich auch von einer dritten Gruppe, die nur beobachtet wurde, aber keine Tabletten erhielt.

Patienten mit einer schweren Hypertonie müssen ggf. eindringlich überredet und überzeugt werden, Nebenwirkungen der Medikation in Kauf zu nehmen, wenn alternative Mittel zur Beherrschung des Blutdrucks nicht effektiv sind. In solchen Fällen muß der Patient eine klare Botschaft erhalten:

die primäre Aufgabe besteht darin, den Blutdruck zu senken, und die Minimierung der Nebenwirkungen ist demgegenüber das sekundäre Anliegen. Die Intelligenz des Patienten und das therapeutische Geschick des Arztes sind meist erfolgreich, um solche schwierigen klinischen Probleme zu bewältigen. Auf keinen Fall darf man einem Patienten im Voraus versprechen, daß sein Blutdruck ohne Nebenwirkungen normalisiert werden kann!

Das 'therapeutische Team'

Der Arzt spielt die Hauptrolle bei der Förderung der Therapietreue. Um Therapietreue zu erreichen, wird er oder sie dem Patienten klar machen, daß das oberste Interesse des therapeutischen Teams darin besteht, den Erfolg der Blutdrucksenkung sicherzustellen und den Komplikationen der Hypertonie vorzubeugen, dabei aber das tägliche Leben des Patienten so wenig wie möglich zu stören. Ratschläge zur Änderung des Lebensstils müssen so angeboten werden, daß sie die Erwartungen des Patienten angemessen berücksichtigen. Es genügt nicht, daß der Arzt mit den Fortschritten der Therapie auf dem Laufenden ist, es ist vielmehr ebenso wichtig, daß er erkennbar werden läßt, daß er ein sorgender und mitfühlender Mensch ist und bereit, mit dem Patienten über die Probleme zu sprechen, die dieser empfindet. Was vom Patienten am meisten geschätzt wird und am schwersten zu bieten ist, ist Zeit und Zuwendung. Sobald die Arzt-Patient-Beziehung einmal hergestellt ist, läßt sie sich im Verlauf dann leichter aufrecht erhalten.

Eine freie Schwester oder ein klinischer Pharmazeut kann durchaus geeignet sein, das therapeutische Team zu repräsentieren, sobald die Basisuntersuchung durchgeführt und die Behandlungsstrategie festgelegt ist. Wiederum ist es notwendig, die Kontinuität des Patientenkontakts sicherzustellen und je nach Bedarf für zusätzliche ärztliche Betreuung zu sorgen. Solche Methoden der Gesundheitsfürsorge funktionieren gut in Gesellschaften, die dies System in einem Prozeß von Zeit und Erziehung akzeptiert haben. Der Schlüssel für eine erfolgreiche Betreuung hypertensiver Patienten durch paramedizinisches Personal liegt darin, daß sie als stabiles und normales Verfahren und nicht als ein billiger Ersatz empfunden wird.

Die pharmazeutische Industrie

Der pharmakologischen Industrie kommt eine Schlüsselrolle bei der Betreuung und Behandlung von Hochdruckpatienten zu. Sie hat auch ein hergebrachtes und berechtigtes Interesse an der Förderung der Compliance. Bei den großen Fortschritten der pharmakologischen Therapie während der letzten 40 Jahre hat die Industrie sowohl als Initiator als auch bei der Perfektionierung der Therapie die Hauptrolle gespielt. Ein enormer Einsatz von Zeit, Energie und Geld hat zu einer großen Auswahl wirksamer und akzeptabler Antihypertensiva geführt. Die Industrie hat auch eine wichtige Funktion ausgeübt, zusätzlich zur Einführung neuer Substanzen dank der Fortschritte der Forschung, indem sie die Verbreitung entsprechender Informationen und andere Fortbildungsprogramme unterstützt.

Die Methoden der kommerziellen Werbung haben eine wesentliche Bedeutung für die Einhaltung der ärztlichen Verordnungen. Eine positive Werbung, welche die Vorteile des betreffenden Präparats betont, ist ein nützlicher und legitimer Weg, vorausgesetzt, daß alle Angaben auf solider wissenschaftlicher Grundlage beruhen und entsprechend belegt werden können. Die Verantwortung für die Verbreitung von Informationen über unerwünschte Arzneiwirkungen sollte von Hersteller, Zulassungsbehörden und Ärzteschaft gemeinsam wahrgenommen werden. Vielleicht erscheint das als Perfektionismus, aber ohne die Grundlage eines solches Vertrauen und einer solchen Selbstkritik kann man eine Verbesserung der Therapietreue schwerlich erwarten.

VORAUSSAGE, PRÜFUNG UND EMPFEHLUNGEN ZUR VERBESSERUNG DER THERAPIETREUE

Eine Voraussage der Therapietreue ist bei einer chronischen und symptomfreien Erkrankung wie der Hypertonie schwierig und, wie zugegeben werden muß, nur von begrenzter Zuverlässigkeit. Neue Befunde sprechen aber dafür, daß ihre Teffsicherheit doch größer ist, als wenn man nur eine Münze wirft. Allerdings ist klar, daß hier noch mehr Forschung nötig ist. Man ist dabei, allmählich Faktoren zu identifizieren, die für diejenigen Patienten charakteristisch sind, die mit größerer Wahrscheinlichkeit die Therapie einhalten werden, wie reiferes Alter und günstige sozio-ökonomische Bedingungen einschließlich des familiären Hintergrunds. Damit bietet sich die Möglichkeit, gezielte Anstrengungen zu unternehmen, um die Gesundheitsbildung der anderen, bei denen man am ehesten mit Unzuverlässigkeit rechnen muß, zu verbessen.

Die Prüfung der Therapietreue stellt ein besonderes Problem dar. Subjektive Einschätzungen der Ärzte sind offenbar sehr unzuverlässig, und ‘Erfahrung’ bietet auch keine Gewähr für bessere Resultate. Eine objektive Messung der Compliance steckt noch in den Anfängen, Tablettenzählungen sind unzuverlässig, Blut- und Urintests für die Routine gibt es nicht. Es dürfte sich lohnen, Strategien für einen verbesserten Selbst-Report zu verfolgen, auch wenn dieser immer nur begrenzten Wert haben kann.

Die Einhaltung der empfohlenen Therapie zu verbessern, ist eine der Aufgaben der öffentlichen Programme zur Bekämpfung des hohen Blutdrucks. Wir sind nicht länger bereit, die 50% Prozent-Regel zu akzeptieren, welche besagt, daß nur 50% der Hypertoniker von ihrer Erkrankung Kenntnis haben, von diesen nur 50% unter Therapie stehen, und von diesen wiederum nur 50% adaequat eingestellt sind. In vielen Gesellschaften ist die Hypertonie heute auch bereits wesentlich besser als nur zu 12,5% beherrscht. Der Schlüssel zur Verbesserung der Situation muß in Aufklärung, Schulung, Gesundheitsbildung, 'Erziehung' liegen: in der Aufklärung des Patienten und seiner Familie über die Risiken der unbeherrschten Hypertonie, über den Nutzen und die relative Einfachheit der Therapie und die Wahlmöglichkeiten, die es heute dabei gibt; in der Schulung des Arztes und des therapeutischen Teams nicht nur über die Strategien der nicht-pharmakologischen Interventionen und über die neuesten verfügbaren Arzneimittel, sondern auch über die Notwendigkeit, den Therapiebeginn zu erleichtern und für Ermutigung zu sorgen (trotz der Tatsache, daß das mühsam, zeitaufwendig und teuer ist); und in der Unterrichtung anderer interessierter Kreise einschließlich der pharmazeutischen Industrie, der Regierung und anderer Gesundheitsbehörden. Die Einführung neuer Substanzen muß den Fortschritt deutlich machen, sie aber im Vergleich mit den anderen verfügbaren Mitteln in die richtige Perspektive stellen. Es sollten auch Schritte unternommen werden, um unvernünftige 'Bestrafungen' zu beseitigen, die mit dem Etikett 'Hypertonie' verbunden sind in Verbindung mit Anforderungen bei der Einstellung im Erwerbsleben, beim Abschluß von Versicherungen und bei Lizenzen wie denen zur Führung von öffentlichen Verkehrsmitteln oder Flugzeugen.

Für den Arzt, der sich zufriedene und kooperative Hypertoniker-Patienten wünscht, könnte die abschließende Mahnung und Erinnerung lauten: Die Therapie muß sein: EFFEKTIV, SICHER, EINFACH UND BILLIG.

Ausgewählte Literatur

Blackwell B (1973): Drug therapy: patient compliance. *N Engl J Med* 287: 249.

Caron HS, Roth JP (1968): Patients' co-operation with a medical regime. *J Am Med Assoc* 203: 922–926.

Davis MS (1966): Variations in patients' compliance with doctors' orders. *J Med Educ* 41: 1037–1048.

Engelland AL, Alderman HH, Powell HB (1979): Blood pressure control in private practice: a case report. *Am J Public Health* 69: 25–29.

German PS (1988): Compliance and chronic disease. *Hypertension* II (Suppl II): II56–II60.

Gillum RF, Neutra RR, Stason WB *et al.* (1979): Determinants of dropout rate among hypertensive patients in an urban clinic. *J Community Health* 5: 94–100.
Haynes RB, Taylor DW, Sackett DL (Eds.) (1979): *Compliance in Health Care*. Johns Hopkins University Press, Baltimore.
Lurie N, Ward NB, Shapiro MF *et al.* (1984): Termination from Medi-Cal – does it affect health? *N Engl J Med* 311: 480–484.
McClellan WM, Hall WD, Brogan D *et al.* (1988): Continuity of care in hypertension, an important correlate of blood pressure control among aware hypertensives. *Arch Int Med* 148: 525–528.
Management Committee (1980): The Australian therapeutic trial in mild hypertension. *Lancet* 1: 1261–1267.
Morisky DE, Green LW, Levine DM (1986): Concurrent and predictive validities of a self-reported measure of medication adherence. *Med Care* 24: 67–74.
Sackett DL, Haynes RB, Gibson ES *et al.* (1975): Randomised clinical trial of strategies for improving medication compliance in primary hypertension. *Lancet* 1: 1205–1207.
Tuomilehto J, Nissinen A, Puska P *et al.* (1985): Alarming increase in stroke mortality in middle-aged women associated with the decrease of antihypertensive drug treatment in the community. Abstract, Second European Meeting on Hypertension, June 1985.
Vetter H, Ramsey LE, Luscher TF, Schrey A, Vetter W (Eds.) (1985): Symposium on compliance – improving strategies in hypertension. Vol. 3 Suppl. 1.

Sachverzeichnis